汉竹编著●健康爱家系列

别让不懂心脑血管病害了你

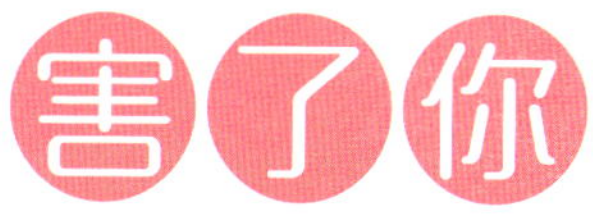

李小黎 / 著

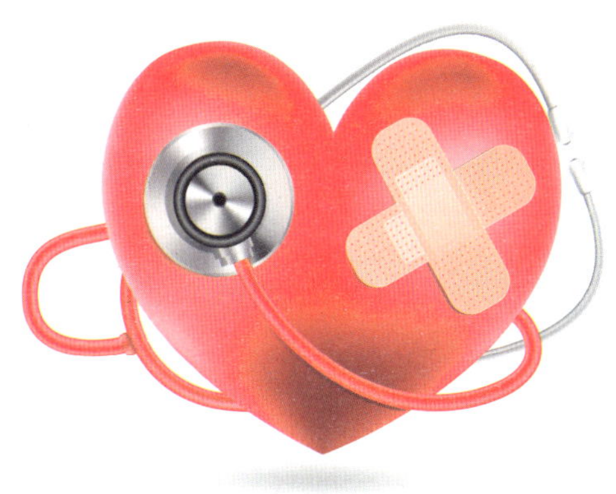

汉竹图书微博
http://weibo.com/**hanzhutushu**

江苏凤凰科学技术出版社
全国百佳图书出版单位

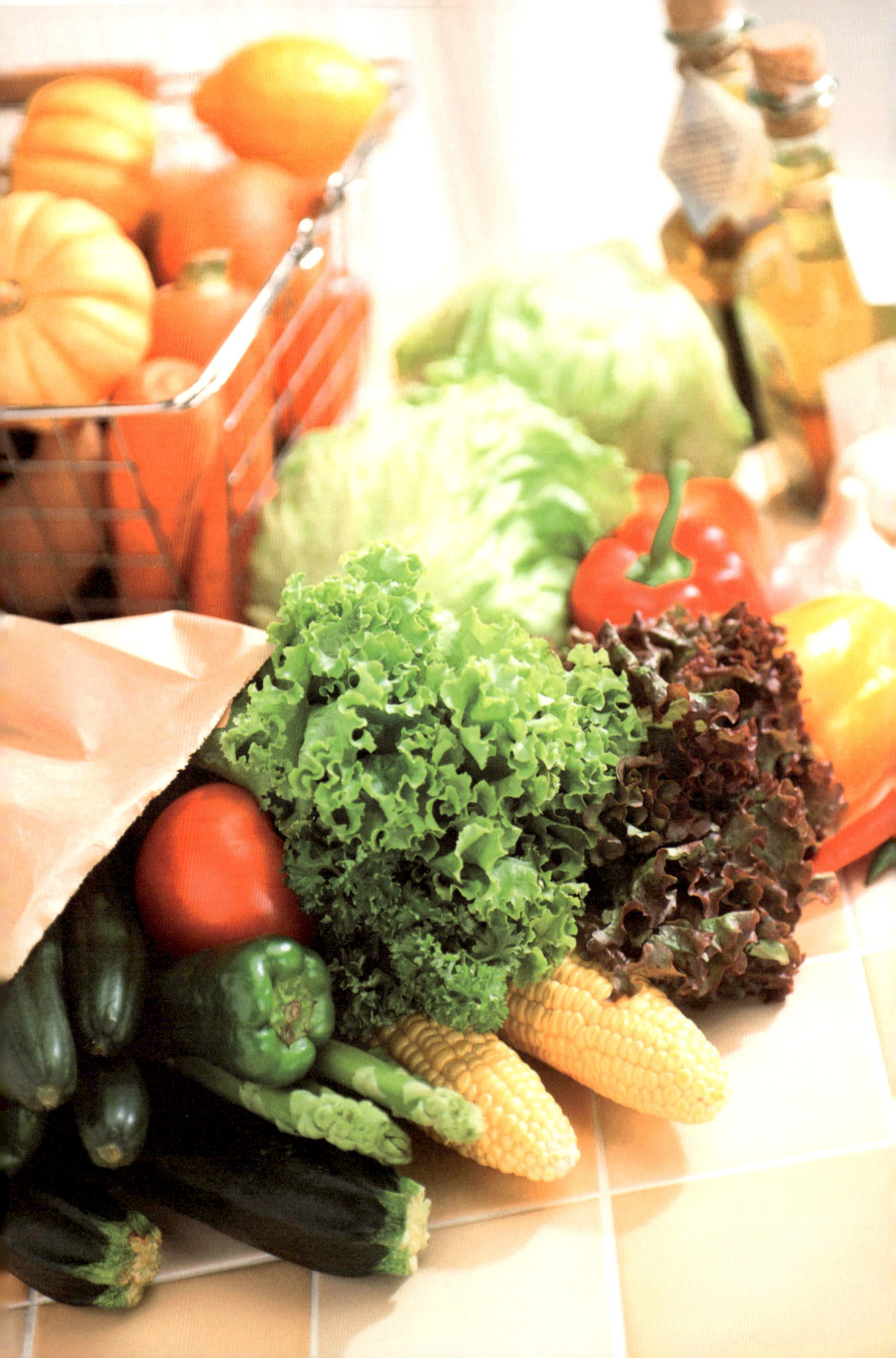

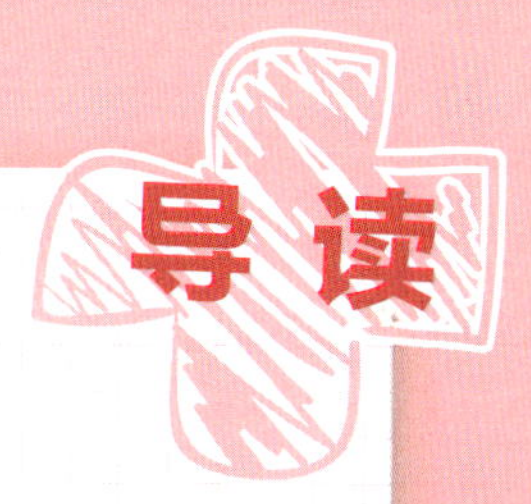

导读

手笨脚拙，是不是脑血管出现了问题？

流口水、口眼歪斜，如何区别面瘫和脑卒中？

血糖高还会引发肾病吗？

得了心脑血管病是不是就治不好了？

别担心！这本书里对心脑血管病的症状和日常生活禁忌做了详细的介绍，并且介绍了各类心脑血管病的监测、预防、饮食、保健等方法。

心脑血管病是常见病、多发病，所以在积极控制病情的同时，预防心脑血管病也很重要。很多心脑血管病患者认为，仅仅依靠吃药就能控制疾病发作。其实，控制疾病更需要注意日常生活中的点点滴滴。在控制心脑血管病的同时，还能避免并发症，更能提升生活质量。

这本书除详细讲解了心脑血管病的类别及并发症，还介绍了应该注意的日常生活习惯，如量血压的时间、体位，每日大便的时间等，以及心脑血管病并发肾病、糖尿病等并发症的生活保健细节，更有相对应的补益穴位，读者根据自身情况按摩对应的穴位，即可缓解症状和疼痛，操作方便。

临床上，心脑血管病一般多发于老年人，而最近几年，年轻人患病的数量也有所增加，这与人们食甘厚味、熬夜、工作压力大等都有关，这些因素导致心脑血管病的发病率逐年升高。

学会简单有效的方法，血管就能重获健康，别让你的血管比你老。让血液和血管变得更加干净，让血液流动得更顺畅。

支架手术要注意！

出现这三种情况才能放支架

对于严重的心血管病患者来说，支架的确是能让心脏重获新生的一种好手段。但该不该放，什么时候放，放什么样的，都必须根据不同患者的临床情况区别对待。

1. 稳定性心绞痛患者。这类患者如果症状比较严重，特别是药物控制不满意，或者负荷试验提示有大面积的心肌缺血，就需要进一步做冠状动脉造影，发现血管狭窄达 70%以上，或血管狭窄达 50%以上，且心肌缺血症状明显的，可以接受支架置入。

2. 不稳定性心绞痛患者。这类患者大多数需要放支架，但可以根据症状的严重程度，进行负荷试验之后再决定，一旦发现大面积心肌缺血，就可以选择放支架了。

3. 心肌梗死患者。急性心肌梗死，特别是 ST 段抬高性心肌梗死的患者，需要接受急诊介入治疗，在发病 12 小时以内，最好在 6 小时以内紧急置入支架。对于非 ST 段抬高性心肌梗死的患者，治疗或抢救后仍有反复心绞痛发作的，也应该尽早进行冠状动脉造影及支架置入。

不要以为做了手术就万事大吉了

支架手术并不是一劳永逸的，手术之后的药物治疗也是必须的。除此之外，还应建立科学的生活方式和行为习惯，要想一个支架“撑起”生活的全部是不可能的，支架顶多就是一个“管道工”，要想全身畅通，全身的环境都得进行综合治理。

定期检查

出院后患者需要定期回医院复诊，到术后随访门诊处或负责你手术的医生处，进行体格检查和必要的辅助检查。医生可以根据动脉是否通畅，决定是否调整药物用量与种类，以达到最佳的疗效。另外，手术后如果再次出现与术前类似的一些症状，不要忽视，应该尽快去医院检查。

检查内容包括血压、血糖、血脂、血黏度等。如果这四项指标不能保持在较好水平，患者在半年左右就会面临复发危险。原有高血压、糖尿病和脑血管病的患者，更要重视原发病的治疗和定期检查。即使没有原发病，也要每 2~3 个月复查一次，如果指标高于正常范围，就要积极采取治疗措施。

出院后的 1 个月、3 个月、6 个月、9 个月、1 年是随诊的关键时间点。此外，超过 40 岁的患者，应坚持每年检测血脂、血压、肝肾功能、肺部 X 线、心电图。

健康的生活方式

饮酒吸烟、饮食无度、久坐不动是很多冠心病患者的生活习惯，如果支架置入后，这些不好的生活习惯不改变，仍会增加血管堵塞的风险。

1. 绝对戒烟。吸烟会加速血小板凝集，引起心肌缺血，导致支架植入部位内膜再狭窄。一项国外研究资料显示，心脏支架手术后 30~50 岁吸烟男性的冠心病复发率高出不吸烟者 3 倍。因此心脏支架手术后，强烈建议冠心病患者戒烟。

2. 适量运动。发病后 2~3 个月，患者可以开始适当运动，但要注意循序渐进。运动前一定要征求医生意见，确定运动量和运动时间。相对安全的方式是散步（每次 20~30 分钟，每周 5 次），其他锻炼项目还可选择太极拳、健身操等，但需根据具体情况选择。冬天活动时要注意保暖。脉搏超过 110~120 次 / 分钟，就应该立即停止运动。如果出现胸闷要立即含服硝酸甘油，并停止运动一段时间。

3. 改变饮食习惯。记住饮食“四忌”，一忌高脂肪、高胆固醇食物，如动物油、动物内脏等；二忌含糖食物；三忌高盐食物，钠能增加血浆渗透压，造成体内水钠潴留，促使血压升高；四忌饮食过多过饱，暴饮暴食。

坚持服药

支架手术仅仅解决了一小段血管的问题，如果高血压、高血脂、高血糖等因素仍然存在，仍会对血管内壁造成损伤，就如同被淤泥阻塞的河道，植树造林、控制水土流失才是解决问题的根本。因此，有高血压、高脂血症、糖尿病的患者需要在支架手术后坚持长期服药。

阿司匹林、氯吡格雷和他汀类是支架手术后必不可少的治疗药物。植入体内的支架确实能保障在一段时间内这段血管不再狭窄，但与此同时也不可避免地对血管内皮有轻微损伤，损伤的内皮会沿着支架重新长起来。此时，血小板又开始帮倒忙，一大群血小板堆集在一起，在损伤的地方又形成血栓，可能再次堵塞血管。所以要用抗血小板药物来预防这种情况的发生。患者通常需要持续服药至少 12 个月，以有效防止血栓产生。随着药物涂层支架术后晚期血栓形成的报道增多，可以考虑延长服用氯吡格雷超过 12 个月。他汀类是降脂药，对冠心病患者而言，其作用不只在于降脂，更重要的是稳定动脉硬化斑块，延缓动脉粥样化进展。

支架手术后，常常需要服用较多种类和数量的药物，如果发生皮肤或者胃肠道出血、疲乏无力等症状，应带上出院总结和所服用药物的资料尽快去医院就诊。支架患者接受其他治疗，需要停用所服用药物时，需要与心脏科医生商议后决定。

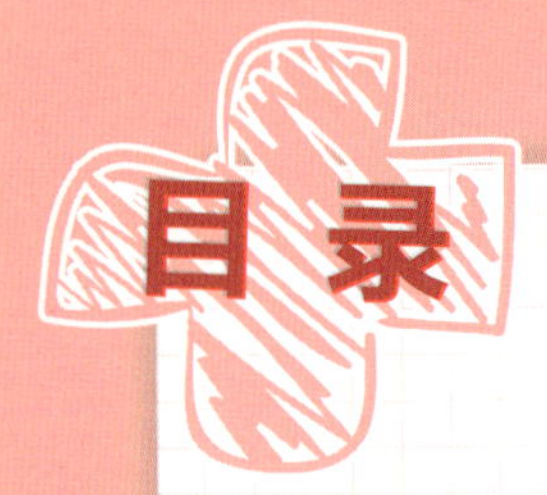

目录

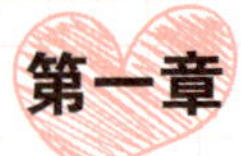

第一章

你以为这些症状只是小病吗 /13

这些可能是脑血管的问题 …………14

头晕，可能是脑血管给你的信号 14

头痛，原因一定要警惕 ………… 15

手麻脚麻，别总不当回事儿 …… 16

开始记不住事儿，你要注意了 … 17

情绪总不稳定，你是不是生病了… 18

手笨脚拙，是不是脑血管的问题… 19

流口水、口眼歪斜，区别面瘫和脑卒中 ……………………………… 20

这些可能是心血管的问题 ………… 21

心慌、气短，别以为只是累着了 21

睡觉时经常胸闷，该去医院了 … 22

前胸痛，可能提示心血管病 …… 23

后背、左臂痛，是不是心血管病 … 24

头晕目眩，可能不只是脑血管的问题 25

牙痛、嗓子痛，你看过心血管吗 … 26

这些可能引起心脑血管病 ………… 27

家里人有心脑血管病，你要注意 … 27

血压居高不下，最易被疾病攻破 … 28

高血脂的后果你可能承担不起 … 29

第二章

这些病你真的了解吗 /31

高血压 控制血压开始了就不能停 … 32

有条件尽量每天测血压 ………… 32

左右胳膊的血压有不同，以数值高的一侧为准 ……………………… 32

量血压每天要定时 ……………… 33

姿势不同血压也不同 …………… 33

吃药一定不能忘 ………………… 33

定时排便，避免血压骤升 ………… 34

高血压该吃什么 ………………… 34

适量规律的运动有益降低血压 …… 35

高脂血症 关键是控制体重 ………… 36

重视体重控制，了解自己的体重指数 ……………………………… 36

不可盲目节食 …………………… 37

制订计划，让体重逐步下降 …… 37

烟酒不只要忌口，而应当绝对禁止… 37

适量饮茶，软化血管 …………… 37
出现什么症状时应去检查 ……… 38
高脂血症该吃什么 ……………… 38
适量的运动锻炼有益于高脂血症的养护 ……………………………… 39

糖尿病 控制饮食是关键 …………… 40

糖尿病的病因 …………………… 40
定期测量血糖 …………………… 41
快速测量血糖的方法 …………… 41
饮食要注意 ……………………… 41
饮食一日三餐七成饱 …………… 42
糖尿病患者该吃什么 …………… 42
糖尿病患者每周至少坚持150分钟的运动 ……………………………… 43

脑卒中 注意预防再复发 …………… 44

每天注意自己的血压 …………… 44
脑卒中的二级预防 ……………… 45
预防并发症是关键 ……………… 45
预防脑卒中再复发 ……………… 45
控制好血压、血糖、血脂 ……… 46
脑卒中患者饮食宜忌 …………… 46
运动训练有助于脑卒中康复 …… 47

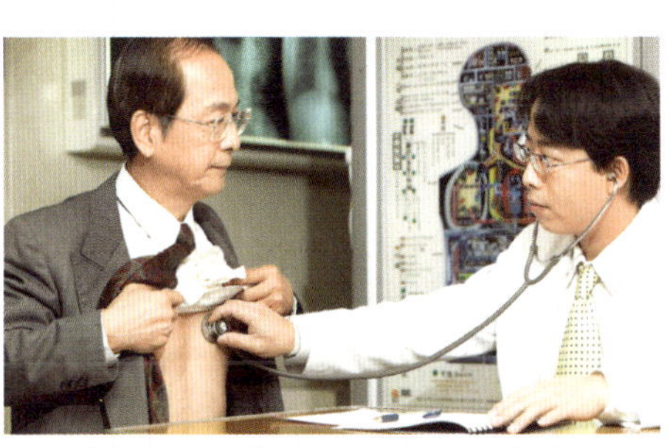

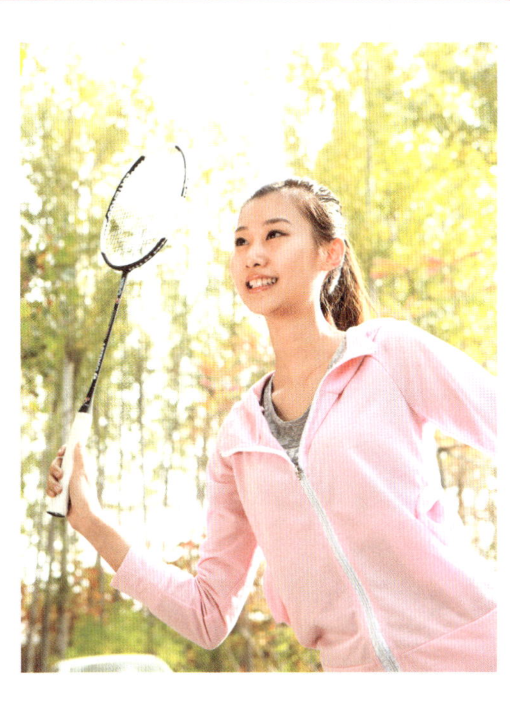

动脉粥样硬化 控制血糖也是关键 … 48

糖尿病患者尤其要注意动脉硬化 … 48
这些症状出现要小心 …………… 49
动脉粥样硬化的预防 …………… 49
从现在开始戒烟 ………………… 50
动脉粥样硬化的饮食原则 ……… 50
坚持适量的体力活动 …………… 51

冠心病 日常保健比吃药更重要 …… 52

冠心病二级预防 ………………… 52
冠心病的药物治疗 ……………… 53
这些人群要小心 ………………… 53
适时午睡 ………………………… 54
冠心病的饮食方法 ……………… 54
规律地运动有利于减少冠心病的发生 ……………………………… 55

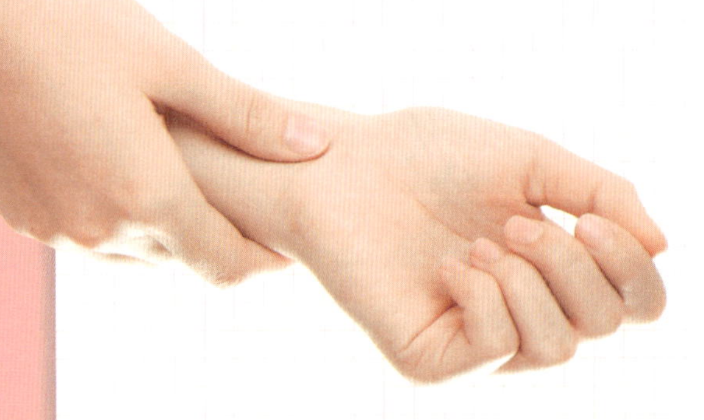

心绞痛 发作时要立刻休息 ………… 56

注意控制情绪 …… 56

心绞痛发作时怎么办 …… 57

心绞痛不一定位于心前区 …… 57

药物辅助治疗很重要 …… 57

胸痛不一定是心绞痛 …… 58

心绞痛怎么吃 …… 58

避免剧烈运动 …… 59

心肌梗死 硝酸甘油不离身 ………… 60

体力劳动易诱发心肌梗死 …… 60

心肌梗死的早期症状 …… 60

心肌梗死患者家庭防治要点 …… 61

心肌梗死发作的应急措施 …… 61

患者的日常护理 …… 61

青年心肌梗死 …… 62

心肌梗死患者合理膳食 …… 62

适度锻炼以增强体质 …… 63

心力衰竭 病情改善后再运动吧 …… 64

要注意休息 …… 64

可适当使用利尿剂 …… 65

控制肺部感染 …… 65

心力衰竭者要预防感染 …… 65

控制钠盐摄入 …… 65

保持良好的情绪 …… 66

心力衰竭患者怎么吃 …… 66

心力衰竭病情改善后可适当做些康复运动 …… 67

阿尔茨海默病 警惕记忆力下降 …… 68

老是记不住事儿要小心了 …… 68

3R 智力激发法 …… 69

要控制伴发的精神病理症状 …… 69

阿尔茨海默病最后阶段 …… 69

对待阿尔茨海默病患者要“哄” … 70

这样吃，可以预防阿尔茨海默病 … 70

多运动，多思考 …… 71

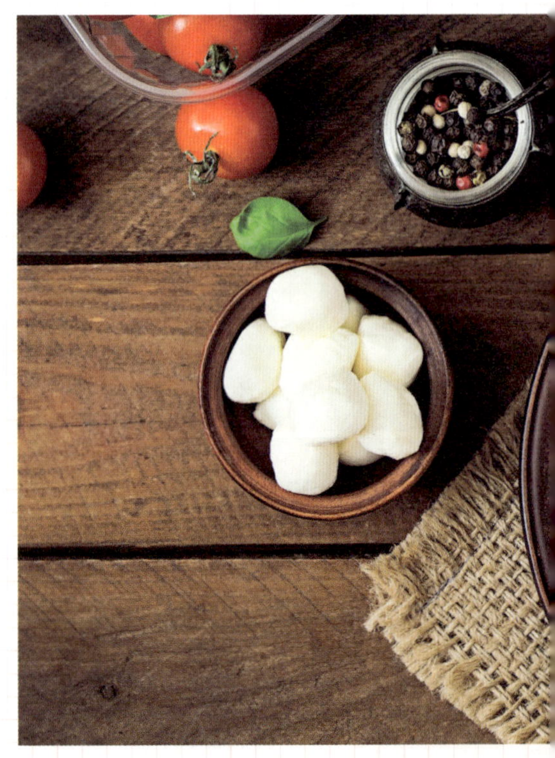

第三章

你以为做完支架手术就万事大吉了吗 /73

什么是支架手术 …… 74

到底什么是支架手术呢 …… 74

什么情况下可以做支架手术 …… 74

做完手术并不代表就万事大吉了 …… 74

定期检查一定要记牢 …… 75

按时吃药！药，不能停 …… 76

支架做完不代表不会再堵了 …… 77

最该注意的就是忌口 …… 78

别忘了运动 …… 79

不常锻炼的人不要突然大量运动 …… 79

如何计算最适合自己的运动量 …… 79

最舒服的运动——散步 …… 80

外出锻炼应注意的事项 …… 81

按一按、刮一刮，减少术后复发 …… 82

内关穴 …… 82

风池穴 …… 82

膻中穴 …… 83

曲泽穴 …… 83

太阳穴 …… 84

丰隆穴 …… 84

百会穴 …… 85

太冲穴 …… 85

条口穴 …… 86

太渊穴 …… 86

曲池穴 …… 87

足三里穴 …… 87

少府穴 …… 88

解溪穴 …… 88

天池穴 …… 89

极泉穴 …… 89

神门穴 …… 90

三阴交穴 …… 90

神阙穴 …… 91

悬钟穴 …… 91

关元穴 …… 92

气海穴 …… 92

劳宫穴 …… 93

行间穴 …… 93

合谷穴 …… 94

大陵穴 …………………………… 94
血海穴 …………………………… 95
气端穴 …………………………… 95
耳部神门、交感、皮质下等反射区 …………………………… 96
手部大脑、肾上腺、胃脾大肠区等反射区 …………………………… 97
手部胸椎、心反射区，足部膀胱反射区 …………………………… 98
足部小脑、脑干、甲状腺、心反射区 …99
常按摩“三脖”，防心脑血管病 …100
拍打心经 ……………………………102
敲打心包经 …………………………102
术后也要牢记的急救方法 ………… 103
突发心绞痛 ………………………… 103
突发高血压 ………………………… 105
突发脑梗 …………………………… 107

第四章

你以为你吃对了吗 / 109
肉 让人又爱又恨 ………………… 110
鸡肉 ……………………………… 110
牛肉 ……………………………… 112
鸭肉 ……………………………… 114
兔肉 ……………………………… 116
主食 你最离不开的 ……………… 118
燕麦 ……………………………… 118
玉米 ……………………………… 120
荞麦 ……………………………… 122
小米 ……………………………… 124
薏米 ……………………………… 126
绿豆 ……………………………… 128
黑豆 ……………………………… 130
红薯 ……………………………… 132
蔬菜 放心食用保健康 …………… 134
芹菜 ……………………………… 134
菠菜 ……………………………… 136
黄瓜 ……………………………… 138
番茄 ……………………………… 140
油菜 ……………………………… 142
西蓝花 …………………………… 144
芦笋 ……………………………… 146
土豆 ……………………………… 148
苦瓜 ……………………………… 150

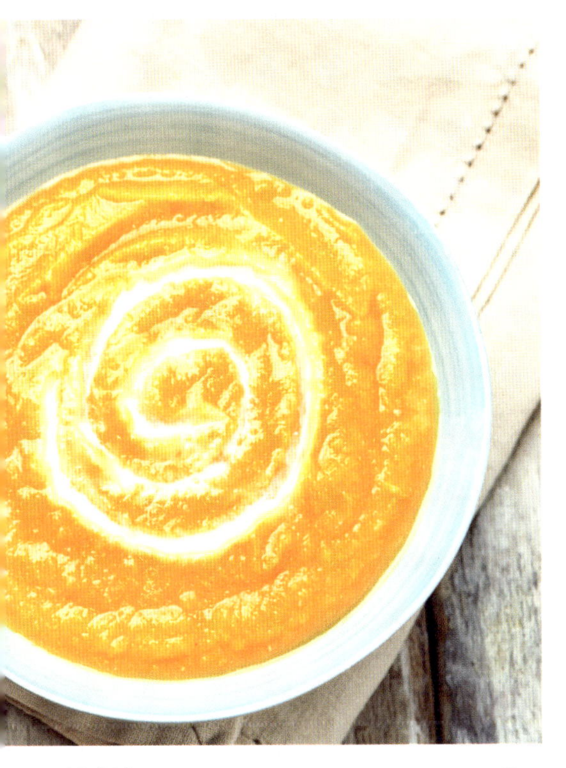

胡萝卜 …… 152
白萝卜 …… 154
茄子 …… 156
豌豆苗 …… 158
洋葱 …… 160
牛蒡 …… 162
荸荠 …… 164
南瓜 …… 166
大葱 …… 168
大蒜 …… 170
水果 适当选择 …… 172
乌梅 …… 172
蓝莓 …… 173
柠檬 …… 174
红枣 …… 175
苹果 …… 176
葡萄 …… 177
西瓜 …… 178
香蕉 …… 179
猕猴桃 …… 180
橘子 …… 181
柚子 …… 182
柿子 …… 183

第五章

你以为你喝对了吗 / 185
利湿除水茶 …… 186
玉米须茶 …… 186
洛神花山楂茶 …… 187
陈皮绿茶 …… 187
茵陈丹参甘草茶 …… 188
决明子山楂茶 …… 188
橘皮茯苓茶 …… 189
山楂枸杞子茶 …… 189
三七花黄芪茶 …… 190
地黄杜仲茶 …… 190
杜仲山楂茶 …… 191
决明子绿茶饮 …… 191
首乌丹参蜂蜜饮 …… 192
丹参玉竹山楂饮 …… 192
山楂荷叶茶 …… 193
菊花荷叶茶 …… 193
附录 24 式太极拳运动速查 …… 194

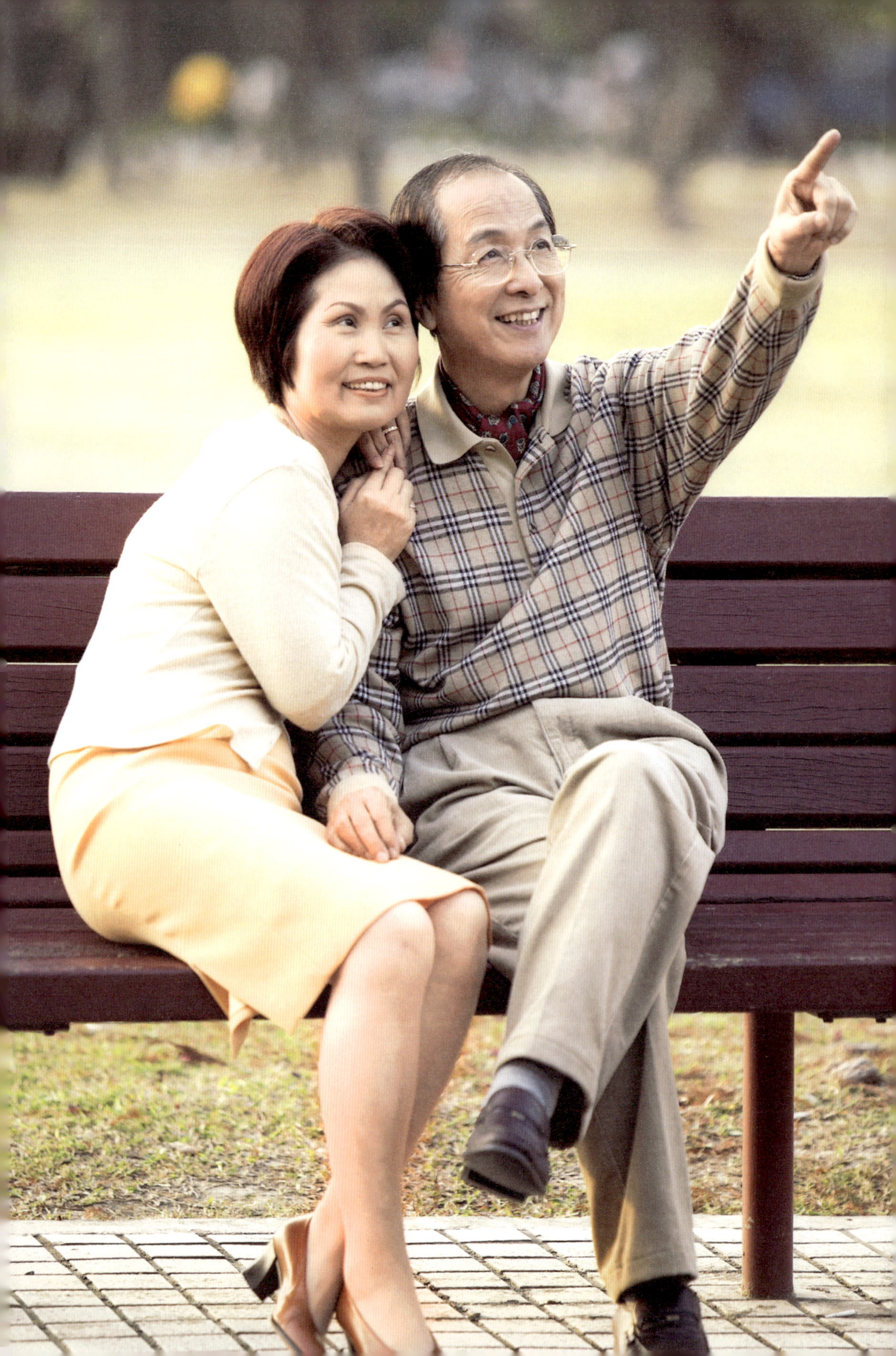

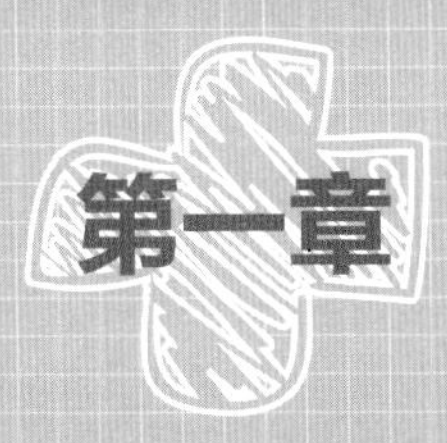

第一章

你以为这些症状只是小病吗

头晕、头痛、胸痛、手臂痛，你以为这些只是小病吗？其实，这些都有可能是心脑血管给你发出的“求救信号”。心脑血管病，多数是因为各种原因导致的心脏、大脑及全身组织发生的缺血性或出血性疾病，所以患病时出现的症状可能遍及全身。平时多留心自己身体的小变化，才能在第一时间发现疾病的征兆，早发现早治疗，以减少心脑血管病对身体造成的伤害。

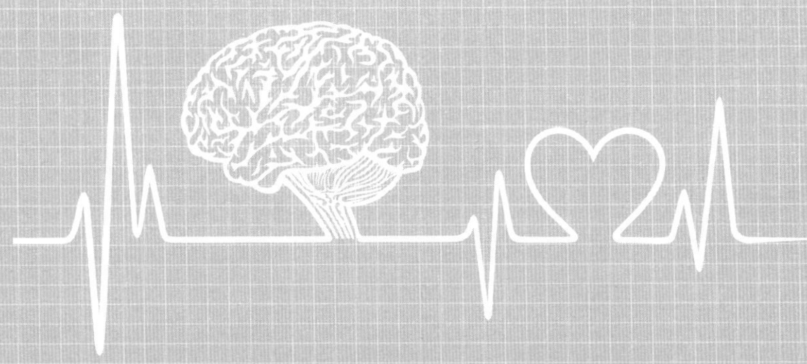

这些可能是脑血管的问题

头晕，可能是脑血管给你的信号

头晕，可能是每个人都有过的感受。老张第一次头晕是在一年前，他刚买完菜回家上楼的时候，突然一阵头晕袭来，吓得他赶紧抓住扶手才免去了从楼梯上摔下来的危险。老张没怎么在意，他平时就有贫血的毛病，偶尔犯一下头晕也是常有的事。但打那以后，老张头晕的次数明显增多，有时一天发生好几次头晕，偶尔还会犯一下头痛。老张还没说什么，老伴儿先不干了，非拉着老张上医院，在医院做了一系列检查，结果显示脑动脉狭窄，医生说再晚点儿来可能就发展成脑卒中了。

这些症状你有吗

脑动脉硬化：①头晕、头痛；②烦躁、心悸、失眠；③注意力不集中、记忆力减退；④肢体麻木。

椎基底动脉供血不足：①眩晕、恶心呕吐、行走不稳；②视力模糊、复视、单眼及双眼同侧视野缺损；③语言不利、昏厥或跌倒、面部及四肢麻木等。

李医生告诉你

头晕是一种很常见的症状，而脑血管问题引起的头晕通常原因是脑供血不足，像脑动脉硬化、脑动脉狭窄等。大脑接受不到充足的养分供应，自然工作的时候就不会尽心尽力。需要注意的是不管以上哪一种原因引起的头晕，都需要警惕脑卒中，也就是我们平常所说的中风的发生。脑组织长时间营养跟不上，就像我们长时间不吃饭一样，就会“饿死”，引发脑卒中。尤其是有高血压、高血脂症、冠心病等慢性病的中老年人应特别注意头晕的发生，如果哪天突然出现没有原因的头晕，或者突发头晕加重，就一定要去医院看一看了。

头痛，原因一定要警惕

文叔的头又开始痛了。文叔今年已经46岁了，工作压力大的时候，总是会习惯性的头痛。但是，最近正值工作淡季，前两天刚刚旅行回来的文叔本打算好好休息一下，再迎接新一轮繁重的工作。这天却突然又开始头痛，但最近并没有什么压力，生活上也没有不顺心的事儿。这次的头痛来得突然，而且格外的痛，弥漫到了整个头部。头痛越来越厉害，临近晚上文叔实在受不了了，让老伴儿打电话叫来儿子开车送他去了医院。经医院诊断为脑出血，这可把文叔一家吓坏了，连连感叹幸亏医院去得及时。

这些症状你有吗

脑出血：①头晕、头痛；②呕吐、意识障碍；③运动和语音障碍；④眼部症状（偏盲、眼球活动障碍、凝视麻痹）。

颅内肿瘤：①发作性进行性加重的头痛，晨起加重；②视力障碍、复视；③血压不稳。

李医生告诉你

头痛的种类有很多，原因也很复杂，可以由各种系统、多种疾病引起。很多年轻人，工作压力大，生活不规律，就会经常性的头痛，一旦习惯了这种头痛，就会忽视一些心脑血管发出的危险信号。文叔这种剧烈的疼痛更需要警惕，这有可能是脑出血的早期症状，最初一般是出血的部位疼痛，随后可能绵延到整个头面部，而且越来越重。严重的可能还伴有发热、抽搐。脑供血不足也可能引发头痛，一般中老年患者发生的较多，多为长期的慢性头痛，有时也可能较重，但不会出现面部疼痛。此外，颅内肿瘤也会引起头痛，这种头痛一般为间歇性钝痛，晨起时最为剧烈。

手麻脚麻，别总不当回事儿

刘大爷今年六十多了，得糖尿病也有十多年了，最近开始出现了手脚发麻的现象。常听人说糖尿病后期就有手脚麻木的症状，刘大爷赶紧开始严格控制血糖。每天只吃清水煮白菜和一小块馒头，每天测一次血糖。控制了一个多星期后，手脚发麻的现象并没有多大改善，而且他发现只有一侧手脚发麻，另一侧似乎没什么问题。刘大爷觉得老这么麻下去也不是个事儿，就决定还是去医院看看比较踏实。结果被医生告知，这并不是糖尿病的并发症，而是脑卒中的前兆。

这些症状你有吗

脑卒中：①肢体麻木，而且常呈现为偏侧；②视力下降、缺失、看东西很模糊；③语言不清、一过性的头晕、反应迟钝；④不明原因的跌倒；⑤恶心、呕吐、血压波动。

糖尿病：①有穿袜子与戴手套样的异常感觉；②下肢症状较上肢多见；③通常在晚上加重。

李医生告诉你

突然一侧的肢体麻木是需要我们格外重视的，脑血管病引发的肢体麻木一般都是突然、单侧的。某一块脑组织缺血会影响大脑对肢体的控制从而引发手脚麻木。若不重视这类手脚麻木，任由其发展下去，大脑组织缺血时间过长就会坏死，出现脑梗死，严重的还可能导致偏瘫或危及生命。有的人可能会有舌头发麻的症状，尤其是舌根部位的麻木，出现脑卒中的可能性更大。而糖尿病的手脚麻木是有区别于脑血管病的，通常呈虫爬、触电感，往往从双侧远端脚趾上行可达膝上。

开始记不住事儿，你要注意了

老年人记忆力减退可能是一种很常见的现象，不过隆叔今天的反应可是吓了老伴儿一跳。隆叔爱忘事儿是老伴儿一直知道的，总是记不住东西放在哪儿，说过的话需要重复好几遍才能印在脑子里，所以隆婶儿总喜欢把东西归置得妥妥当当，放在固定的位置上，方便隆叔找。所以今儿隆叔不停地翻找剪子的时候，隆婶就已经开始觉得奇怪了。不过她并没有放在心上，直到下午隔壁的老陈来叫隆叔打麻将，隆叔竟然忘了这个天天见面的老邻居是谁，隆婶立刻拉着隆叔去了医院，全面检查结果竟然是患上了脑动脉硬化。

这些症状你有吗

脑动脉硬化：①经常使用的物品忘记放在哪儿了；②人的名字、事物的名字最容易忘记；③晚上睡眠质量差。

阿尔茨海默病：①难以胜任日常家务；②经常忘记简单词语；③反应迟钝，很难跟上他人交谈时的思路。

李医生告诉你

记忆力减退是一种正常的衰老现象。如果是离得比较近的事更容易忘，也可能是阿尔茨海默病的前兆。不过像隆叔这种发生的比较突然的情况，通常是由脑血管病引起的，需要警惕。脑动脉硬化时，动脉血管壁增厚，管腔狭窄，脑血流就会不畅，引起脑组织的慢性缺血缺氧状态，引起记忆力减退，如果血管壁堵死，发生了坏死现象，就会出现突然地认人不清、认物不清等。因此重视这类记忆力减退的症状，及时检查就医，以便早期治疗，预防脑卒中的发生。

情绪总不稳定，你是不是生病了

最近老邢脾气变暴躁了。老邢以往是个很和气的人，喜欢结交朋友，平时喜欢和朋友一起出去吃个饭，聊聊天，总是乐呵呵的。可是最近老邢的情绪突然变得古怪了，每天念念叨叨嘴里不知道在说些什么，旁人也听不清。还总嚷嚷着头痛，有时又很安静，一脸忧郁的样子，有时又暴躁异常，对着家里人大吵大闹。闺女看他这个样子，觉得可能是跟朋友之间出了什么问题，导致了情绪抑郁、阴晴不定。于是便带着他去看了心理医生，医生看后建议他去看心脑血管病科，怀疑可能是脑血管的问题。

这些症状你有吗

脑卒中：①性格突然改变，脾气暴躁；②头晕、步态不稳；③肢体无力，饮水易呛咳，吞咽困难。

抑郁症：①情绪变化通常有明确的原因；②每次发作持续至少2周，长者甚或数年；③心境低落与其处境不相称。

李医生告诉你

脑卒中的患者早期常常会出现与发病前完全不同的性格，与发病前相比判若两人，使家人难以理解。有些人也可能表现为个性和人格改变，多数变得自私、主观，或急躁易怒、不理智，还有人表现为性格孤僻，以自我为中心等。如果脑血管病变出现在大脑的颞叶和额叶两个部位，造成了这两个部位的脑组织缺血，就会损害控制情绪的脑细胞神经，再加上脑供血不足可能会引发头痛、头晕、肢体不利等身体不适，种种叠加，就会使人情绪改变，大部分表现为突然性的易躁易怒。

手笨脚拙，是不是脑血管的问题

王先生最近腿脚有些不太利落，走着走着就会突然脚步不稳，就像被什么绊了一下似的。有时踉跄一下还能站住，有时就会直接摔倒在地。手也有些不稳，感觉沉重，右手总是使不上力气，看书的时候想往后翻页，却怎么也翻不过来；吃饭的时候，抬不起手来，筷子拿不住；开个灯都用不上力气，非要用上另一只手才能打开……很多这样的行为，让他觉得自己的手脚好像都不是自己的了。王先生踌躇了两天还是决定去医院看看，医生告诉他这一系列表现其实是脑卒中的征兆。

这些症状你有吗

脑卒中：①一侧手臂抬不起来，另一侧没事；②头晕、头痛、手脚麻木；③饮水呛咳，吞咽困难。

颈椎病：①症状复杂多样，主要是颈背疼痛；②视力下降、眼胀痛、怕光、流泪、瞳孔大小不等；③也可能出现血压升高或降低。

李医生告诉你

单侧肢体的活动障碍，很有可能是脑卒中的先兆。大脑组织缺血，损伤到控制运动的神经中枢时，就会影响大脑对肢体的控制，产生类似王先生这种的活动障碍。而这类活动障碍通常都是单侧的，一侧大脑受到损伤，对侧肢体出现活动障碍。需要区别的是颈椎病所引起的活动障碍。颈椎长期劳损、骨质增生，或椎间盘脱出、韧带增厚，致使颈椎脊髓、神经根或椎动脉受压，也会损害运动神经中枢，一般表现为颈背疼痛、上肢无力、手指发麻、下肢乏力等。

流口水、口眼歪斜，区别面瘫和脑卒中

今天吃饭的时候，华文发现自己的嘴像漏了一样，接不住吃的，喝一口汤，漏了半口。华文赶紧去照镜子，发现自己的嘴角、眼角似乎蜷缩到一起了，他怀疑自己得了面瘫，就赶紧戴着口罩打车去医院了。到了医院，医生为他做了初步的检查，断定这并不是面瘫，而是脑卒中。华文很惊讶："脑卒中不是应该手脚抽搐或者直接昏过去吗？"医生告诉他脑卒中的表现有很多。他的这种流口水、口眼歪斜症状其实也是脑卒中的前兆之一。

这些症状你有吗

脑卒中面神经炎：眼睑以下神经麻痹、口眼歪斜，额横纹存在。

周围性面神经炎：全脸面瘫、额横纹消失，有时伴有听力改变、疱疹、耳部疼痛。

李医生告诉你

脑卒中引起的流口水、口眼歪斜，通常是因为脑组织缺血，损伤脑神经引起的中枢性的面神经麻痹，通常只累及到眼睑以下。而我们通常所说的面瘫属于周围性面神经炎，额纹、眼睑、面部都会累及到，而且往往有一些感冒、受凉或耳部疼痛的表现。有一个简单的方法可以区别脑卒中和面瘫：面对镜子，看着镜子中的自己，眼睛往上看，用余光观察自己的额头。如果是面瘫，额纹就会消失，额头光滑；如果是脑卒中，额纹就会存在，只是眼以下、面部的神经麻痹。

这些可能是心血管的问题

心慌、气短，别以为只是累着了

冯大妈年轻的时候也是她们这一代有名的漂亮姑娘，后来嫁了个好人家，丈夫对她非常好，让她在家做全职太太，自己出去赚钱养家，冯大妈的生活一直过得不错。但是自从小孙子出生以后，冯大妈身上的担子一下就重了不少。尤其是最近买完菜上楼总是喘不上气，有时还会有心慌的情况发生。老伴儿知道后，决定让冯大妈歇歇，请了个保姆。但冯大妈的状况并没有好转，于是老伴儿带她去医院做了检查，原来冯大妈心慌并不是累的，而是得了冠心病。

这些症状你有吗

冠心病：①患有高血压或高脂血症；②胸痛或心前区不适；③活动后症状加剧。

更年期综合征：①多发生于45~55岁女性；②常潮热、出汗。

李医生告诉你

心慌、气短的原因有很多，一些都市白领精神压力大，平时不爱运动，或是一些正值更年期的妇女都可能会有心慌、气短的表现，因此这类情况很容易被忽视，导致错过最佳的治疗时期。但其实心慌、气短同样是心血管疾病的典型症状。像冠心病、动脉粥样硬化这一类疾病通常会使血管内形成斑块，血管变硬，弹性变差，血流受阻，导致心肌缺血，心血不足自然会有心慌、气短的表现。值得注意的是，一些器质性的心脏病，如风湿性心脏病等也会有心慌、气短的表现，需要通过临床检查来区别。

睡觉时经常胸闷，该去医院了

赵老头儿晚上爱起夜，醒了在床上坐一会儿才能接着睡觉。老伴儿一直以为是做噩梦了，也没在意，其实赵老头儿是被憋醒的。赵老头儿以前也经常起夜，那是因为他肾不好，晚上一般会起来上个厕所，但是近一年他晚上睡觉时经常会觉得胸闷、呼吸困难，有的时候憋得难受，就被憋醒了。赵老头儿怕打扰到老伴儿，就自己坐起来待会儿，等难受的感觉过去了，再躺下继续睡。这种情况持续了一段时间，赵老头儿决定还是要去医院瞧瞧。去了医院，果然，医生告诉他这是心血管病的信号。

这些症状你有吗

心血管疾病：①白天出现的胸闷，活动后加重；②劳累时感到心前区疼痛或左背部放射痛；③饭后胸骨后憋胀得厉害。

呼吸系统疾病：感冒及呼吸道感染症状，如咳嗽、黄痰、胸痛、发热、气喘等。

李医生告诉你

胸闷可能是生理性的，也可能是病理性的，一般人在密闭空间逗留较长时间，或遇到某些不愉快的事，就有可能导致胸闷，这就是生理性的胸闷，通常改变一下环境或调节一下心情就可以缓解。夜间发生的胸闷或呼吸困难可能是由心脏或呼吸系统疾病引起的病理性胸闷。这种病理性胸闷应当引起格外重视，因为无论是心脏还是呼吸系统的疾病都属于比较严重的范畴。由心血管病引起的胸闷通常伴有前胸痛、饭后胸骨后憋胀等；呼吸系统疾病通常伴有呼吸困难、咳嗽、黄痰、发热等感染症状。

前胸痛，可能提示心血管病

最近吴阿姨前胸总是隐隐作痛，她怀疑自己的心脏出了问题，赶紧去医院做了 X 光片、心电图及超声心动图等一系列心脏方面的检查。医生拿到吴阿姨的检查报告，却告诉吴阿姨没有什么严重的病变，让吴阿姨回家多休息，如果休息了一段时间还是胸痛的话再到医院来看看。吴阿姨回家休息了一段时间后，胸痛也没有很明显的改善，于是吴阿姨又去了医院。吴阿姨把自己胸痛的情况和自己的检查结果又跟医生说了一遍，这次医生告诉吴阿姨这不是器质性心脏病，可能是心血管病导致的，所以才不容易检查出来。

这些症状你有吗

心绞痛：①胸闷、气短、疲倦；②咽喉痛、左肩或双肩痛；③疼痛一般发作 3~5 分钟，通过休息或含服硝酸甘油可以缓解。

胸膜炎：①突发刺痛；②咳嗽时加重。

李医生告诉你

一部分心脏病变是可以通过心电图、X 光片等检查检测出来的，如心室肥大、二尖瓣缺损等，而心血管疾病，尤其是前期是很难在这些检查中发现问题的。因此，当您出现前胸痛的症状时，很可能是心血管病变发出的信号。前胸疼痛是一个典型的心脏病变的提示，如果心电图等检查没有发现明显问题，就需要考虑心血管病的可能了。心血管病通常是因为心肌缺血导致的，因此大部分人表现为心前区一个手掌大的区域疼痛，一般伴有胸闷、气短、疲倦等。另外，呼吸系统疾病也有可能导致胸痛，如胸膜炎等，一般疼痛较为剧烈，并且有明显诱因。

后背、左臂痛，是不是心血管病

老王患颈椎病有一段时间了，脖子僵硬，肩膀疼痛的情况时有发生。可是最近老王的后背也开始疼起来了。老王以为还是颈椎的问题，没怎么在意，去了一家按摩医院，做了做推拿，以往颈椎病犯了，推拿还是很管用的。可是这一次推拿却并没有起到什么作用，老王的后背依然时不时地疼上一回，甚至有些愈发严重的趋势，慢慢地还迁延到左胳膊也开始疼了。老王意识到可能会有其他地方的毛病，就去医院看了医生，得出的结果让老王很是意外，原来这是由心血管病引起的。

这些症状你有吗

冠心病：①通常伴有胸痛；②心率增快或减慢、血压波动；③通常为左肩、左臂疼痛。

颈椎病：①脖子僵硬；②肩、背、颈椎持续隐痛、酸痛；③颈部疼痛伴上肢放射性疼痛或者麻木。

李医生告诉你

冠状动脉供血不足，心肌急剧和暂时的缺血与缺氧会引起前胸阵发性的疼痛，有时还会引起后背、左臂疼痛，这种疼痛通常呈放射性，从后背蔓延至左肩、左上臂，疼痛时胸部有压迫、灼热或挤压感，和前面所提到的胸痛的情况一样，这种疼痛持续时间短，3~5 分钟消失，最长不超过 20 分钟。颈椎病同样也会出现肩背、手臂痛的情况，但不同的是，颈椎病不止局限于左肩、左臂，颈部、右肩等也会有僵硬不适等感觉，热敷、理疗后疼痛会有所缓解。

头晕目眩，可能不只是脑血管的问题

人人都说孙老师惜命，没事儿就爱往医院跑。今天孙老师又去医院了，原因是他这两天总是头晕、头昏脑胀，还伴有胸口闷闷的感觉。孙老师以前听说脑卒中的前兆就是头晕，到了医院就挂了个心脑血管病科。做了一系列脑部检查后，医生诊断孙老师并没有患脑卒中，并建议他到心血管科看一看。孙老师很困惑："心血管病怎么会头晕？"来到了心血管科，医生检查过之后告诉他，他长期有高血压的毛病，再加上他伴有胸痛的症状，很有可能是缺血缺氧导致的颅内压增高而引起的头晕。

这些症状你有吗

心血管疾病：①心悸、气短、端坐呼吸困难、夜间阵发性呼吸困难；②胸骨后的压迫性或紧缩性疼痛、胸闷不适；③发绀、晕厥、咳嗽、咯血等。

脑血管疾病：①肢体无力、麻木；②单侧肢体不灵活；③语言障碍，记忆力下降等。

李医生告诉你

动脉粥样硬化发生在心血管上引起心肌的缺血，导致心脏活力下降，或者血液黏稠度过高，都会导致脑供血不足引发头晕。值得注意的是头晕和眩晕是有区别的，很多人搞不清楚就会把这两种归为一类。眩晕发病时感到天旋地转，也可感到周围景物左右摆动，是空间定位错觉引起的自身或周围物体的运动幻觉；而头晕发病时只感觉到头昏脑胀，心血管病伴发的头晕通常指的是后者。虽然心血管病的头晕也是由脑供血不足引起的，但是通常会伴有胸痛、胸闷等症状，可以与脑血管病变相区别。

牙痛、嗓子痛，你看过心血管吗

五叔最近有点儿上火，牙痛带着嗓子都痛。就只有左边的牙床子痛，右边就没事儿，脸也没有肿。五叔本来以为忍忍，或者在家吃两天去火的药就好了，但没想到吃了两天药也没有好转，于是他决定去口腔医院看看。到了医院后医生询问五叔具体哪颗牙痛，五叔却怎么也说不明白，好像是这颗又好像是那颗，医生一看这个情况就建议五叔去看看心血管科。五叔很奇怪，挂了心血管科的号，并说明了自己的情况。医生建议他去做一个血管造影。结果出来，果然五叔已经患上了冠心病。

这些症状你有吗

牙齿病变：①疼痛部位具体，可以指出哪颗牙在痛；②牙龈或脸颊红肿。

心肌梗死：①认不清具体疼痛位置；②伴有胸痛、胸闷等症状。

李医生告诉你

牙痛、嗓子痛是比较常见的、不容易被人注意到的症状。但事实上牙痛、嗓子痛所提示的心血管病通常都比较严重，例如心肌梗死。这种牙痛其实是心脏疼痛的一种“神经折射反应”。当心肌缺血、缺氧时，就会刺激神经产生痛觉，又由于血流不畅，来自心脏的神经痛会同其他部位的神经痛聚在一起，然后再传给大脑，大脑就可能把心脏的疼痛误以为是别的地方疼痛。因此，这种牙痛累及到嗓子痛通常说不清具体位置，很多时候还会出现头疼、后背疼痛等。与上火或牙齿本身的问题不同的是，这种疼痛不会引发牙龈红肿等其他病变。

这些可能引起心脑血管病

家里人有心脑血管病，你要注意

小张今年刚刚26岁，今年单位组织体检时却查出了血脂较高，被医生告知需要警惕动脉粥样硬化的发生。小张很疑惑，她的身材并不是很胖，平常油腻的东西吃得也不多，为什么会血脂高呢？她再三询问体检中心的医生，是不是结果有问题，医生都说没有，无奈她只得换一家医院再瞧瞧。在新的医院做过检查后，血脂同样过高，看到小张的疑惑，医生询问了小张的生活作息和家人的情况，结果发现她的父母和奶奶都有心脑血管病史，小张的高血脂很有可能是遗传所致。

这些症状你有吗

遗传心脑血管病：父母有一方或双方都患有心脑血管病，爷爷奶奶、姥姥姥爷中，有一人患有心脑血管病，那么后代患心脑血管病的概率就会增高。如果平时饮食高盐高糖，生活作息也不规律，就更容易患上心脑血管病了。

李医生告诉你

许多患有高脂血症、高血压这类会诱发心脑血管病的患者都具有家族聚集性，具有明显的遗传倾向。经研究，有些高脂血症的遗传基因是一种常染色体的显性基因，意思就是说，这种基因很容易被遗传给下一代，致使人在年纪不大时就患上冠心病或一些其他的心脑血管病。但是要注意，虽然心脑血管病很容易被遗传，却也并不是百分之百，因此如果你的家中有人患有心脑血管病也不用过分担心，平时多注意饮食，生活作息规律，还是可以有效避免心脑血管病的发生的。

血压居高不下，最易被疾病攻破

王太太的高血压病不是一年两年了，最近却有点儿不太受控制，血压总是居高不下。王太太平时喜欢打麻将，一打起来就废寝忘食，这就导致了她饮食不规律，高血压的药自然也吃得不规律。前两年都还好，最近新搬来了一个麻将水平与她旗鼓相当的邻居，王太太就愈发废寝忘食了，不按时吃药加作息不规律导致了她最近的血压总是居高不下。这天打着打着麻将，王太太突然跌倒在地，不省人事，打电话叫来了120，得知王太太突发了脑卒中。

这些症状你有吗

①头晕、头部胀痛、沉重；②烦躁、心悸、失眠、注意力不集中、记忆力减退、肢体麻木、健忘、视力障碍、呕吐、耳鸣等；③急进型高血压严重时伴视力障碍，常有乏力、口渴、多尿等症状。

李医生告诉你

高血压一直是心脑血管病的高危因素，但因为大部分的高血压并没有明显的症状，所以往往不被重视。高血压会导致心脏的负荷加重，尤其是在血压控制不稳的情况下。血管壁本来是富有弹性的，长期持续的血压升高，血管壁就会变硬，导致动脉血管壁增厚，管腔变窄，血流减小。高血压还会使动脉内壁变粗糙，从而加大了动脉粥样硬化的发生概率；这种粗糙还容易引发血管内血小板的沉积，增加了血栓的风险。平时生活应多注意自己的血压变化，一旦确诊高血压，就一定要注意控制血压平稳，避免骤升骤降。

高血脂的后果你可能承担不起

毕老爱吃肉这一点是尽人皆知的。尤其爱吃肥肉，用毕老的话说，没有肥肉的肉怎么能叫肉？毕老对于肉的做法也有一套自己的见解，所以街坊四邻有谁家做了炖肉都爱叫他来尝尝，提提建议。久而久之，毕老这一身的肥膘也就养起来了。身体肥胖血脂自然也不会低，可是毕老却不怎么在意。这天，毕老去隔壁老刘家吃饭，吃着吃着突然前胸剧烈疼痛，老刘一家看见了赶紧打电话叫了救护车，去医院检查原来是犯了急性心肌梗死。

这些症状你有吗

高脂血症：前期无不适，严重时多表现为头晕、头痛、神疲乏力、失眠健忘、肢体麻木、胸闷胸痛、心慌气短等。一部分人可能会发生与人讲话间隙容易犯困、视力下降等症状。

李医生告诉你

高脂血症是引起动脉粥样硬化性心脑血管病的重要危险因素。经常吃油腻的食物，身体的肥胖可能会引发高脂血症。高脂血症会引起血液黏稠度增高，直接影响了血液在血管中的流动，这种黏稠度高的血液还会增加血管内血栓的形成概率，导致心肌梗死或脑梗死的发生。高脂血症的症状与高血压类似，平时没有明显的不舒适的感觉，往往在做血液检查时才被发现患有高脂血症，因此应注意做定期的体检，便于自己早发现，早控制。除此之外，高脂血症严重时也会有一些如头晕、头痛等症状，出现这些症状时要及时做血液检查以便确诊。

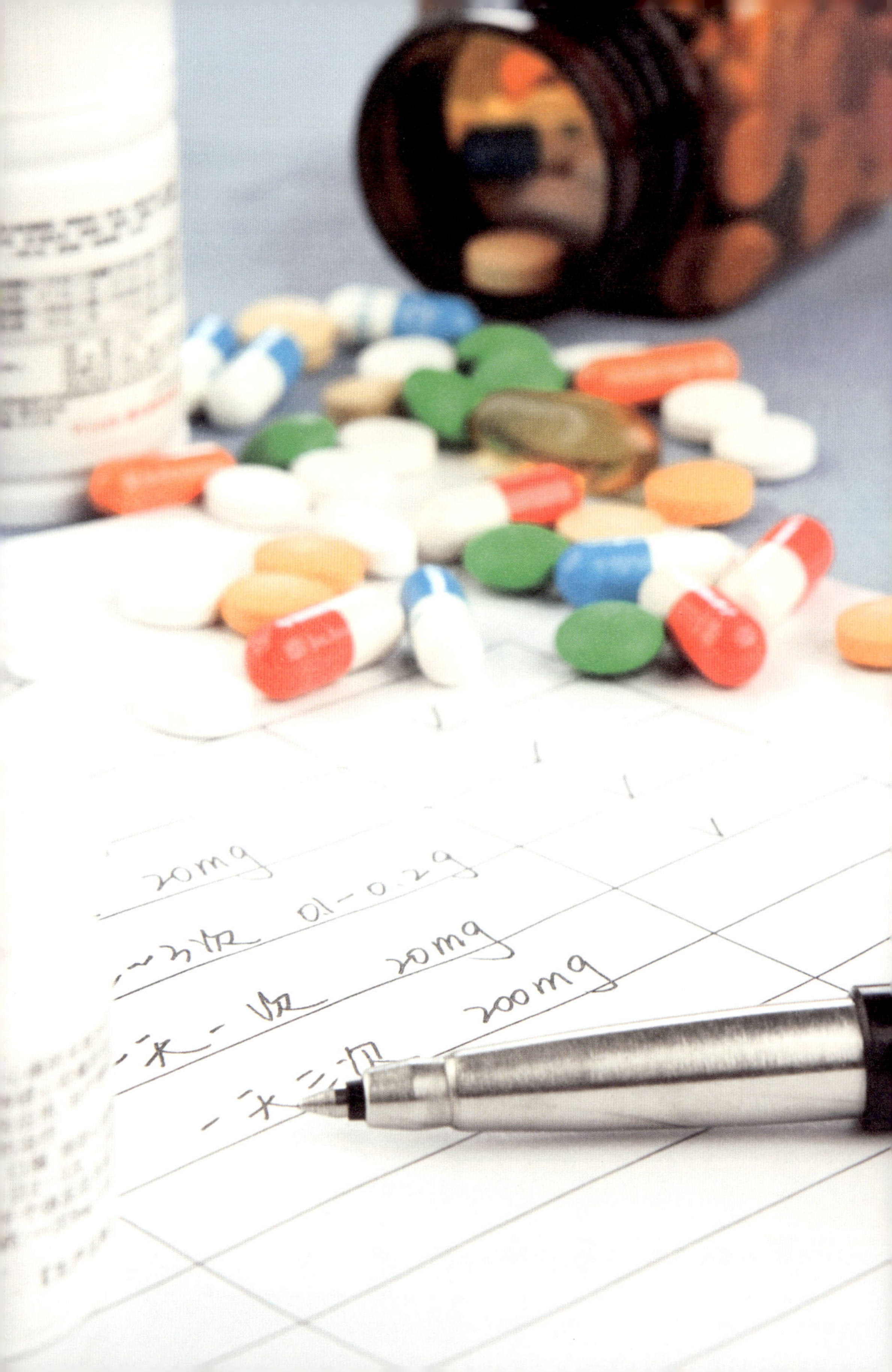

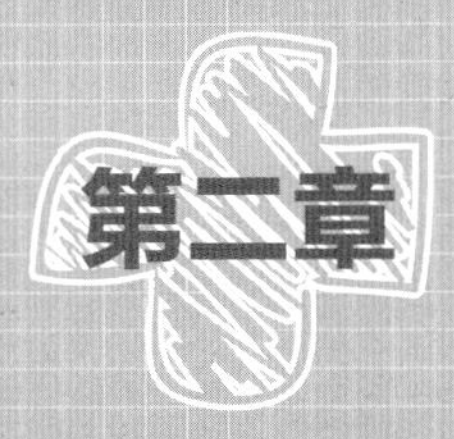

第二章

这些病你真的了解吗

高血压、高脂血症、脑卒中等一系列心脑血管病你一定不是第一次听说，平衡饮食、规律生活你一定也不是第一次被提醒。这些疾病你真的了解吗？具体应该怎么做才能预防心脑血管病的发生？已经患上了心脑血管病又应该怎么调理？每种心脑血管病的养护方法又有什么差异呢？日常生活中应怎样对待不同的心脑血管病？这些问题你可能还不清楚，读完这一章可以让你更加深入地认识心脑血管病的预防和养护方法。

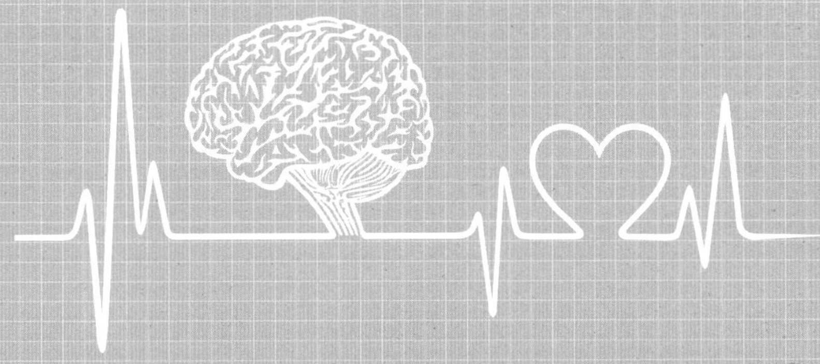

高血压 控制血压开始了就不能停

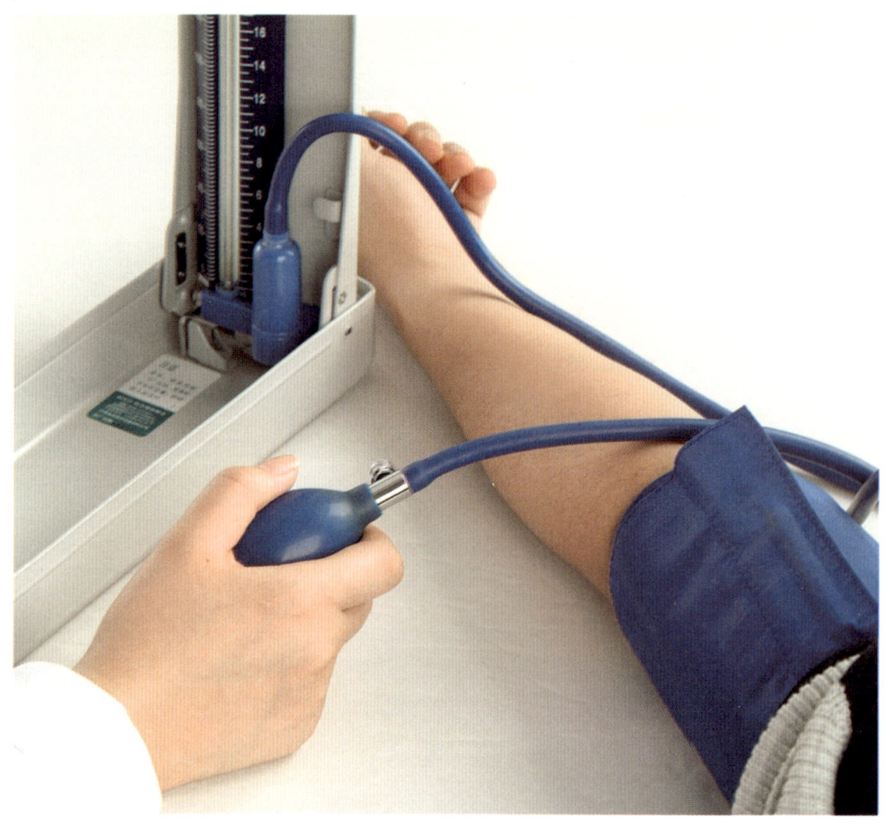

水银血压计

测量比较准确，但是操作比较麻烦。

有条件尽量每天测血压

高血压患者每天测血压可以帮助自己明确血压是否得到了有效的控制，高血压患者，若血压控制不理想，须去医院咨询医生，调整用药。

左右胳膊的血压有不同，以数值高的一侧为准

许多患者会疑惑血压究竟应测量哪只手臂，因为有时两只手臂血压值并不一致。这是因为双上肢肱动脉距离心脏和主动脉的距离不等，右侧

血压控制不好，病就会越来越严重

健康人
- 高压小于140毫米汞柱
- 收缩压为120~139毫米汞柱；且舒张压为80~89毫米汞柱

高血压1期
- 可能有头晕、头痛的症状
- 无心、脑、肾并发症表现
- 收缩压140~159毫米汞柱或舒张压90~99毫米汞柱
- 表现为休息后能够恢复正常

高血压2期
- 开始出现心、脑、肾并发症的早期症状
- 耳鸣、眼花、健忘、心悸等
- 收缩压160~179毫米汞柱或舒张压100~109毫米汞柱
- 表现为休息后不能降至正常

血压通常高于左侧血压，差值在 5~10 毫米汞柱，因此，一般以右侧肱动脉血压测量结果为准。第一次测量血压时建议对两侧手臂都进行测量，若左上臂血压较高，则以后测量左臂；若两侧结果一致或右臂血压高，则以后就测右臂。当左右双臂量出的血压值差经常超过 15 毫米汞柱时，应当引起注意，因为两臂之间血压差值越大，就意味着身体四肢和主要脏器输送血液的血管出了毛病，长此以往就会影响心脏健康，从而诱发心脏病、脑卒中等心脑血管病。

另外，还应在测量时间上稍间隔一段时间，袖带不宜过宽或过窄，以免影响测量结果。

量血压每天要定时

血压不是稳定的数值，有昼夜之分，晚上睡觉时心率较平稳，血压也会相应下降。清晨起来，刚一开始活动，血压会达到或接近最高峰，然后逐步下降，下午 4~6 点又会出现第二个高峰。因此，最好每天都在同一个时间段测量血压，方便对比血压的控制效果。

姿势不同血压也不同

人在躺着时，心脏用相对小的压力就可以把血液输送到全身，此时测到的血压就相对低。而人在坐着或站着时，由于地球的重力作用，心脏就需加大压力才能把血液输送到全身，此时测到的血压就相对高。值得注意的是，临床测定以人坐着的时候，手臂与心脏在同一水平面测的血压最为准确。

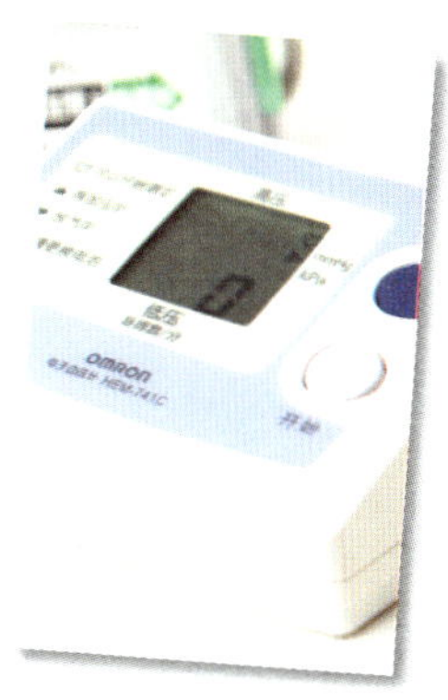

电子血压计

手臂式电子血压计比腕式电子血压计测量稳定性更好。

吃药一定不能忘

高血压是对药物治疗有严格要求的疾病，若医生给你开了药，就一定要遵医嘱服药。一般来说，医生会从小剂量开始用药以减少不良反应的发生，按时服药能方便医生监测你的血压情况、用药的疗效，酌情选择加量或减量。再有，降压的药物需要一定的吸收时间，按医嘱吃药可以保证药效持续作用，若擅自停药，不仅要花费时间使药效重新达到吸收最好的状态，而且经常反复也会使身体产生耐药性。

高血压 3 期

- 大部分时间收缩压大于 180 毫米汞柱，或舒张压大于 110 毫米汞柱
- 左心衰竭：呼吸困难、可伴发急性肺水肿
- 高血压脑病，导致昏迷或偏瘫
- 脑卒中，并发脑出血或脑血栓
- 肾功能衰竭，严重可致尿毒症
- 眼底出血或渗出，严重可导致失明

定时排便，避免血压骤升

据研究，排便时脑动脉压力可增加 20 毫米汞柱以上。血压骤升可导致脑出血，心肌耗氧量的增加可诱发心绞痛、心肌梗死及严重的心律失常，甚至可能导致猝死。另外，老年人血管调节反应差，久蹲便后站起容易发生一过性脑缺血，容易晕倒甚至发生脑血管意外。为了避免上述不幸的发生，要养成定时排便的习惯。

高血压该吃什么

无论你已经是高血压患者，或是想预防高血压，饮食首先需要注意的都应该是控制盐的摄入量。健康人建议每天不超过 6 克盐，高血压患者最好低于 5 克盐。

适当摄入高纤维、低胆固醇的食物。如苦瓜、洋葱、芹菜、玉米、海带、木耳等都有降压的效果，在食用的的时候应该首先考虑。

肥肉中含有较多的饱和脂肪酸，而且能够供给人体更高的热量，多吃肥肉易使人体脂肪堆积，导致身体肥胖，血脂升高，可能导致动脉硬化，故高血压、高脂血症患者更应少吃或不吃肥肉。

西蓝花炒虾仁

虾仁、西蓝花收拾干净；锅内倒油烧热，下姜爆香，加虾仁、料酒翻炒；加入西蓝花爆炒，加盐调味即可。

100 克西蓝花含 1.6 克膳食纤维，是高纤维食物。

口蘑炒莴笋

口蘑洗净，去蒂，切片；莴笋去皮，切片。油锅烧热，爆香大葱、姜，放入莴笋片、口蘑片翻炒，加入盐，炒熟即可。

食用时保留莴笋叶，有利于改善血管张力。

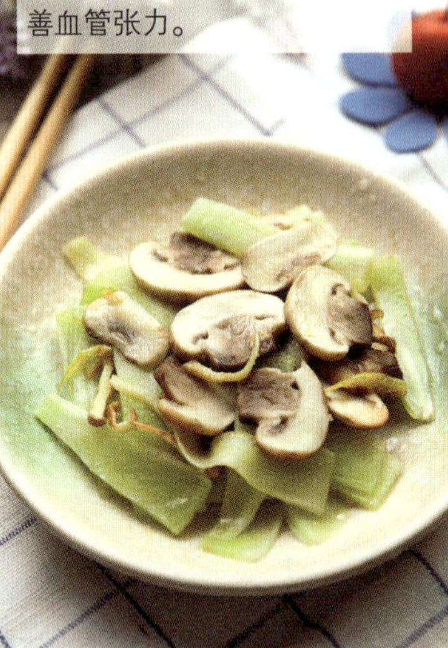

鲤鱼豆腐汤

炒锅热油，爆香大葱、姜、大蒜，放鲤鱼煎至两面发黄，加水和豆腐块，加盖烧开至汤呈乳白色，加盐调味，煮熟即可。

豆腐不含胆固醇，是高血压患者的理想食材。

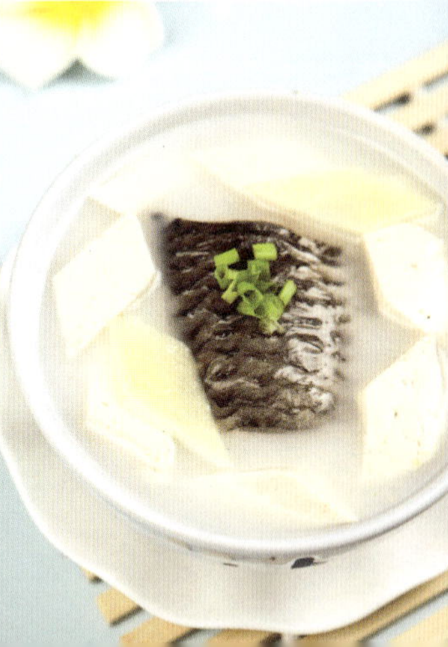

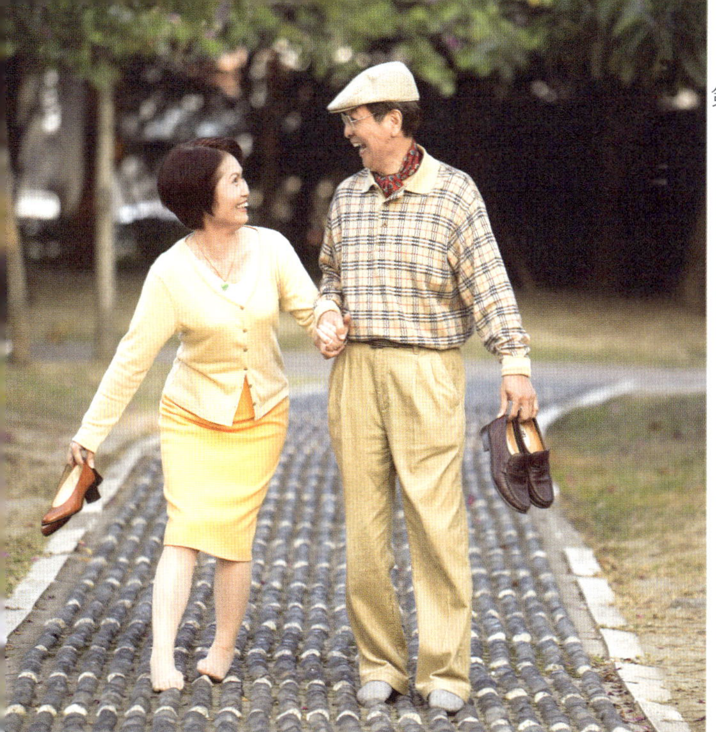

一周不必天天运动
一周可以选择五天的时间来运动，也能达到一个好的降压效果。

适量规律的运动有益降低血压

适量运动是一种很有效的降低血压的方式，规律的运动不仅可以帮助人降低血压，还能控制体重，使人拥有良好的心态。可以每天用餐半小时后散散步，研究表明较长时间的步行，可以使舒张压明显下降，高血压的症状也会随之改善。散步时间一般为15~50分钟，每天一两次，速度可按个人身体状况而定。到户外空气新鲜的地方去散步，是运动防治高血压简单易行的方法。

运动的选择不要过于激烈，运动时如果血压波动厉害，心绞痛明显，有头晕现象，各方面情况不太稳定，应当停止运动锻炼，待用药病情稳定后再开始运动疗法。如果是继发性高血压，需先确定原发因素。首先针对原发疾病进行治疗，再安排合适的运动疗法。

按摩涌泉穴、印堂穴，滋养肝肾、缓解头晕

按揉涌泉穴可以滋养肝肾，辅助降血压，还利于缓解头晕、耳鸣等症状。按摩印堂穴可治疗头晕、头痛、失眠等疾病。

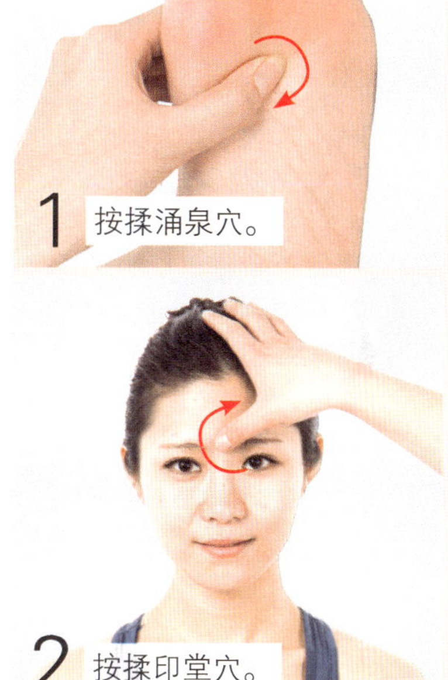

1 按揉涌泉穴。

2 按揉印堂穴。

1 定位：涌泉穴在足底，屈足卷趾时足心最凹陷处。
按摩手法：用拇指用力按揉涌泉穴200次。

2 定位：印堂穴在前额部，两眉毛内侧端中间的凹陷中。
按摩手法：用拇指按揉印堂穴200次。

高脂血症 关键是控制体重

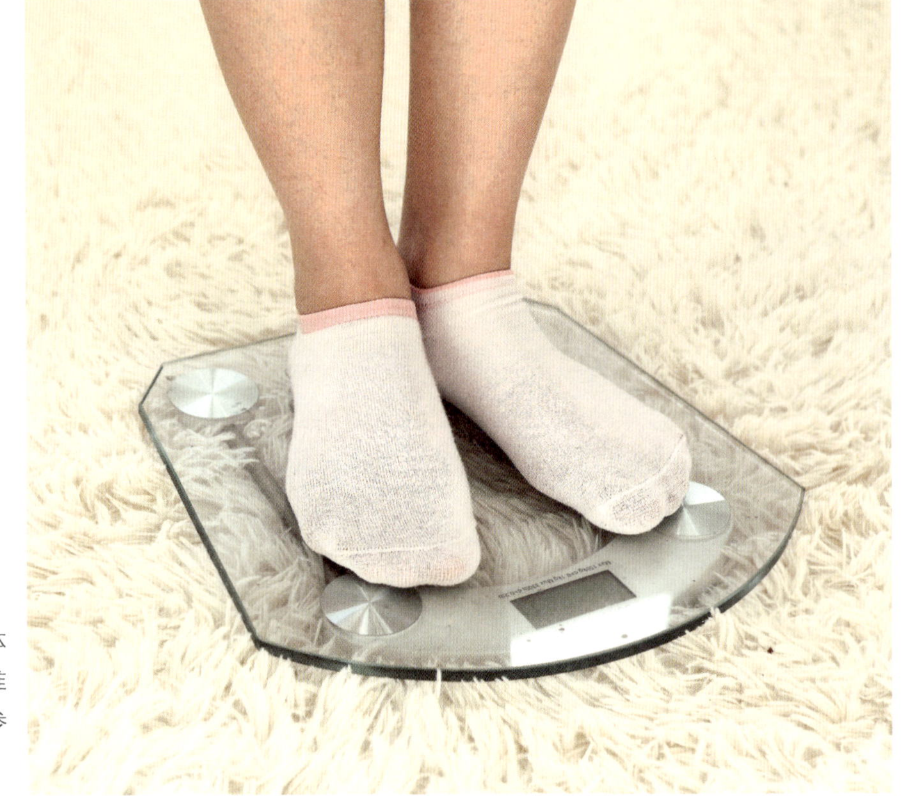

BMI

BMI仅作为体重评估的标准之一，还要参考其他指标。

重视体重控制，了解自己的体重指数

体内的脂肪含量会影响血管内脂肪含量，因此控制体重成为调养或预防高脂血症的关键。超重的评价指标一般包括腰围和BMI（体重指数）。男性腰围应小于85厘米，女性腰围应小于80厘米。如四肢瘦、肚子大就是典型的“腹型肥胖”，是最容易患上心血管病的身形。

中国成年人最理想的BMI是22，

血脂控制不好，引发并发症很危险

健康人：
- 无任何不适症状

高脂血症早期：
- 体形肥胖、眼袋明显
- 大部分人不适症状不明显
- 胆固醇血清浓度超过5.69毫摩尔/升
- 血清三酰甘油超过1.69毫摩尔/升

高脂血症后期：
- 胸闷、心痛、乏力
- 头晕、头痛
- 易引发其他疾病
- 饱餐后短暂腹痛等

而我国 BMI 标准范围是在 18.5~23.9 之间，太低或太高对身体都是没有好处的。BMI 的计算方式：BMI= 体重（千克）/ 身高 ^{2}（米）

不可盲目节食

长期限制饮食，体内会缺少糖分。葡萄糖会转变成一种叫作 α- 磷酸甘油的物质，这种物质的减少会导致甘油三酯合成的减少，长久发展下去就会造成严重营养不良。

制订计划，让体重逐步下降

减肥、控制体重和良好的生活习惯、规律的锻炼及均衡的营养密不可分。比较合理的程度是每周减去 0.25~0.5 千克，若超过这个数字，你减掉的可能就只是水或者肌肉。

制订一个切实可行的计划，把它写在纸上，记录自己每天完成的情况，有利于了解自身的减肥进展，养成良好的生活习惯，还能在我们坚持不下去的时候，帮助我们重拾信心。

烟酒不只要忌口，而应当绝对禁止

高脂血症最易引发动脉粥样硬化、冠心病、脑梗死等严重的心脑血管疾病。而香烟中的尼古丁能刺激血管和心肌的收缩，使血压升高，促使动脉粥样硬化引发心绞痛等；过量的饮酒会导致心功能衰退，而且对胃肠道、肝脏、神经系统、内分泌系统均有损害，也不利于体重的控制。

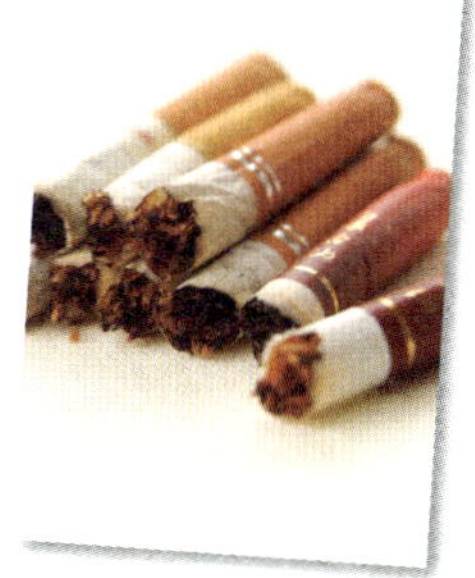

戒烟

吸烟的人冠心病的发病率较不吸烟的人高3.5倍。

适量饮茶，软化血管

茶叶含有儿茶碱，能增强血管的柔韧性、弹性和渗透性，可预防血管壁的硬化，对心脑血管病有益。

有饮茶习惯的健康成年人，一天饮茶量在 12 克左右，分 3~4 次冲泡。而体力劳动量大的人，尤其是在高温环境下工作或接触毒害物质较多的人，一天喝 20 克左右的茶也可以。若吃油腻食物较多，可适当增加茶叶用量。

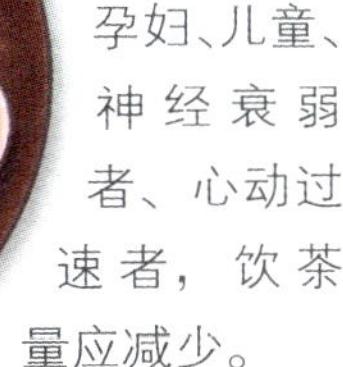

孕妇、儿童、神经衰弱者、心动过速者，饮茶量应减少。

并发症

- 急性胰腺炎：急性腹痛、呕吐
- 冠心病：胸闷、胸痛
- 肌腱损害：自发性跟腱断裂
- 脂肪肝：肝脏肿大，严重者出现腹水

出现什么症状时应去检查

高脂血症的初期表现并不明显，但如果不加以重视会引起其他严重的并发症，这些疾病会有一些典型的表现，记住这些表现，当你出现这些症状的时候就该去做检查了：头晕提示可能患脑动脉粥样硬化；视物模糊可能是由血栓引起的；肢体乏力麻木可能有四肢动脉粥样硬化的发生；胸闷、气短、咳嗽、口唇面部青紫可能是因为气管、肺部动脉粥样硬化等引起的。

高脂血症该吃什么

饮食治疗是高脂血症治疗的基础，所采取的饮食措施不仅要达到降低血脂的目的，而且要保障患者获得足够的营养供给，才能保证身体健康。一些以素食为主或“三不吃”（肉不吃、蛋不吃、鱼不吃）的片面做法是不可取的。

饮食要做到“四四二”:“四要”为膳食要节制，饮食要清淡，蔬菜瓜果要多吃，烹调要用植物油;“四不”为不吃或少吃糖、糖制甜品、奶油等，不用或少用富含胆固醇的食物，不吃或少吃油煎、油炸食物，不抽烟、不喝酒;“二可以”为可以饮淡茶，喝脱脂奶，可以适量食用核桃、瓜子、果仁，最好少吃花生。

银鱼糙米粥

糙米加高汤，烧沸后，小火慢熬；胡萝卜切丁备用。快熟时，入银鱼及胡萝卜丁，加盐调味即可。

南瓜油菜粥

南瓜去皮切小丁；油菜切小段，略焯。大米加水煮沸，加南瓜丁煮至大米熟烂，加油菜煮熟即可。

鲜蘑豆腐汤

锅内添清汤，放入豆腐块、鲜蘑菇片（或香菇）、盐和姜末，烧开，撇去浮沫，加入胡椒粉、醋，淋入麻油，撒上蒜苗段即可。

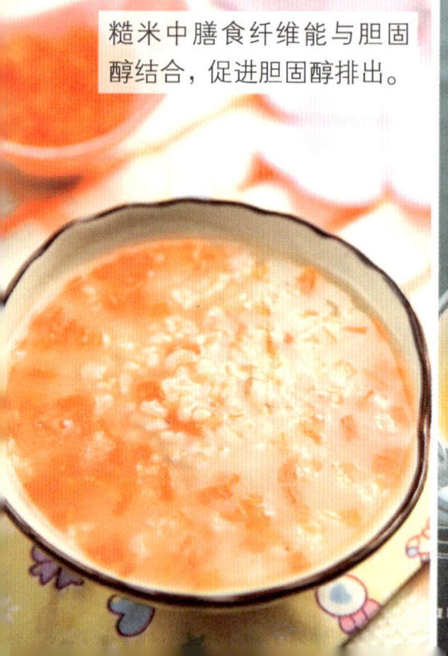

糙米中膳食纤维能与胆固醇结合，促进胆固醇排出。

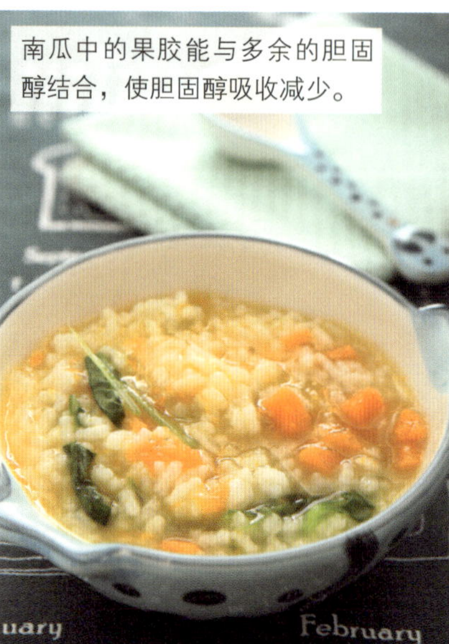

南瓜中的果胶能与多余的胆固醇结合，使胆固醇吸收减少。

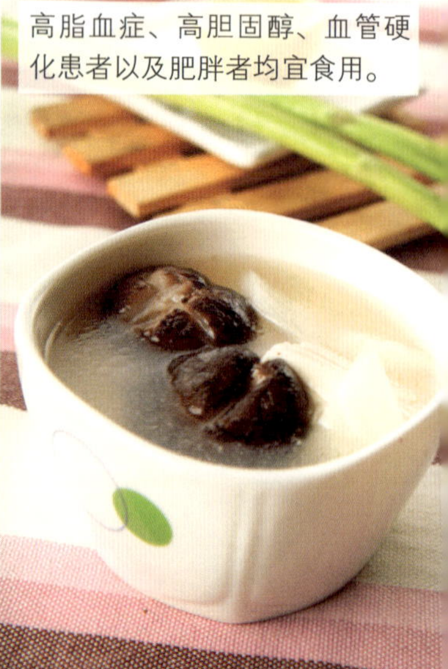

高脂血症、高胆固醇、血管硬化患者以及肥胖者均宜食用。

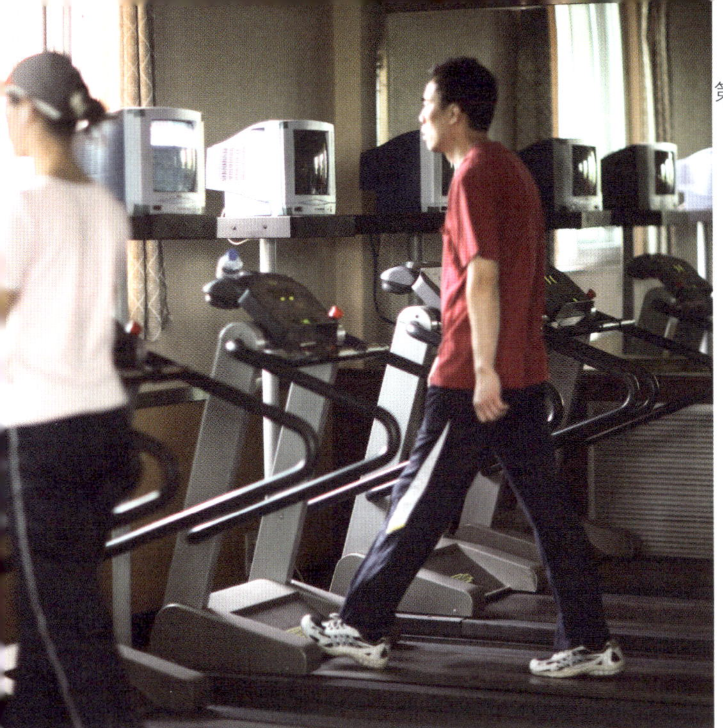

运动强度因人而异

每周选择 3~5 天进行运动就可以了，运动强度要控制在自己能接受的范围内，由轻度到中度，逐渐过渡。

适当的运动锻炼有益于高脂血症的养护

对于降低血清总胆固醇、甘油三酯以及其他脂蛋白数值，适当的运动锻炼是有效果的，不仅能缓解高脂血症的症状，还能控制体重。

高脂血症患者运动以慢跑、快走、骑车、爬楼梯、游泳等轻、中度耐力运动为主，运动强度控制在能接受的程度内，一般建议控制心率在每分钟 100~145 次的范围内，每周 3~5 次，每次 30~45 分钟。运动前先做充分的预备动作，运动结束时也要有适当的缓冲。整个运动过程不要过于激烈。

冠心病患者在运动前，要先咨询医生。

按摩中脘穴、膻中穴，宽胸理气，缓解胸闷气短

按摩中脘穴能畅达中焦气机，能缓解头晕、头痛等症状。按摩膻中穴能宽胸理气，缓解胸闷气短、咳喘等症状。

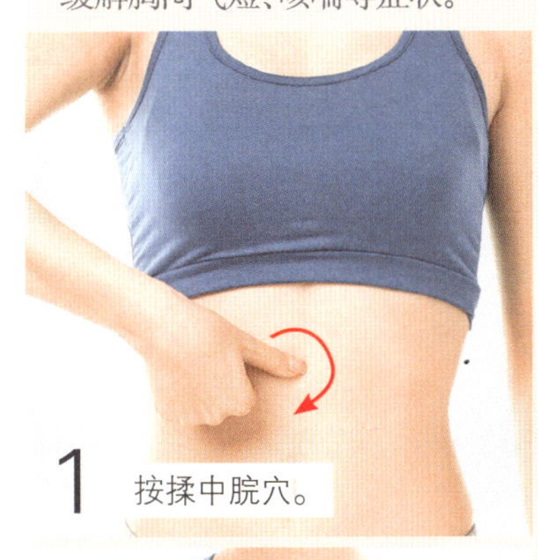

1 按揉中脘穴。

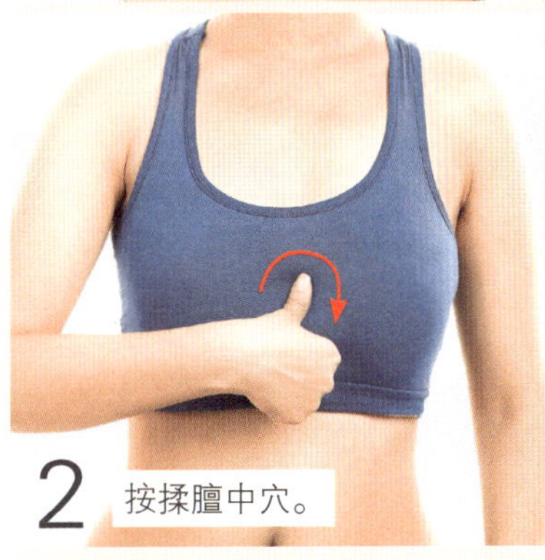

2 按揉膻中穴。

1 定位：中脘穴在上腹部，脐中上 4 寸，前正中线上，剑胸结合与脐中连线的中点。

按摩手法：用拇指按揉中脘穴约 200 次。

2 定位：膻中穴在胸部，横平第 4 肋间隙，前正中线上。约是两乳头连线的中点。

按摩手法：用拇指按揉膻中穴 200 次。

糖尿病 控制饮食是关键

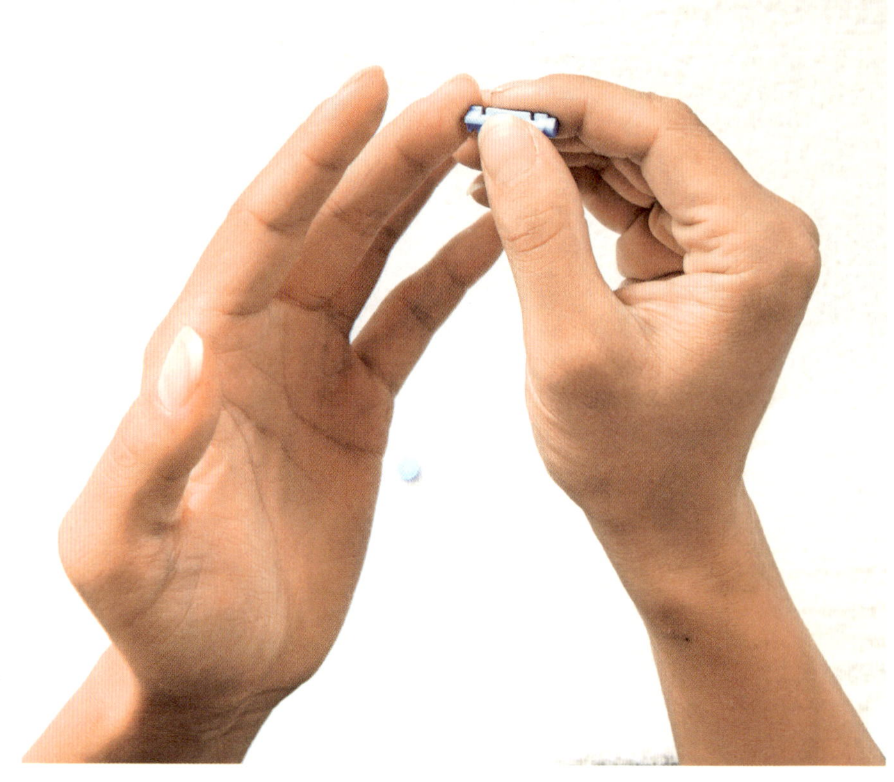

采血量

采血量不足或过多，都会影响检测结果。

糖尿病的病因

糖尿病的病因主要有两种：一种为遗传因素引起的糖尿病，1 型或 2 型糖尿病均存在明显的遗传异质性。糖尿病存在家族发病倾向，1/4~1/2 患者有糖尿病家族史。临床上至少有 60 种以上的遗传综合征伴有糖尿病；另一种为非遗传因素引起的糖尿病，进食过多，体力活动减少导致的肥胖是 2 型糖尿病最主要的后天因素，使具有 2 型糖尿病遗传易感性的个体容易发病。

控制不住血糖可能引发肾病

健康人 → 2 型糖尿病前期 → 2 型糖尿病早期

- 健康人：无任何不适症状
- 2 型糖尿病前期：空腹血糖、餐后 2 小时血糖高出正常血糖的上限（5.6 毫摩尔 / 升、7.8 毫摩尔 / 升）
- 血糖代谢轻微异常
- 血糖代谢异常
- 空腹血糖高于 7.0 毫摩尔 / 升
- 2 型糖尿病早期：餐后 2 小时血糖高于 11.1 毫摩尔 / 升
- 损伤已经不可逆转
- 临床症状明显

定期测量血糖

血糖值是了解病情和治疗的依据，所以定期测量血糖很重要。空腹血糖大于或等于 7.0 毫摩尔/升，或餐后两小时血糖大于或等于 11.1 毫摩尔/升，即确诊为糖尿病。血糖是诊断糖尿病的唯一标准。有明显“三多一少”（吃得多、饮得多、尿得多，人消瘦）症状者，只要一次异常血糖值即可诊断。

血糖监测很重要，但一天测几次血糖才好呢？不同类型、不同病情、不同场景，测量的次数不同。①用胰岛素降糖的糖尿病患者。每天监测血糖至少 1 次，胰岛素剂量较大者可控制在 1~4 次之间。②1 型糖尿病患者。每天至少测 3 次血糖，生病或剧烈运动前要增加监测次数。③2 型糖尿病且血糖控制比较稳定的患者。只要坚持治疗，每周固定 1~2 天测血糖即可，当天测量次数自定。④2 型糖尿病且血糖不稳定的患者需要每天都监测血糖，次数可咨询主诊医生决定。

快速测量血糖的方法

快速测血糖时要先洗手，用酒精消毒采血的手指；手臂下垂 30 秒，使血液充分流到手指；将采血针头装入刺指笔，刺破手指尖取适量血；待血糖仪指示取血后，将血滴在血糖试纸指示孔上；把血糖试纸插入血糖仪。但有的血糖仪需先将试纸插入血糖仪中，再将血滴在试纸上；几秒或十几秒钟后，从血糖仪上读出血糖值；在记录本上记录血糖值和检测时间。

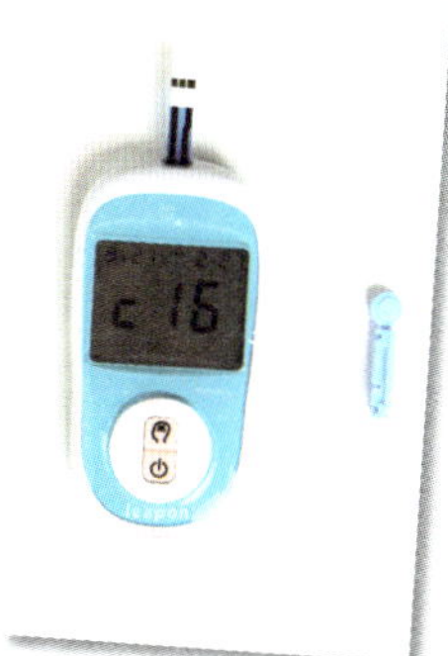

血糖仪

血糖仪的血糖试纸不能通用，需根据自己使用的血糖仪的型号购买。

饮食要注意

对糖尿病患者来说，米饭不能吃饱，水果不能吃多，甜品不能碰，营养专家提出了“三宜三不宜”的健康食谱。“三宜”为宜五谷杂粮，宜豆类及豆制品，宜苦瓜、洋葱、香菇、柚子、南瓜等能降低血糖的食物。“三不宜”为不宜吃各种糖、蜜饯、水果罐头、汽水、果汁、果酱、甜饼干、甜面包及糖制糕点包括无糖饼干，不宜吃含高胆固醇的食物及动物脂肪，不宜饮酒。

糖尿病并发肾病的患者不宜食用豆制品。

2 型糖尿病中后期
- 胰岛素分泌功能进一步减退，直至衰竭
- 血糖血脂居高不下、血液黏稠度高
- 全身血管硬化
- 糖脂代谢异常加重

并发症
- 糖尿病酮症酸中毒
- 高渗性高血糖状态、糖尿病足
- 乳酸性酸中毒
- 糖尿病眼部并发症
- 糖尿病肾病、糖尿病性心脏病、糖尿病性脑血管病、糖尿病周围神经病变

饮食一日三餐七成饱

糖尿病患者饮食要注意一日三餐七成饱，不能吃得太饱，不吃过甜的食物，不吃辛辣的食品，因为这些会加重糖尿病的病情。饮食方面要注意粗、细粮搭配着吃。建议吃些南瓜、燕麦片等富含膳食纤维的食品。但要明确注意一点，不管这个东西有多好，有多么适合糖尿病患者吃，都不要过量，七分饱即可。

糖尿病患者该吃什么

糖尿病患者要坚持低糖饮食，如加糖的食物，像糖果、碳酸饮料、蜜饯、蜂蜜、加糖饮料，以及各种中西式的甜点不吃或少吃；若是嗜食甜食的人，则建议以阿斯巴甜代糖来调味。此外，淀粉类含量高的食物也要限量，如番薯、土豆、芋头、玉米、馒头，以及烧饼、烧卖、萝卜糕等；尤其各种年节食品，如粽子、月饼、元宵，糖尿病患者尤其不能食用。

在血糖控制良好的情况下，糖尿病患者可以吃些水果，以补充维生素。但不要饭后立即进食。应在饭后 2 小时食用水果。吃的时候将水果分餐，如一个苹果分 2~4 次吃完。分餐次数越多，对血糖影响越小。

苦瓜煎蛋

苦瓜洗净，挖去瓤，切碎；鸡蛋打散。苦瓜略焯，过凉，放入鸡蛋中，加盐搅匀，油锅烧热，倒入鸡蛋液，摊成蛋饼即可。

苹果苦瓜汁

把苦瓜和苹果洗净。苹果切块，苦瓜去瓤也切成块。放入搅拌机内，加入适量的凉开水。搅打 2~3 秒后倒出过滤。挤上几滴柠檬汁即可。

苦瓜甜椒

苦瓜去瓤，切片；甜椒去蒂去子，切丝；热油加姜碎、蒜碎煸香，放苦瓜片大火翻炒，调入生抽，加入甜椒丝炒匀，加盐调味。

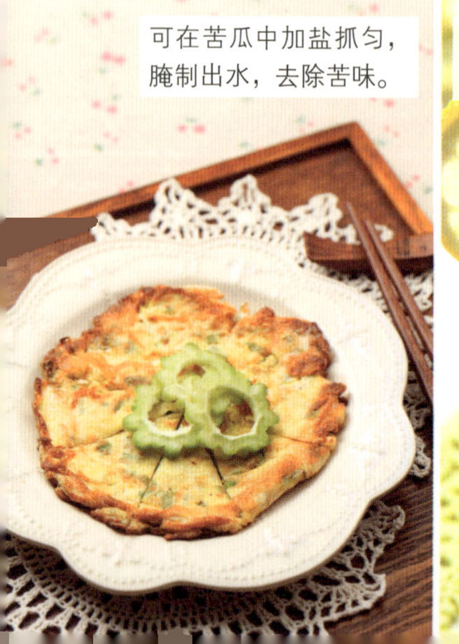

可在苦瓜中加盐抓匀，腌制出水，去除苦味。

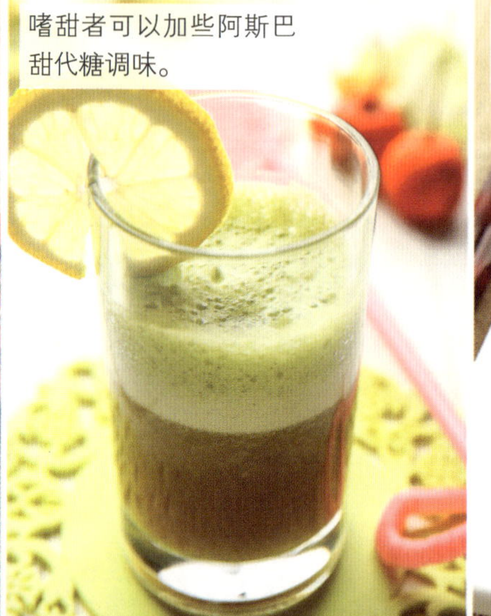

嗜甜者可以加些阿斯巴甜代糖调味。

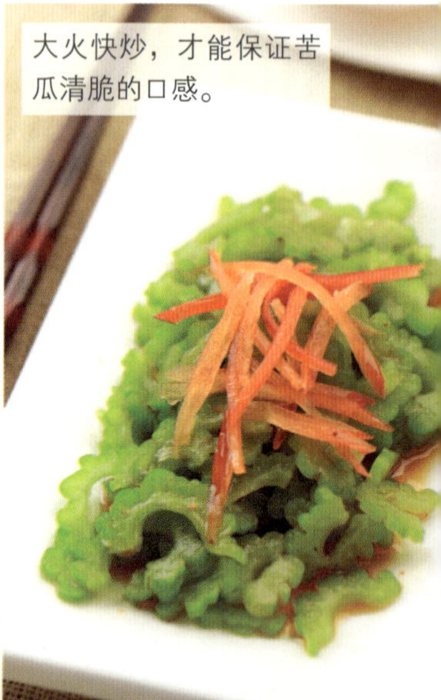

大火快炒，才能保证苦瓜清脆的口感。

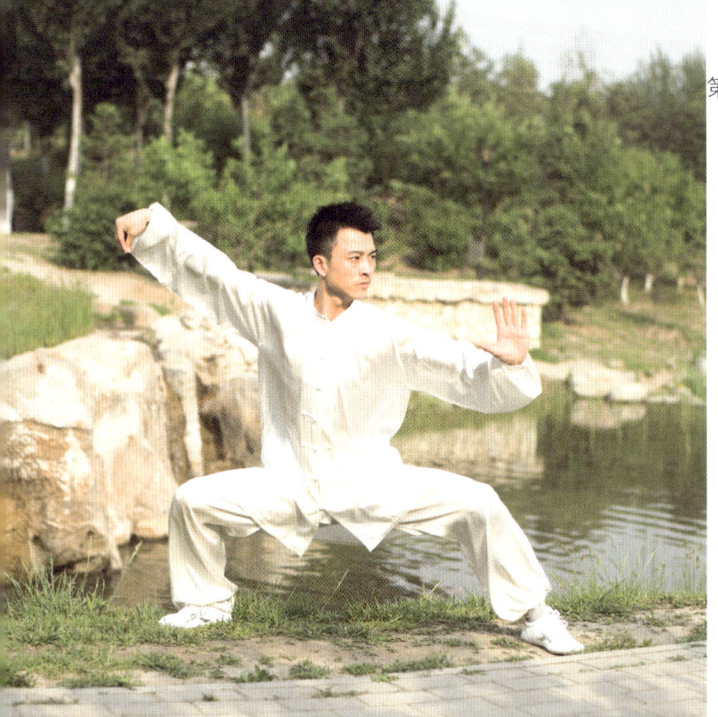

太极拳

太极拳动作柔和，且速度缓慢，能够锻炼全身部位。但连续打拳最好不要超过30分钟，且要做好准备活动。

糖尿病患者每周至少坚持150分钟的运动

增加体力活动可改善机体对胰岛素的敏感性，降低体重，减少身体脂肪含量，增强体力，提高工作能力和生活质量。尤其是肥胖型糖尿病患者，进行必要的运动，往往比单纯控制饮食更能取得降糖效果。运动的强度和时间长短应根据患者的总体健康状况来定，《中国糖尿病防治指南》指出，糖尿病患者每周至少坚持150分钟的中等强度运动。糖尿病患者要根据自身情况，找到适合自己的运动量和感兴趣的项目。

糖尿病患者宜选择有氧运动，慢跑、快走最好，但运动形式也可以多样，如健美操、跳舞、跑步、游泳等。老年糖尿病患者可做些力所能及的轻度运动，如打太极拳、做广播操、散步等。

气海穴、血海穴，补虚健脾

气海穴为人体元气之海，主治虚脱，厥逆，腹痛，泄泻等，是补虚的要穴；血海穴善治各种“血”证，能调经统血，健脾化瘀。

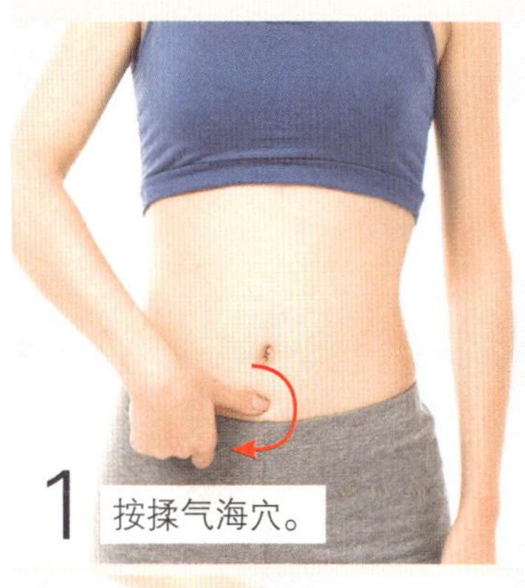

1 按揉气海穴。

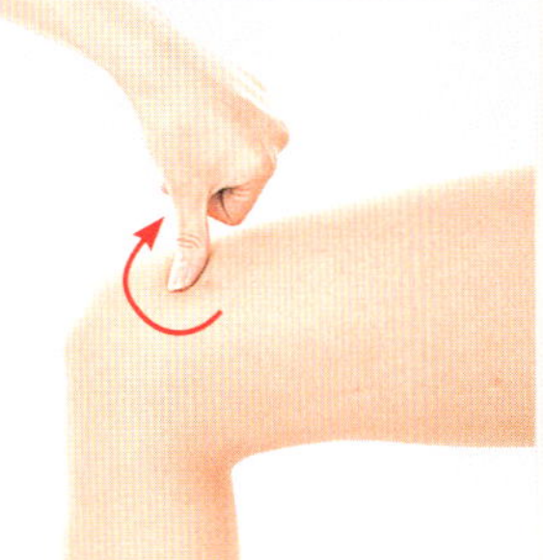

2 按揉血海穴。

1 定位：气海穴在下腹部，脐中下1.5寸，前正中线上。

按摩手法：用拇指按摩2分钟，有酸胀感为宜。

2 定位：血海穴在股前区，髌底内侧端上2寸，股内侧肌隆起处。

按摩手法：用拇指指腹均匀用力按压1分钟。

脑卒中 注意预防再复发

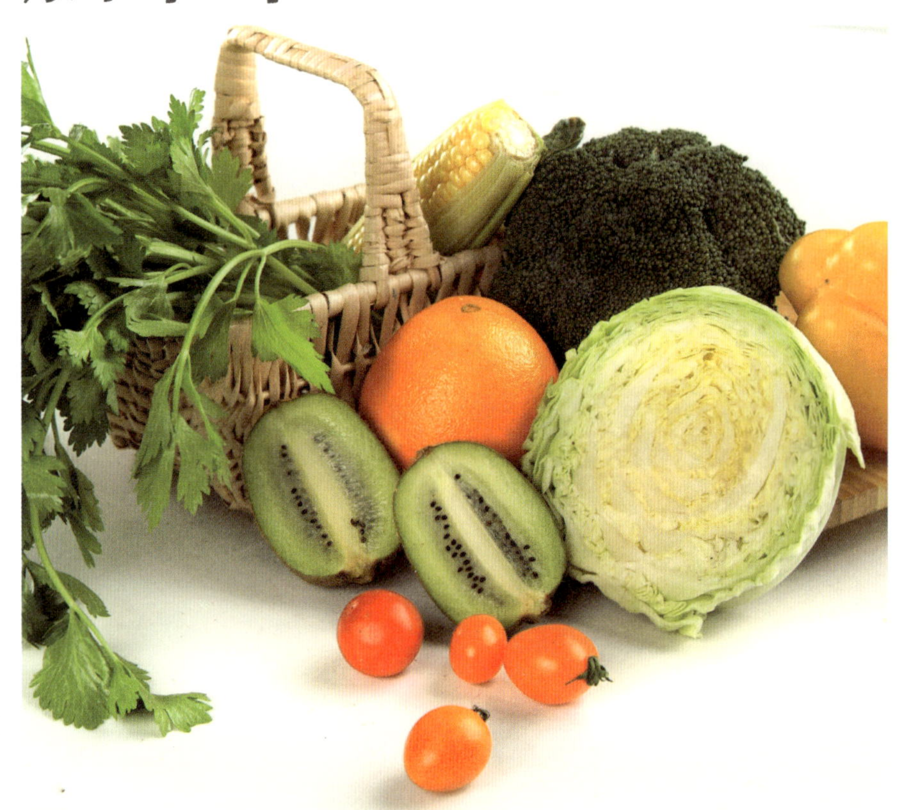

饮食原则

脑卒中患者要多吃新鲜蔬菜和水果，并多吃富含碘的食物。

每天注意自己的血压

脑卒中发生的最常见原因是脑部供血血管内壁上有小栓子，脱落后导致动脉栓塞，即缺血性卒中。也可能由于脑血管或血栓出血造成，为出血性卒中。高血压是中国人群脑卒中发病的最重要危险因素，尤其是清晨血压异常升高。缺血性卒中在清晨时段发生的风险是其他时段的4倍，清晨血压每升高10毫米汞柱，脑卒中发病危险就增加44%。

血压不是恒定的，受昼夜、天气、

注意分期及时治疗

分期	说明	说明
健康人	无任何不适症状	
超早期	为脑梗死发病的6小时内	发病时间短，未形成脑梗死，是缺血性脑卒中治疗的最理想时机
早期	若用溶栓等治疗方法，患者可能完全恢复	为脑梗死发病的6~72小时内
	脑组织缺血中心部分坏死，治疗目的是防止“中心肌梗死周边区”扩大	输液加口服药物改善中心肌梗死周边区供应，使其恢复正常
急性后期	为脑梗死发病的72小时至1周内	治疗目的是改善水肿的脑组织

环境、饮食等影响，在一天之中不停变化。要定时测量一天 24 小时的动态血压值，发现异常及时就医。

脑卒中的二级预防

对脑卒中的预防遵循二级预防的原则：一级预防即在脑卒中尚未发生时，针对其易感和高危人群，包括肥胖者、饮酒过多者等，积极治疗危险因素，同时定期监测其他危险因素的发生并采取非药物或药物干预措施，减少疾病发生。此外，还需要对糖尿病、高血压和高脂血症采取药物治疗，减少心血管病危险并预防脑卒中。二级预防即针对已发生过一次或多次脑卒中的患者，采用药物或非药物的措施以预防复发或病情加重。常用的 5 类降压药（钙拮抗剂、利尿剂、β - 受体阻滞剂、血管紧张素转换酶抑制剂、血管紧张素 II 受体拮抗剂）均可用于脑卒中二级预防；对已经患有糖尿病等其他疾病的人员开展心血管疾病二级预防。

预防并发症是关键

脑卒中是中老年人常见病、多发病之一，而最终导致患者死亡的是脑卒中的并发症，有 56%~96% 的脑卒中恢复期患者在住院期间发生并发症。其并发症分为两类：一类是内科系统并发症，主要是心、肺、肾等脏器功能障碍；另一类是神经系统并发症，主要表现为一侧肢体瘫痪、吞咽困难或语言不清等。临床中处理得当，临床症状可完全恢复；若不及时处理，可导致病情加重。

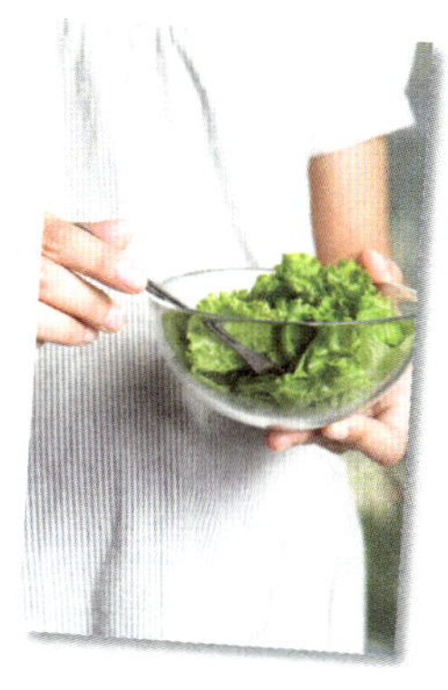

饮食方法

脑卒中患者在恢复期间，烹饪时用植物油代替动物油，或选择无油烹调。

预防脑卒中再复发

缺血性脑卒中患者再发脑卒中的比例比普通人高 9 倍。脑卒中发生一年内，约有 15% 的患者会死亡或因再次脑卒中、心脏病发作住院。再次脑卒中的患者预后更差，70%~80% 的患者因再次脑卒中导致严重致残或死亡，脑卒中患者的预期寿命比健康者减少 12 年。因此，对脑卒中最好的治疗就是二级预防，一旦发生卒中，则需要终生接受二级预防，以防卒中再复发。

恢复期

- 脑梗死发病的一周后~6 个月期间
- 坚持口服用药避免脑梗死复发
- 应尽量减少病残，防治脑梗死的危险因素
- 有语言障碍、肢体障碍等

后遗症期

- 发病、治疗 6 个月后时期
- 防止脑梗死复发
- 病情稳定，病情改善缓慢，会失去部分生理功能
- 服用活血化瘀、芳香开窍、降脂抗凝等长效中药和锻炼恢复后，可使病情进一步得到改善

控制好血压、血糖、血脂

控制高血压、高血糖、高血脂等危险因素是脑卒中二级预防的关键。高血压患者发生脑卒中的机会比血压正常者高 13~24 倍。高血压早期患者全身细小动脉痉挛，天长日久后血管壁逐渐发生硬化而失去弹性。降血脂、血糖与抗高血压治疗具有类似的预防脑卒中效果，同属于目前最为有效的脑卒中预防手段。

改变不良生活方式有助于降低血压、血糖、血脂水平，预防脑卒中复发。健康的生活方式包括注意合理膳食，低盐、低胆固醇饮食，多吃蔬菜、水果和鱼类，戒烟限酒，保持正常体重，适量运动，保持心情开朗。健康的生活方式能使高血压发病率减少 50%，脑卒中发病率减少 75%。

脑卒中患者饮食宜忌

脑卒中患者要慎食高饱和脂肪酸、高热量、高油脂、高盐分的食物。平时的饮食宜清淡、营养丰富易消化，因为常进食油腻的高脂、高胆固醇食物，是导致、加重动脉粥样硬化的重要因素，也是促使血栓形成，引起脑卒中发作的重要原因。所以老年人，尤其是体胖的老年人，平时应进食低脂食物，特别是应限制动物脂肪，不吃动物内脏等。

番茄鸡片

番茄切块；鸡胸肉洗净，切薄片，加调味品腌制 15 分钟。油锅烧热，下鸡片划散，放番茄炒出汁，加盐炒熟。

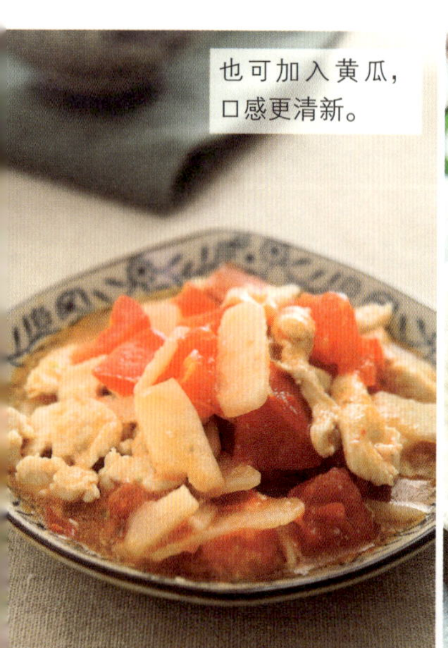

也可加入黄瓜，口感更清新。

肉片炒卷心菜

净炒锅置火上，放入植物油，热后放入肉片煸炒断生，加入大葱、姜丝、酱油、白糖、盐炒匀，投入卷心菜，用急火快速煸炒断生即成。

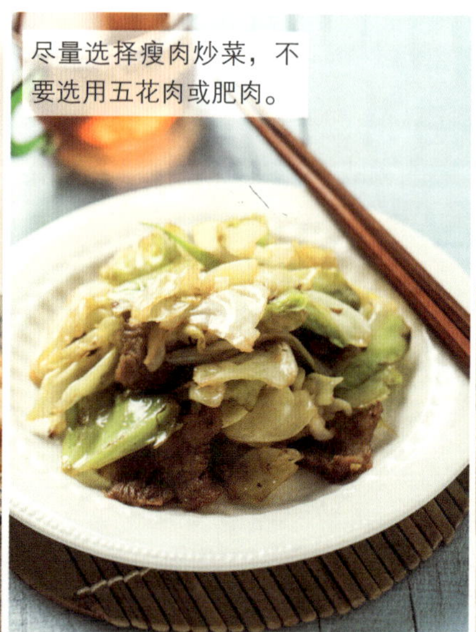

尽量选择瘦肉炒菜，不要选用五花肉或肥肉。

蔬菜豆腐汤

将高汤 5 杯、盐混合后煮开。放入豆腐丁、圆白菜末和小油菜末煮开即可盛出食用。

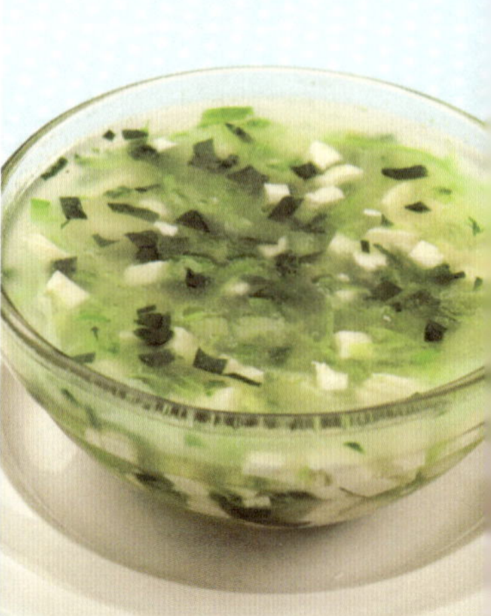

高汤最好自己熬制，能够掌控盐的用量。

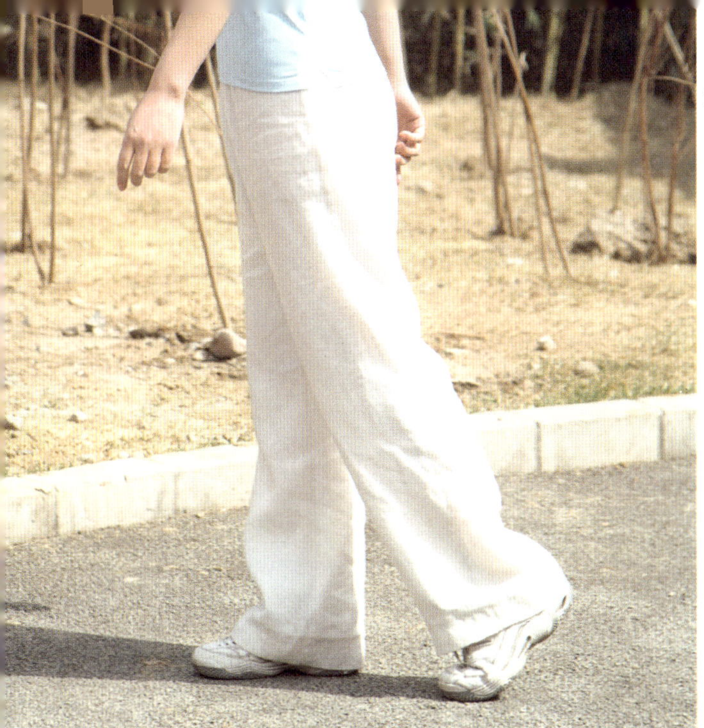

康复运动

康复运动在脑卒中得到治疗后就可以进行。可以增加一些帮助患者适应生活的运动，如抓扶手、站立、行走等。

运动训练有助于脑卒中康复

运动疗法着眼于肢体的运动功能障碍，通过抑制异常运动模式、调节肌张力、平衡及协调步态和各关节功能，来提高全身运动水平。

康复训练分为早期、中期和后期康复训练法。早期康复训练法包括翻身练习、床边被动运动、促进肌肉收缩、床边抬高坐位训练、卧坐训练、坐位平衡和坐位操。中期康复训练法包括仰卧位训练、坐位训练和站立位训练。后期康复训练法包括手指的精细动作加强训练、侧方行走训练、改善步态训练和步行训练。患者要根据自己实际情况选择训练的方式，在运动疗法中应注意采取相应措施，防止脑卒中复发。

按摩丰隆穴、合谷穴，改善头痛、眩晕

丰隆穴具有调和胃气、祛湿化痰、通经活络、补益气血、醒脑安神等功效。合谷穴长于清泻阳明之郁热，疏解面齿之风邪，通调头面之经络。

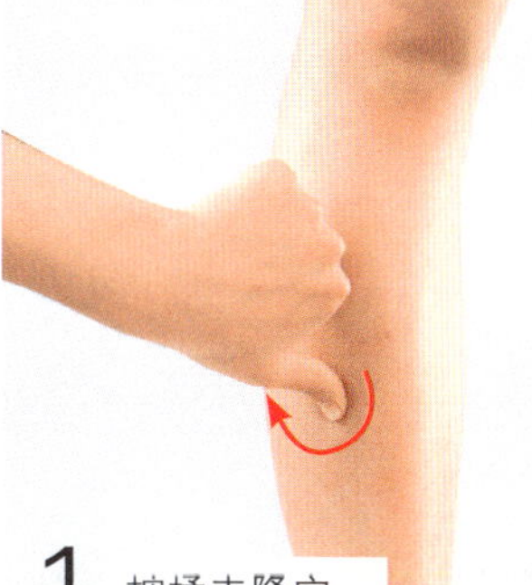

1 按揉丰隆穴。

2 按揉合谷穴。

1 定位：丰隆穴在小腿外侧，外踝尖上 8 寸，胫骨前肌的外缘。

按摩手法：用拇指按揉 5~10 分钟，有酸胀、微痛觉为宜。

2 定位：合谷穴在手背，第 1、第 2 掌骨之间，约平第 2 掌骨中点处。

按摩手法：用拇指指尖按揉 5~10 分钟，有酸胀感为宜。

动脉粥样硬化 控制血糖也是关键

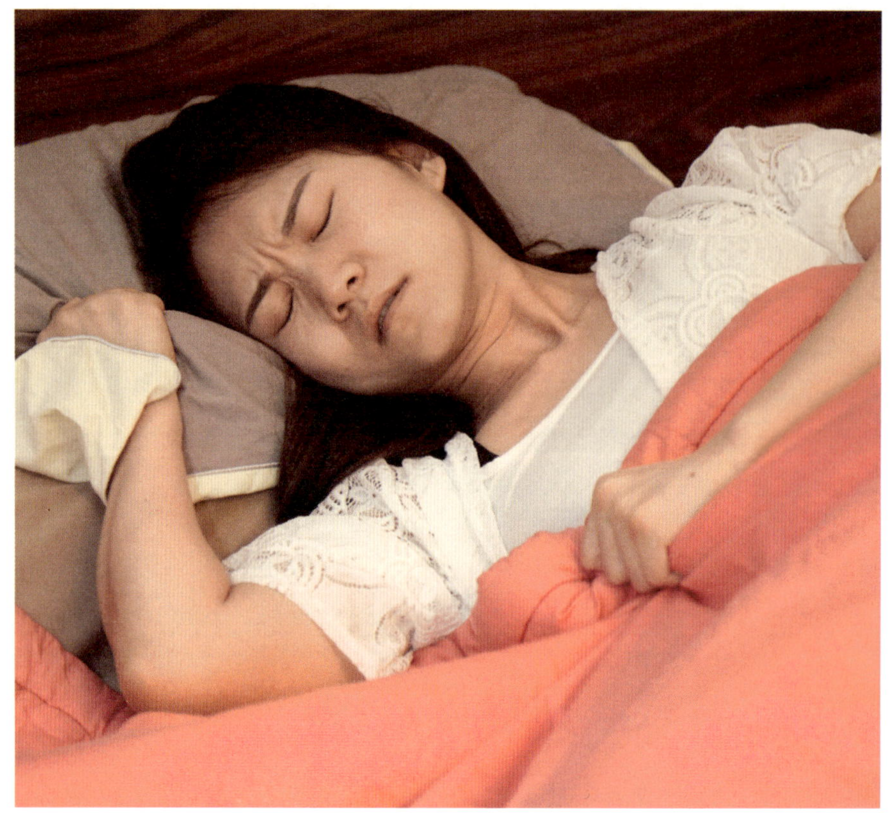

发病表现

记忆力减退、头晕、头痛、手指哆嗦、容易激动、情绪不稳定等。

糖尿病患者尤其要注意动脉硬化

糖尿病患者容易并发动脉硬化遍布全身，包括脑部、心脏、肾脏、末梢血管，其发生的主要原因在于脂肪代谢的障碍。此外，糖尿病患者患高血压的概率比一般人要高，这也是容易促成动脉硬化的原因。高血压及动脉硬化两者间相互影响，高血压容易促成动脉硬化，而动脉硬化也容易使血压高，糖尿病患者较容易显现

不要任其发展引起更加危险的并发症

健康人：无任何不适症状

无症状期或称隐匿期：包括从较早的病理变化开始，直到动脉粥样硬化已经形成；但尚无器官或组织受累的临床表现

缺血期：由于血管狭窄而产生器官缺血的症状

高血压，不论是出自血管硬化或单一发生的状况，都容易加速血管硬化的进行。

这些症状出现要小心

如果能早些认识动脉硬化的某些征兆，加强自我防护和监测，就可大大延缓其发展的速度，并根据监测情况及时到医院检查治疗。

1. 神经衰弱：表现为头痛、头晕、头部有紧箍和压迫感，有耳鸣、嗜睡等症状，记忆力减退，容易疲劳。

2. 感情异常：脑动脉硬化早期易激动，缺乏自制力，随着病情的加重会逐渐出现表情淡漠，对周围事物缺乏兴趣，对人缺乏热情。容易激动，有时无故悲伤或嬉笑、焦虑、紧张、多疑、恐惧。对工作有时消极怠工，有时欢快积极。

3. 判断能力低下：常表现为不能持久地集中注意力，想象力降低，处理问题不果断，往往要靠别人协助处理，对突然出现的生活琐事表现惊慌和忧虑。

4. 植物神经功能障碍：表现为皮肤划红症（皮肤被抓划后可发红并隆起），手脚发冷，全身及局部发汗，头发早白、早秃。

5. 行动异常：脑动脉硬化中后期可出现走路及转身不稳，表现为步态僵硬、缓慢或行走不稳。

6. 癫痫痉挛发作：局限性癫痫是脑动脉硬化后期的常见症状，主要表现为身体某部位发生阵发性、痉挛性抽搐。有的患者可出现不自主的运动。严重者可因脑动脉硬化出血、血栓形成而出现昏迷瘫痪等。

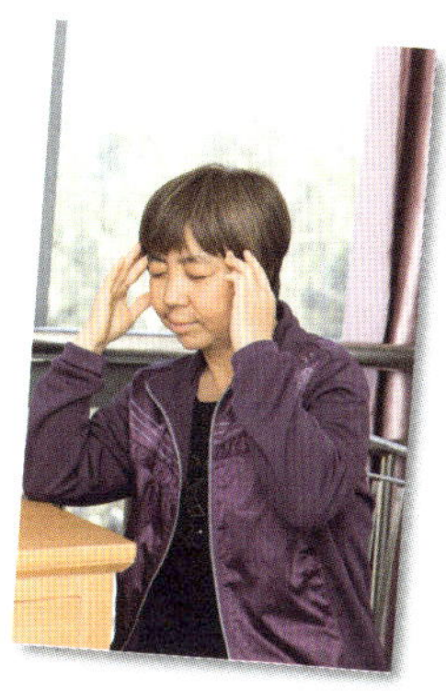

神经衰弱

头痛、头晕、头有紧箍和压迫感时，要判断是否为动脉粥样硬化。

动脉粥样硬化的预防

1. 一级预防：提倡饮食清淡；不吸烟，不饮酒；保持乐观愉快的心情；40 岁及以上人群至少每年体检一次；儿童期也不宜进食高胆固醇、高动物性脂肪食物，防止发胖。

2. 二级预防：积极治疗与本病有关的疾病，如高血压、肥胖症、高脂血症、痛风、糖尿病、肝病、肾病综合征和有关的内分泌疾病等。终生服用阿司匹林抗栓，长期或者终生使用他汀类调脂药物，积极使用血管紧张素转换酶抑制剂。

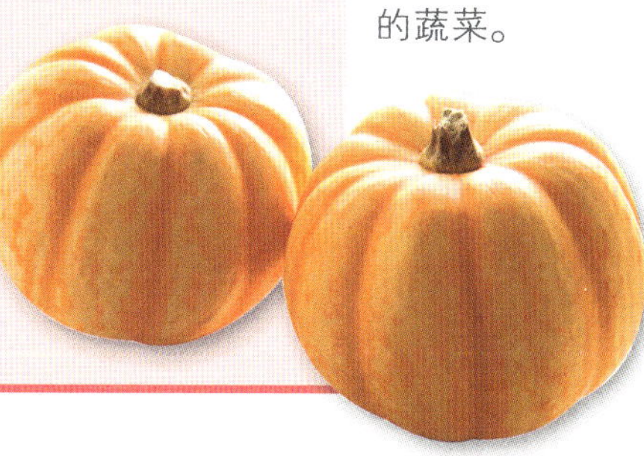

平时可以选择摄入富含膳食纤维的蔬菜。

长期缺血

器官组织纤维化萎缩而引起症状

坏死期

纤维化

由于血管内血栓形成或官腔闭塞而产生器官组织坏死的症状

包括：①斑块内出血；②斑块破裂；③血栓形成；④钙化；⑤动脉瘤形成；⑥血管腔狭窄

从现在开始戒烟

吸烟者血液中碳氧血红蛋白浓度可达10%~20%，动脉壁内氧合不足，内膜下层脂肪酸合成增多，前列环素释放减少，血小板易在动脉壁黏附聚集。此外，吸烟还可使血中高密度脂蛋白的原蛋白量降低，血清胆固醇含量增高，以致易患动脉粥样硬化。而且，吸烟时烟雾中所含尼古丁可直接作用于心脏和冠状动脉，引起动脉痉挛和心肌受损。吸烟对动脉粥样硬化影响不容忽视，提倡不吸烟。

动脉粥样硬化的饮食原则

动脉粥样硬化患者饮食摄入的总热量不应过高，要防止超重，应避免进食过多的动物性脂肪和富含胆固醇的食物，如肥肉、奶油、肝、脑、肾等内脏和骨髓、鱼子、蛋黄、椰子油等。超重者应减少每日摄入的总热量，并限制糖类食物。饮食宜清淡，多进食富含维生素的蔬菜、水果和富含蛋白质的食物，如瘦肉、豆类及其制品等，多吃蚕豆、豌豆、胡萝卜、绿叶蔬菜和桃子、梨、苹果等新鲜水果。尽可能以豆油、菜油、麻油或玉米油作为食用油。

吃饭要定时，不要吃零食，如果非吃不可的话，可吃些苹果、生胡萝卜、黄瓜或其他脂肪含量少的食品。

虾仁烧芹菜

虾仁洗净，去除虾线。油锅烧热，爆香姜、大蒜、花椒，下虾仁，炒至变色，加料酒、白糖，略翻炒后下芹菜，炒熟后放盐。

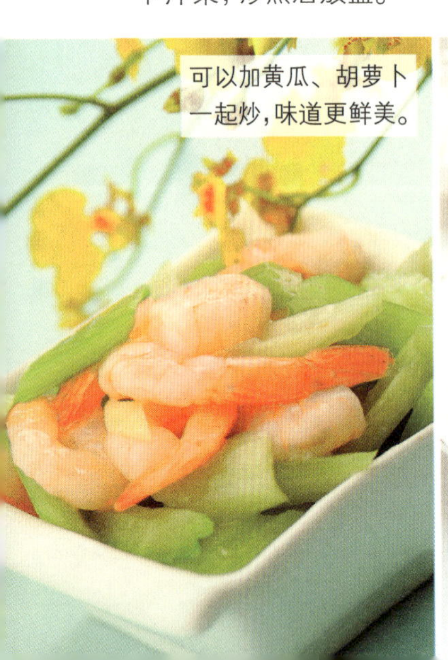
可以加黄瓜、胡萝卜一起炒，味道更鲜美。

丝瓜木耳海鲜菇

丝瓜去皮后和彩椒分别洗净，切块；木耳泡发，撕小朵；海鲜菇洗净。油锅烧热，爆香蒜片，下海鲜菇、木耳、彩椒和丝瓜，炒熟后加盐。

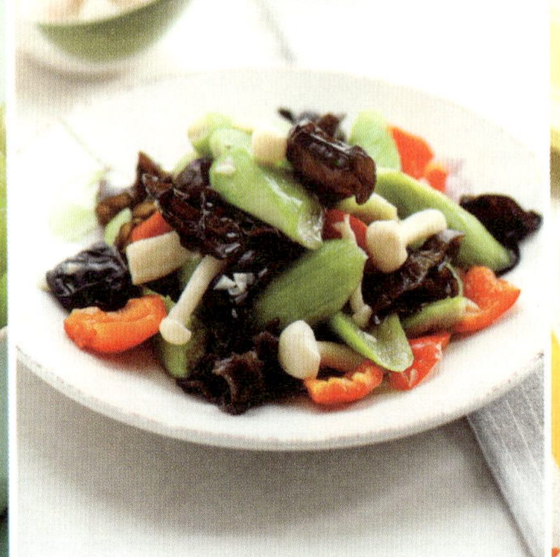
体质虚寒、容易腹泻的人不宜多吃丝瓜。

土豆炖南瓜

土豆、南瓜去皮，去瓤，洗净切块；青椒洗净切块；油锅烧热，爆香葱花，下土豆块、青椒、南瓜块翻炒，加白糖、生抽、盐翻炒，加水炖熟。

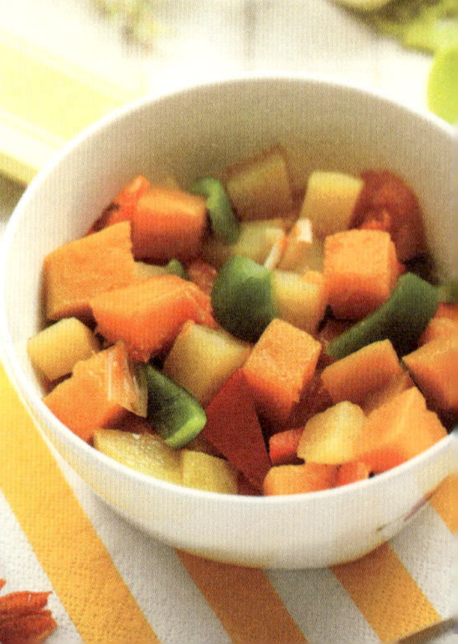
将南瓜和土豆炖至绵软，适合老年人食用。

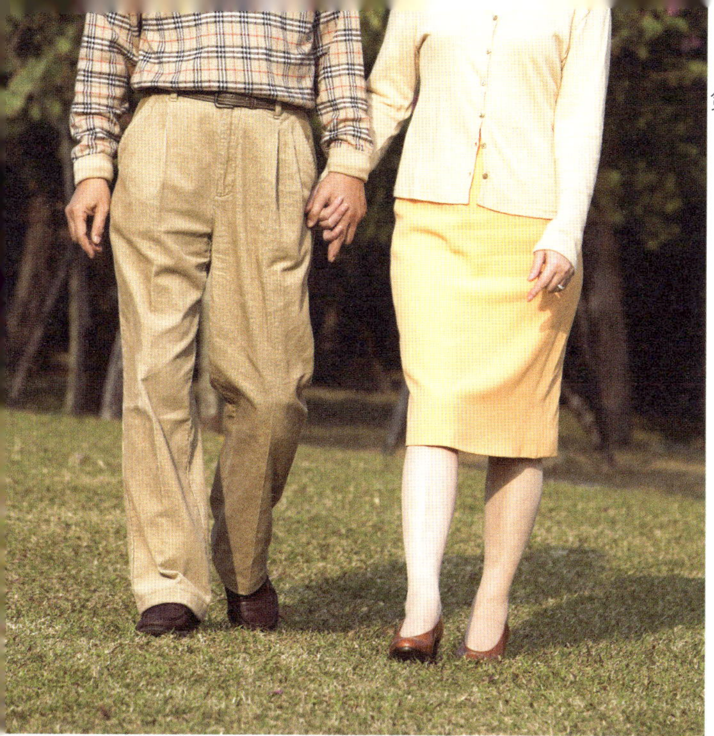

适当运动

动脉粥样硬化患者可以适当运动，适当运动能减少脂类在血管内沉积，但不宜过度运动，易增加心脏负担。

坚持适量的体力活动

体育运动和适当的体力活动对预防肥胖，调节血脂代谢和循环系统的功能均有裨益，故可以认为体育活动是预防动脉粥样硬化的一项积极措施。体育活动量需根据原本身体情况而定，要循序渐进，不宜勉强做剧烈运动。老年人可进行慢走运动，每天 2~4 千米即可，也可选择做保健体操和打太极拳等。

运动应坚持“三有”“三不”原则。“三有”是：有恒、有序、有度。有恒指运动要持之以恒；有序指运动要循序渐进；有度是指运动不要过度，以不引起症状为度。“三不”是：不攀比、不争强、不超量。要避免剧烈运动，以免发生危险，出现不适时要及时就医。

按摩太溪穴、太冲穴，清肝火补肾气

太溪穴有滋阴益肾，壮阳强腰的功效。太冲穴为人体足厥阴肝经上的重要穴道之一，有平肝泄热，舒肝养血，清利下焦的功效。

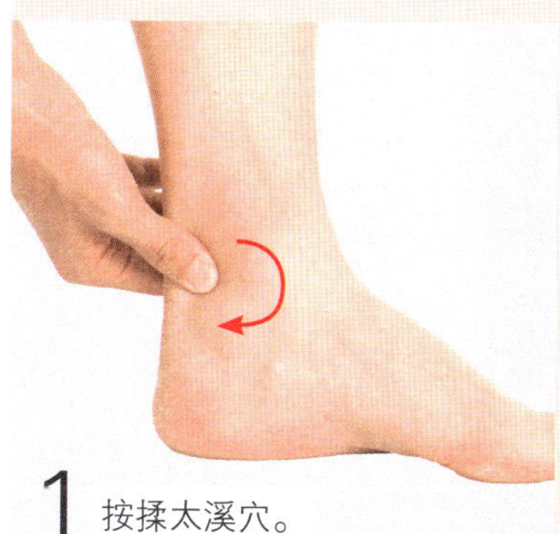

1 按揉太溪穴。

2 推按太冲穴。

1 定位：太溪穴在足内侧，内踝后与脚跟骨筋腱间凹陷处。
按摩方法：用拇指按揉太溪穴 1 分钟。

2 定位：太冲穴在足背，第 1、第 2 跖骨间，跖骨底结合部前方凹陷中，触及动脉搏动处。
按摩方法：从脚趾向脚跟用拇指指腹推压，每次 1 分钟。

冠心病 日常保健比吃药更重要

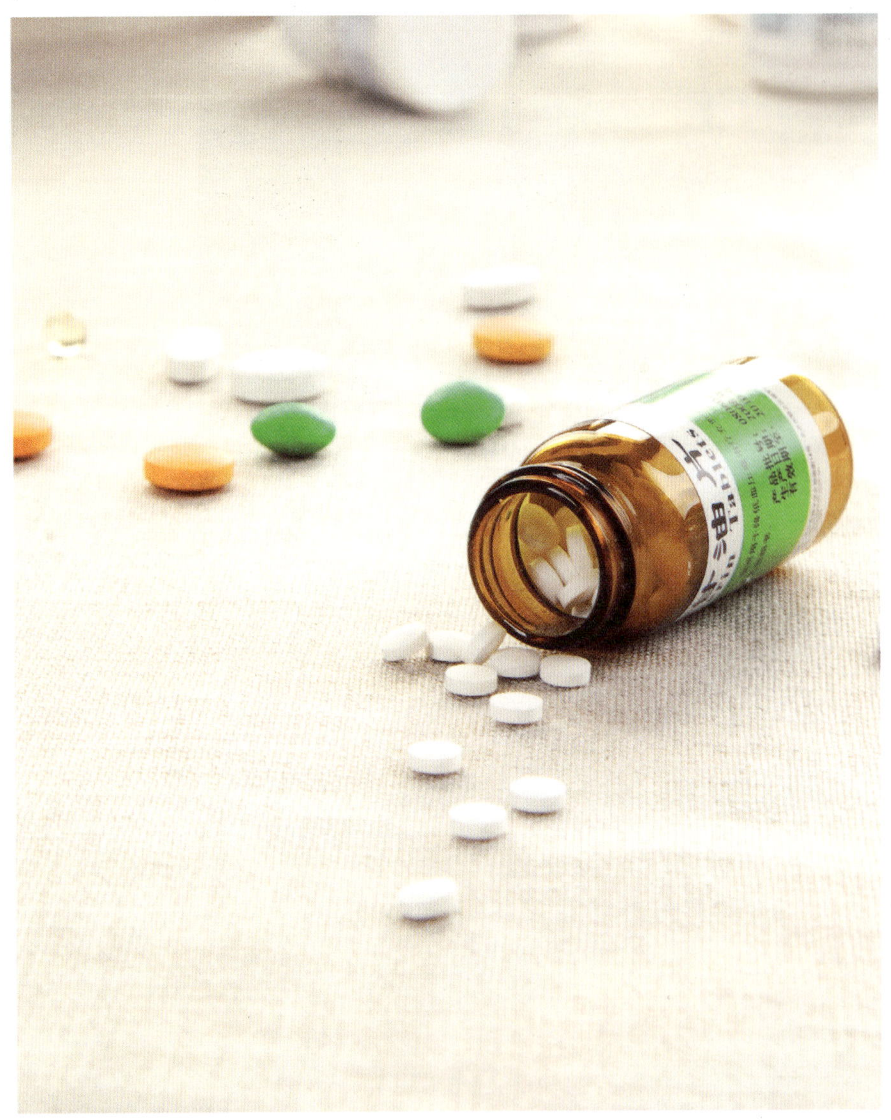

急救药物

出现心绞痛、头晕、恶心等症状，立即含服硝酸甘油等急救药物。

冠心病二级预防

冠心病预防包括一级预防（对未发生冠心病疾病的危险人群而言）、二级预防（对冠心病早期的患者而言）和三级预防（预防冠心病的恶化及并发症的发生）。

冠心病二级预防，是指对已经发生了冠心病的患者早发现、早诊断、早治疗，目的是改善症状，防止病情进展，改善预后，防止冠心病复发。冠心病二级预防的主要措施有两个，一个是寻找和控制危险因素，另一个是可靠持续的药物治疗。二级预防提倡“双有效”，即有效药物、有效剂量。吃吃停停，停停吃吃，是冠心病二级预防的禁忌，不但效果不好，而且更危险。冠心病二级预防具体方法有：

1. 长期服用阿司匹林和血管紧张素转换酶抑制剂。

2. 应用 β - 肾上腺素能受体阻滞剂和控制血压。

3. 降低胆固醇和戒烟。

4. 控制饮食和治疗糖尿病。

5. 教育和体育锻炼。

冠心病的药物治疗

治疗心绞痛有肯定疗效的药物共分四大类。第一类叫作硝酸盐类，其中包括速效的硝酸甘油，即“三硝”；作用持续时间较长的消心痛（异山梨酯），即“二硝”。前者用于心绞痛突然发作。方法是将 1 片“三硝”放在舌下含化，一般 1~2 分钟即可使心绞痛缓解；后者每次口服 2 片，每日 3~4 次，可持续预防心绞痛。第二类药是钙离子拮抗剂，常用的药物有异搏定（维拉帕米）、心痛定（硝苯地平）、硫氮酮。心痛定还具有降低血压的作用，适用于高血压合并有心绞痛的患者，每日用药 3~4 次，每次 10 毫克。第三类是 β - 受体阻断剂，常用的药物有心得安（普萘洛尔）、氨酰心安（阿替洛尔）等。它们除减少心肌耗氧量外，还有明显的减慢心率的作用。第四类药为中草药。中医认为心绞痛为血瘀、痰阻、阳虚等，所以治则为活血化瘀、宣阳通痹、开胸祛痰，常用的中成药有冠心苏合丸、速效救心丸、活血片、复方丹参片、三七片、苏冰滴丸、山海丹等。

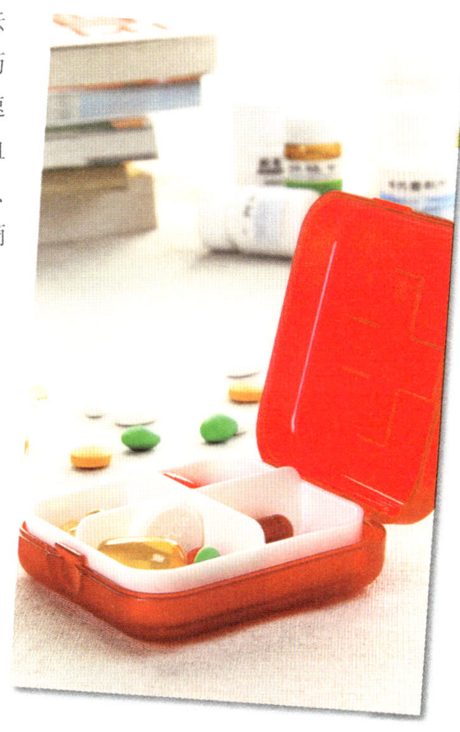

双有效

冠心病二级预防提倡“双有效”，应遵医嘱服用药物，不随意停药。

这类人群要小心

目前公认冠心病危险因素包括 40 岁以上的中老年人、有过早患冠心病的家族史、吸烟（现吸烟 > 10 支 / 日）、高血压、高脂血症、重度肥胖（超重 > 30%）、有明确的脑血管或周围血管阻塞的既往史。其中，高血压、高胆固醇及吸烟被认为是冠心病最主要的 3 个危险因素。患有高血压、糖尿病等疾病，以及过度肥胖、有不良生活习惯等人群要特别注意。

吸烟是引起冠心病的危险因素之一。

适时午睡

正确的午睡不但可以提高工作效率，还能预防冠心病。每天午睡 30 分钟，可使体内激素分泌更趋平衡，使冠心病发病率减少 30%。晚上睡眠不足的人，午睡的适当补充将有益于预防冠心病。但午睡时间不宜过长，老年人每天午睡 15~30 分钟即可。

冠心病患者若病情严重，已出现平卧位气促等心力衰竭的症状，应右侧高枕卧位，这样心脏负担最轻，有利于呼吸与循环功能的顺畅，减少心绞痛的发生。

冠心病的饮食方法

冠心病饮食宜清淡、低盐。对有高血压病的患者更重要，盐的摄入量每天控制在 5 克以下。要注意合理的膳食，少吃含胆固醇的食物。每天进食过多富含胆固醇的食物是促发冠心病的危险因素。因此，患心肌梗死病的患者应当远离高胆固醇食物，提倡清淡饮食，多吃蔬菜和水果，少吃肉和蛋。

多吃清淡食物，适量食用植物油。可喝一些菊花茶或双参茶，清热降脂。但要注意，冠心病患者最好不要喝浓茶，因为浓茶中含有较多的咖啡因，可能导致心率加快，耗氧量增加，或是血压升高，给患者带来危险。此外，肥胖症会增加冠心病的死亡指数，有肥胖症的患者一定要注意饮食，减轻体重。

蒜茄子

盐、白糖、生抽和适量水调成汁，淋在茄子条上，入蒸锅蒸熟。锅中放油烧热，炒香蒜蓉，趁热倒在茄子上即可。

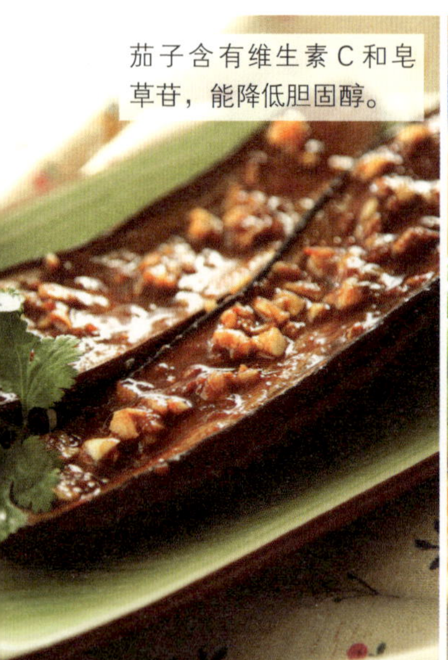

茄子含有维生素 C 和皂草苷，能降低胆固醇。

蚝油菜心

菜心焯熟；将菜心摆入盘中；蒜蓉放油锅爆香后，倒入生抽、蚝油、白糖、高汤煮开，淋在菜心上即可。

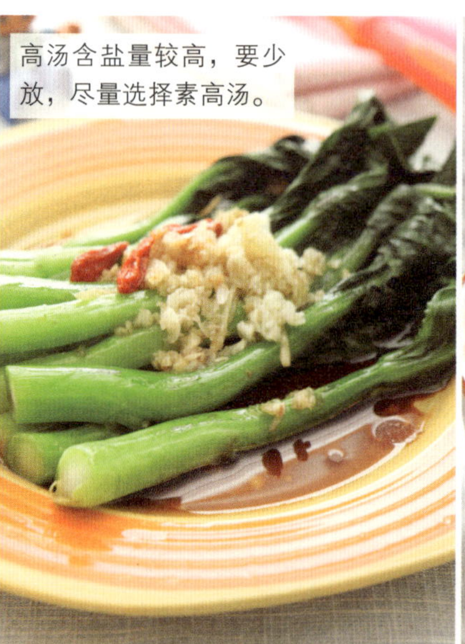

高汤含盐量较高，要少放，尽量选择素高汤。

蘑菇胡萝卜燕麦汤

蘑菇切片，胡萝卜切丁，燕麦洗净；水烧开，将蘑菇和胡萝卜丁倒入水中，大火烧开后转中火炖 20 分钟，放燕麦，加盐，炖 15 分钟。

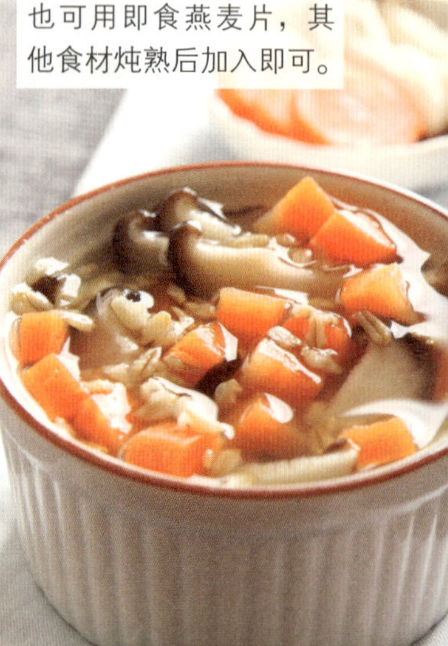

也可用即食燕麦片，其他食材炖熟后加入即可。

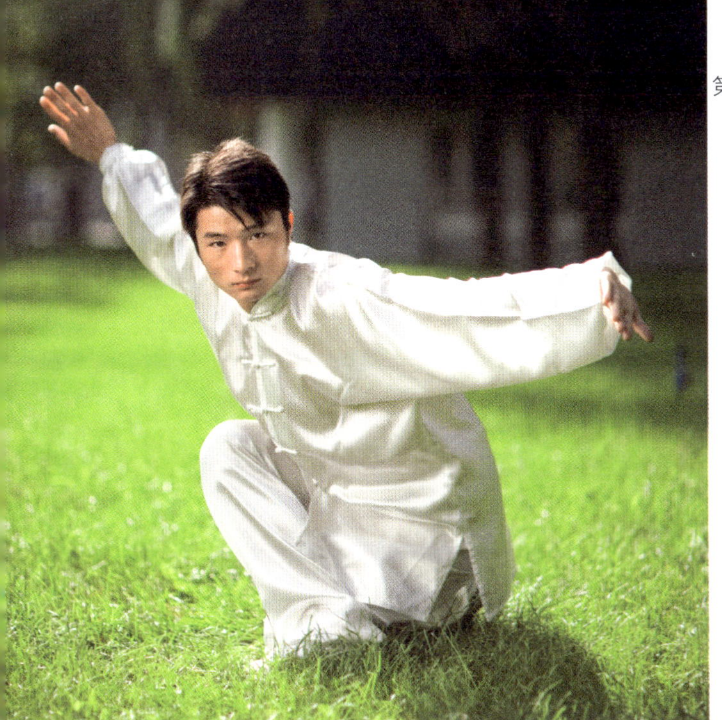

合理运动

冠心病患者在血压和脉搏正常时才可以进行运动，时间最好选在晚上 7~9 点。

规律地运动有利于减少冠心病的发生

运动过少的生活方式是冠心病的重要危险因素，规律地锻炼有助于保持体重，减少高脂血症、高血压和冠心病的发生。

在冠心病发作期以卧床休息为主，不宜活动。平时，要根据病情适当运动，以不感劳累为度，有利于冠状动脉侧支循环的建立。可以选择太极拳、八段锦、五禽戏、木兰剑、毽子、跳绳以及散步等运动。可以根据自身具体情况选择，但要注意不要在饥饿、劳累时进行。冠心病者不宜长跑，以免发生意外。

运动固然对冠心病患者有好处，但运动不当，给冠心病患者带来的危害也屡见不鲜。因此，冠心病患者在参加体育运动时，必须注意要循序渐进，持之以恒，平时不运动者，不要突然从事剧烈的运动。运动后要避免吸烟，以免损伤心脏。

按摩心俞穴、内关穴，养心安神

心俞穴可宽胸理气，通络安神，现代常用于治疗冠心病、心绞痛、风湿性心脏病等。内关穴可宁心安神，和胃降逆，理气止痛。二者共用，可养心安神。

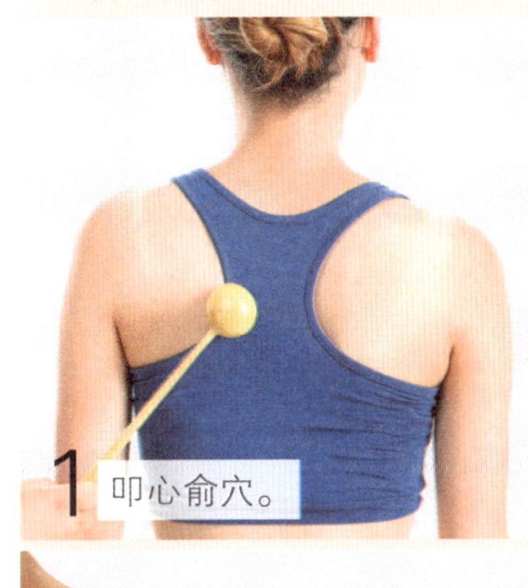

1 叩心俞穴。

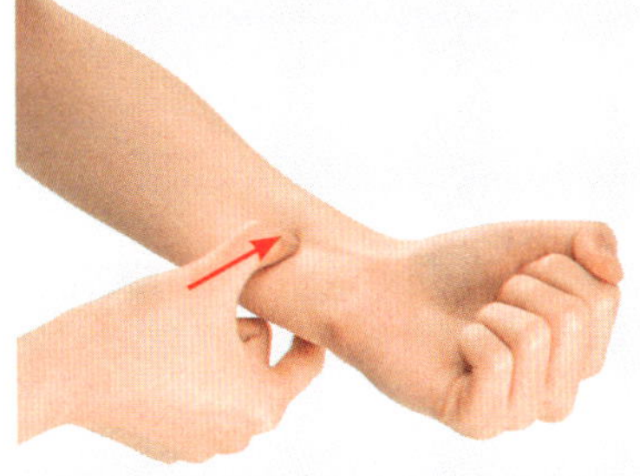

2 掐按内关穴。

1 定位：心俞穴在脊柱区，第 5 胸椎棘突下，后正中线旁开 1.5 寸。
按摩手法：健康槌叩心俞穴 2 分钟，有酸胀感为宜。

2 定位：内关穴在前臂掌侧、腕横纹上 2 寸，掌长肌腱与桡侧腕屈肌腱之间。
按摩手法：拇指指尖掐按 2~3 分钟，有酸胀感为宜。每天 2 次。

心绞痛 发作时要立刻休息

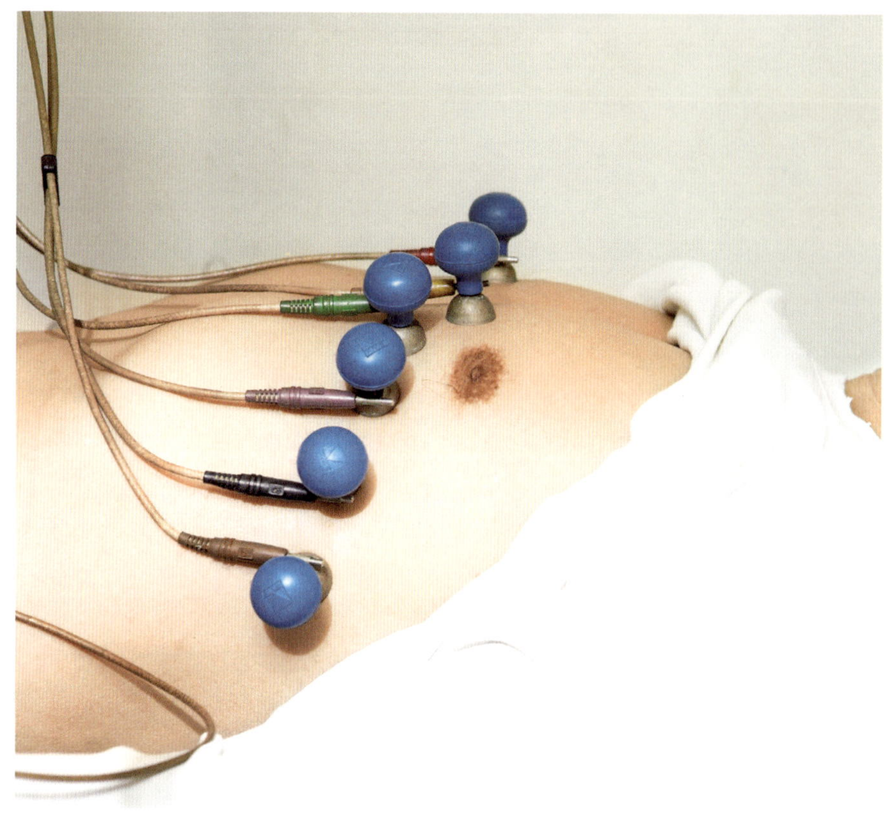

心电图
心绞痛最初的检查可以采用运动时的心电图检测。

注意控制情绪

劳累、情绪激动是心绞痛的常见诱因，情绪激动会导致心率增快，进而诱发心绞痛。有心绞痛症状的患者要注意自己的情绪，不要大喜大悲。切不要为一点小事而大动肝火，要保持良好的心情和心态。压力过大也是心绞痛发作的原因之一，要学会舒缓压力，保持良好的情绪。

了解分级，注意预防

健康人：无任何不适症状

Ⅰ级：一般日常活动不引起心绞痛；费力、速度快、长时间的体力活动引起发作

Ⅱ级：日常体力活动稍受限制；在饭后、情绪激动、寒冷时受限制更明显；平地步行 200 米以上或登楼一层以上受限

心绞痛发作时怎么办

心绞痛发作时要立刻停止所有活动，一般休息后症状即可缓解；缓解期一般不需卧床休息，宜尽量避免各种确定会诱致发作的因素，如过度劳累、情绪激动、吸烟、饮酒等。调节饮食，特别是一次进食不应过饱；禁烟酒。调整日常生活与工作量；减轻精神负担；保持适当的体力活动，但以不致发生疼痛症状为度；不稳定型心绞痛（血液凝块部分或者全部阻塞了冠状动脉而导致的心绞痛）患者，应卧床休息，并密切观察。较重的发作，可使用作用快的硝酸酯制剂。

心绞痛不一定位于心前区

当心肌发生缺血缺氧时，局部产生的代谢致痛物质刺激交感神经末梢等感受器，引发痛觉的神经冲动，通过第1~4胸交感神经节传导到相应的脊髓节段，经传入神经传至大脑皮层而产生疼痛。因内脏产生的痛觉常反映在脊髓相应节段的脊神经所分布的皮肤区域，所以在心绞痛时反映出来的常是胸前区疼痛，主要位于胸骨后或心前区，并向左肩及左前臂放射。

典型心绞痛的发作一般位于胸骨中上段之后，也可位于左侧心前区，范围约有手掌大小，往往没有明确的界限。认定心绞痛只会发生在心脏所在的部位，那就大错特错了。心绞痛发作时，可以通过身体的内脏神经系统放射到其他部位。疼痛或不适感常位于胸骨或其邻近，也可发生在上腹至咽部之间的任何水平处，但极少在咽部以上。有时可位于左肩或左臂，偶尔也可伴于右臂、下颌、下颈椎、上胸椎、左肩胛骨间或肩胛骨上区，然而位于左腋下或左胸下者很少。

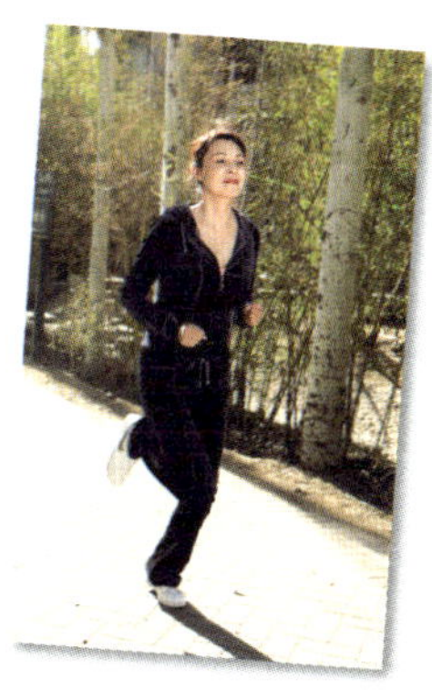

诱发因素

跑步、寒风中快速走、骑自行车、提重物、爬楼梯等，都是心绞痛的诱发因素。

药物辅助治疗很重要

药物的辅助治疗不可以忽视，如果有心绞痛症状，可以在身边准备一些药物，像理气活血滴丸，含有苗药大果木姜子，可以在心绞痛发作时缓解症状，还可以温阳宽胸，理气活血，对胃部没有刺激，胃部不适的人群可以放心服用，可作为心绞痛患者的常备药物。也可在日常使用一些具有活血化瘀、宣阳通痹的中草药。

可以在医生指导下服用理气活血药物。

Ⅲ级：日常体力活动明显受限制；以一般速度在一般条件下平地步行200米内或上一层楼即可引起心绞痛发作

Ⅳ级：轻微活动即可引起心绞痛；甚至休息时也可发作

胸痛不一定是心绞痛

胸痛既可能来源于心脏，也可能是由其他组织的病变引起的。因为现在心血管疾病的高发，很多人有点胸痛样的感觉就怀疑是心绞痛，这是不正确的认识。不仅心绞痛可能引起胸痛，胸部的脏器以及上腹部的消化器官病变都可以引起胸痛。引起胸痛的原因复杂多样，如果发生类似于心绞痛发作的胸痛，建议早去医院做具体检查。

心绞痛怎么吃

心绞痛患者要坚持低盐、低脂饮食，每天盐的摄入量控制在6克以下。

控制脂肪的摄入。高脂饮食会增加血液的黏稠度，使血脂增高。高脂血症是心绞痛的重要诱发原因之一。油类也是形成脂肪的重要物质，尽量选择含不饱和脂肪酸的植物油代替动物油，每日的总用油量应限制在5~8茶匙。动物内脏含有大量的胆固醇，要避免食用。

宜多吃富含维生素和膳食纤维的食物，如新鲜蔬菜、水果和粗粮等。多吃海鱼和大豆有益于冠心病的防治；大蒜、洋葱、山楂、木耳、豆芽、鲤鱼等食物，有利于降血糖和改善冠心病症状。

腐竹炒油菜

爆香葱碎，下入泡软的腐竹煸炒片刻。倒入高汤，没过腐竹煮2分钟，下入油菜大火翻炒匀。加盐炒匀即可。

小炒木耳丝

炒锅烧热下油，油七成热时依次下入瘦肉丝、胡萝卜丝、木耳丝翻炒1分钟左右。撒入盐调味，淋入一点醋拌匀，撒入葱段拌匀。

肉末毛豆

青椒切块；肉末用料酒、淀粉腌5分钟；毛豆焯熟。油锅烧热，下肉末炒散。放入毛豆、青椒块，淋一些高汤，入盐后起锅。

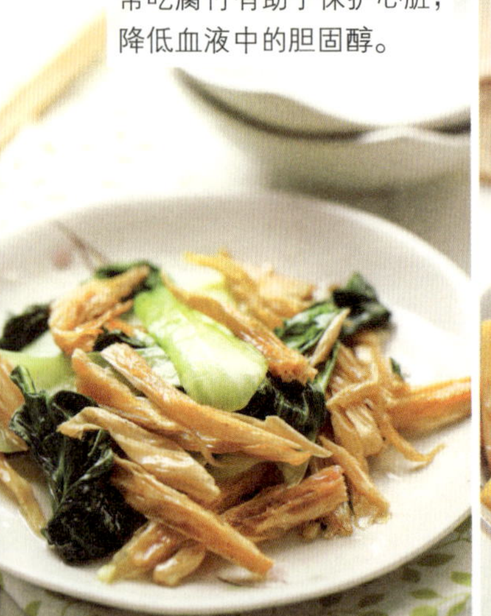
常吃腐竹有助于保护心脏，降低血液中的胆固醇。

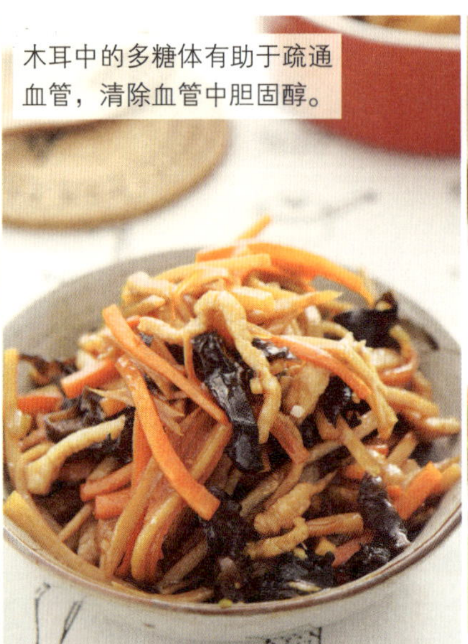
木耳中的多糖体有助于疏通血管，清除血管中胆固醇。

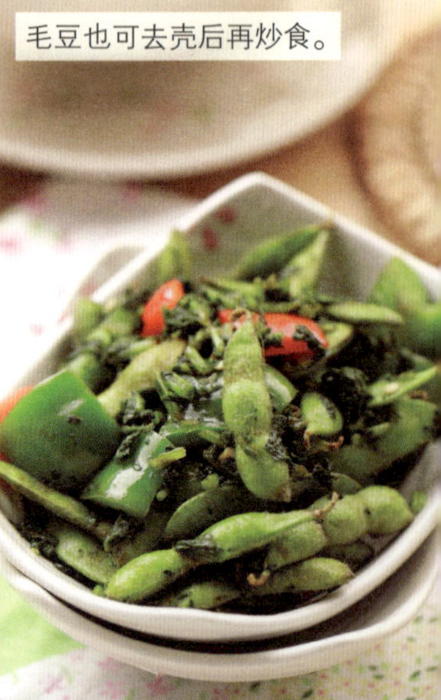
毛豆也可去壳后再炒食。

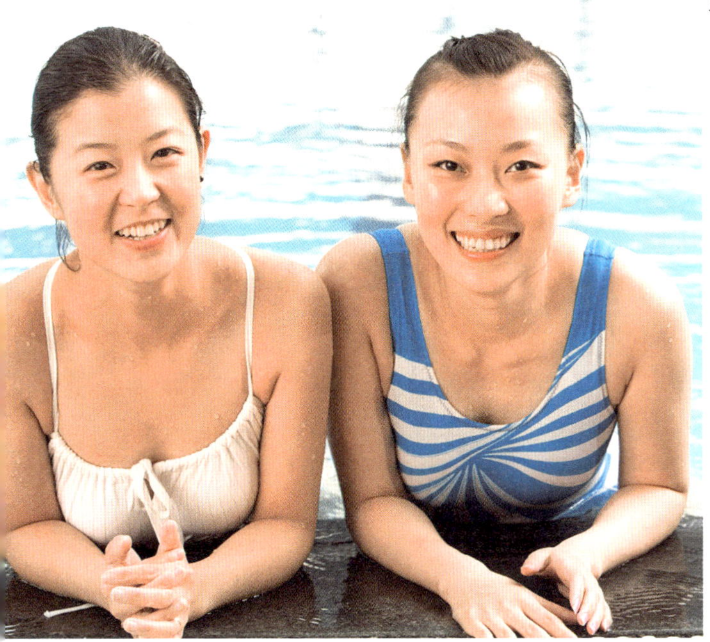

运动遵医嘱

无论是稳定性心绞痛，还是不稳定性心绞痛，都应在医生指导下再进行运动。

避免剧烈运动

在剧烈体力活动时，冠状动脉适当地扩张，血流量可增加到休息时的6~7倍。缺氧时，冠状动脉也扩张，也使血流量增加4~5倍。患者在心肌供血量虽未减少的情况下，可能出现由于红细胞减少，血液携氧量不足而引起心绞痛。

心绞痛患者的运动量要根据自身的具体病情，进行力所能及、适量的运动，切忌进行强度较大的运动，应以有氧运动训练为主。有氧运动的方法甚多，包括散步、健身跑、骑自行车、游泳、划船、郊游、登山、登楼、各种中慢速舞蹈以及各种娱乐体育运动。跑步过程有轻度呼吸加快，但不影响说话，运动后无持续疲劳感觉即为合适的运动。

按摩膻中穴、至阳穴，减轻胸痛

膻中穴可理气止痛，生津增液，主治胸闷、气短、咳嗽。至阳穴可利胆退黄，宽胸利膈，主治胃痛、胸胁胀痛。配合使用，可减轻疼痛，对心绞痛患者有利。

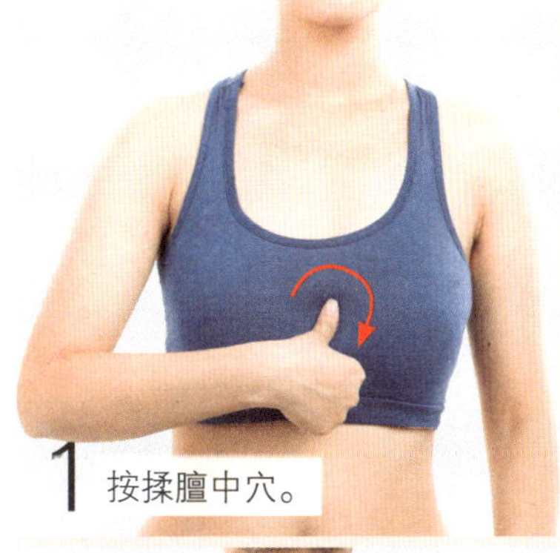

1 按揉膻中穴。

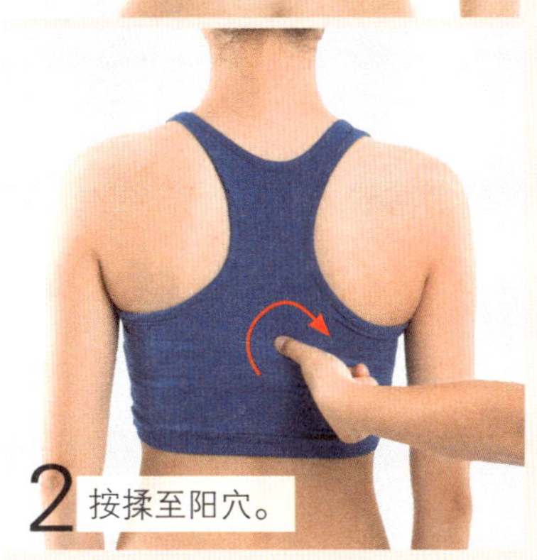

2 按揉至阳穴。

1 定位：膻中穴在胸部，横平第4肋间隙，前正中线上。
按摩手法：用拇指端按揉50~100次。

2 定位：至阳穴在脊柱区，第7胸椎棘突下凹陷中，后正中线上。
按摩手法：用按摩槌敲打刺激至阳穴，每次3~5分钟。也可用拇指按揉50~100次。

心肌梗死 硝酸甘油不离身

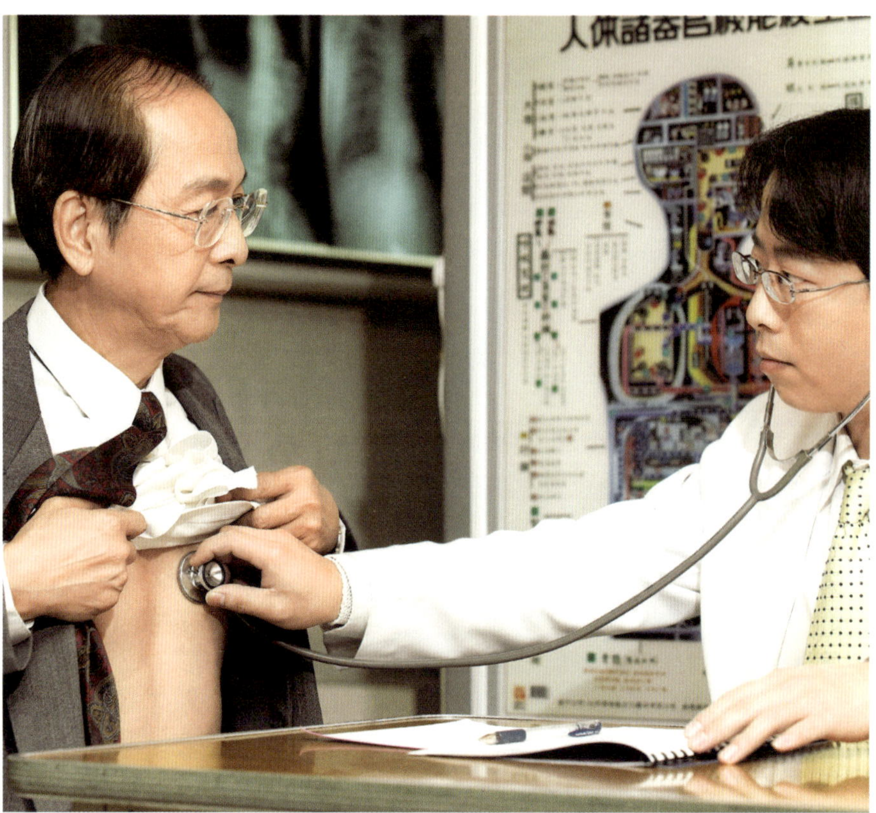

发病先兆
急性心肌梗死发病先兆有胸骨后或心前区疼痛、上腹部疼痛等。

体力劳动易诱发心肌梗死

心肌梗死患者做不能胜任的体力劳动，会使心脏的负担加重，心肌需氧量增加，而冠心病患者的冠状动脉已发生硬化、狭窄，不能充分扩张而造成心肌短时间内缺血。缺血缺氧会引起动脉痉挛，加重心肌缺氧，严重时导致急性心肌梗死。

心肌梗死的早期症状

年老患者突发休克、严重心律失常、心力衰竭、上腹胀痛或呕吐等表

心肌梗死的分期

健康人：无任何不适症状

超急性期：疼痛开始后6~12小时T波高耸，T点上移

急性期：出现病理性Q波，ST抬高，形似单相曲线；48小时后ST逐渐下降，T波开始倒置

2~4周内ST恢复到等电位线，T波倒置最深，形成冠状T波

现而无原因者，或原有高血压而血压突然降低且无原因者，手术后发生休克但排除出血等原因者，都应想到心肌梗死的可能。

心肌梗死患者家庭防治要点

在家进行自我康复治疗的原则是做到“三要”“三不要”。“三要”是：一要按时服药，定期复诊；二要保持大便通畅；三要坚持体育锻炼。“三不要”是：一不要情绪激动；二不要过度劳累；三不要抽烟、饮酒和吃过饱。

坚持合理适当的体育锻炼是康复治疗的主要措施。因为心肌梗死后，两个月至半年，心肌坏死早已愈合，此时促进体力恢复，增加心肌侧支血液循环，改善心肌功能，减少复发及危险因素，是康复治疗的目的。

心肌梗死发作的应急措施

如果出现心肌梗死的先兆症状，千万不要惊慌，首先患者应立刻卧床，保持安静，避免精神过度紧张，舌下含服硝酸甘油，但在低血压、低血容量或心动过速时慎用。

心肌梗死发生时，要持续呼叫患者的名字，让他保持清醒，绝对不可以昏迷过去；身边最好准备一小瓶沉香油，此时先将几滴沉香油滴到患者的舌头上；用手指压患者人中，压到患者眉头皱起来；握空拳，反复滚压患者胸口从膻中到华盖区域，刺激心脏肌肉，以右手握空拳，左手叠合其上，用身体的力量从右到左滚压患者胸腔；压、滚时提醒患者吸气，手放开时吐气。持续这样做，直到患者两肩会动，脸色转好。

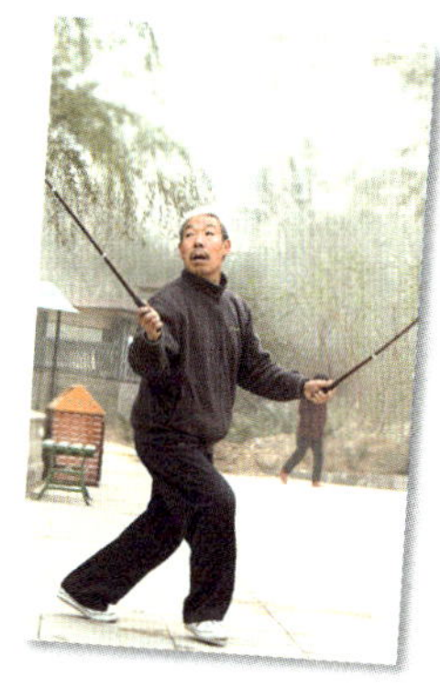

坚持体育锻炼

急性心肌梗死多发于上午6~12点，所以最好选择下午或傍晚运动。

患者的日常护理

心肌梗死患者注意多摄入膳食纤维含量高的蔬菜和水果，严重时可用通便药物。便秘是急性心肌梗死患者的大忌，一定要保证大便时不费力，特别强调急性心肌梗死患者，大便时一定要请护理人员帮助。

警惕心肌梗死前的症状，如出现的反射性牙痛，也有的患者心肌梗死发作时先发生胃痛。遇到这种情况，务必提高警惕。凡有冠心病病史的患者均不可忽视，应尽早就医诊治。

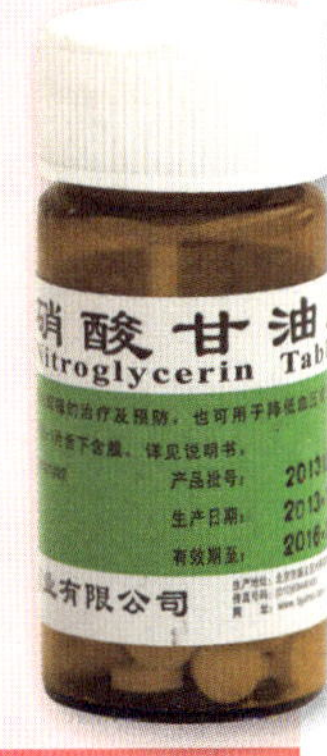

硝酸甘油的一般用量为每次0.5毫克，舌下含化。

T波演变期：5~6周后T波逐渐变浅，形成低平或直立T波；历时数月

陈旧性心肌梗死：心电图不再演变，保留Q波；部分病例历时1年以后V1~3导联、Ⅱ、Ⅲ、aVF导联Q波可消失；丧失陈旧性梗死的痕迹

青年心肌梗死

青年心肌梗死因多发生猝死，生前并未得以诊断，死后经尸检证实为心肌梗死，所以青年心肌梗死常易漏诊或误诊。因此，应引起注意，心肌梗死不只是老年人才会患的疾病。青年心肌梗死患者多在 31~40 岁首次发病，急性期及远期致死率较低，出院后病情稳定，劳动力可以恢复，近期及远期预后均较好。对无典型心绞痛或冠状动脉硬化病史的青年人，一旦出现典型的缺血性胸痛，应高度警惕有发生急性心肌梗死的可能。

心肌梗死患者合理膳食

心肌梗死患者要合理安排膳食，以降低总脂肪、饱和脂肪酸和胆固醇的摄入，体重超重者要限制总热量。要补充维生素 C 和微量元素，以加强血管的弹性、韧性，防止出血。微量元素碘可减少胆固醇脂和钙盐在血管壁的沉积，阻碍动脉粥样硬化病变的形成；镁可提高心肌兴奋性，有利于抑制心律失常。

宜进食粗粮及含膳食纤维的食物，防止大便秘结对心脏产生不良影响。应控制热能食物的摄入，以免超重。避免食用过多的动物脂肪及含胆固醇较高的动物内脏。控制盐的摄入，咸菜、豆酱、香肠，腌肉等最好不吃或少吃。忌烟酒及刺激性食物。

枣泥小米粥

小米放入锅中，加入约 8 倍的水开始熬粥。红枣入锅蒸熟，去核，用勺子碾压成泥，将枣泥放入小米粥中拌匀即可食用。

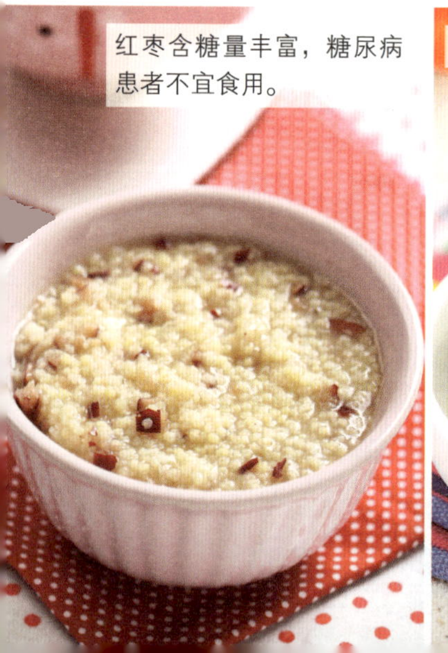

红枣含糖量丰富，糖尿病患者不宜食用。

豌豆炒牛肉粒

牛肉粒用调味料腌 10 分钟；黄瓜切丁；豌豆炒熟盛出。趁油未热放入牛肉大火翻炒，下蒜片，加入豌豆、黄瓜丁翻炒，放盐起锅。

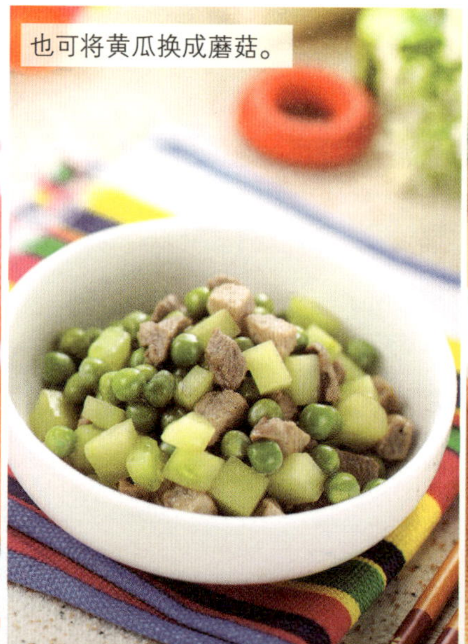

也可将黄瓜换成蘑菇。

空心菜炒肉丝

里脊肉用料酒、生抽和生粉拌匀腌制 5 分钟。姜丝、蒜片爆香；下肉丝炒变色。下空心菜炒熟，放盐即可。

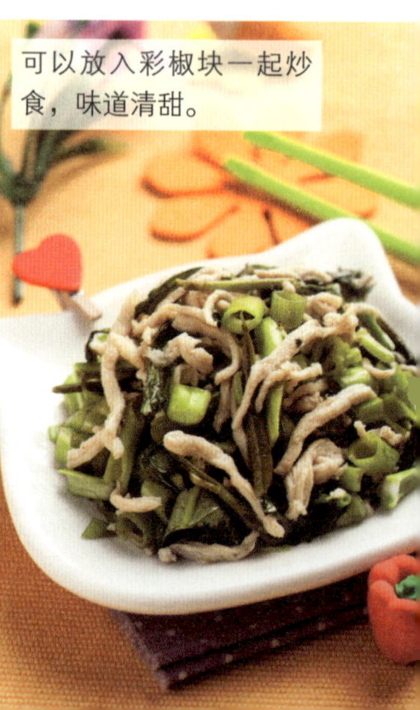

可以放入彩椒块一起炒食，味道清甜。

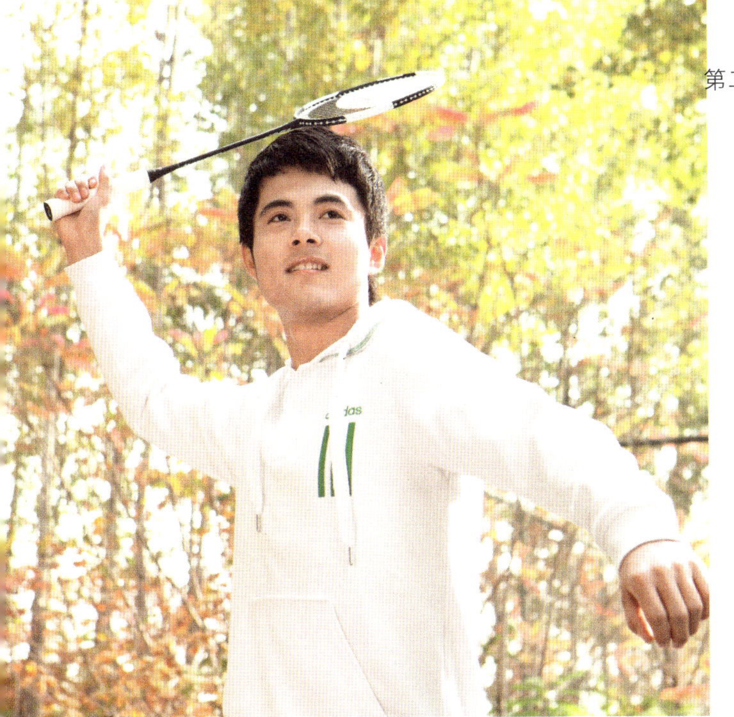

运动方式

应根据患者病情的轻重、体质的不同以及年龄的大小，在专业医生的指导下进行运动。

适度锻炼以增强体质

心肌梗死患者是心血管病的极高危患者，患者进行运动康复一定要在专业的医生指导下进行分步骤的、个体化的康复运动，不可贸然进行强度大、时间过长的运动。

可进行一些适当的体力活动和锻炼。可采取步行、体操、太极拳等舒缓性的锻炼方法以达到增强体质的目的。一般来说，要达到锻炼的目的，每周至少要有三次认真的体育锻炼，每次不少于 20 分钟，但也不宜超过 50 分钟。开始时要先活动一下身体，如举臂、伸腿等。锻炼结束时要做一些放松活动，不应立即停止活动，更不应锻炼后马上上床休息，否则容易引起头晕，对心脏不利。运动锻炼不要过度，过度会导致血压急剧上升，使左心室过度疲劳，促使发生心力衰竭。

按摩大陵穴、血海穴，调经统血，宁心安神

大陵穴具有宁心安神，和营通络，宽胸和胃的功效，可用于治疗心肌炎、神经衰弱等病症。血海穴是生血和活血化瘀的要穴，可调经统血。

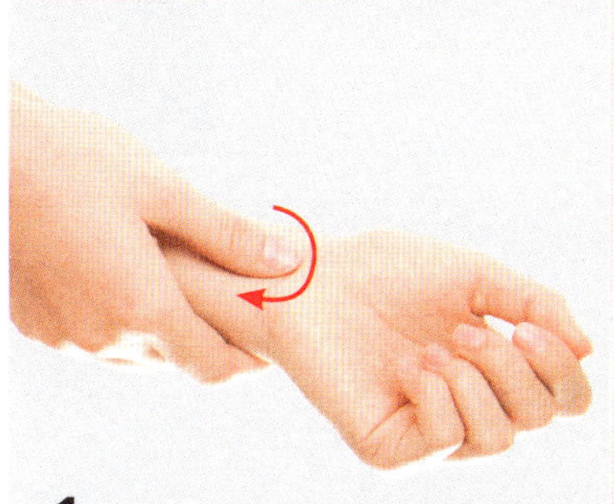

1 按揉人陵穴。

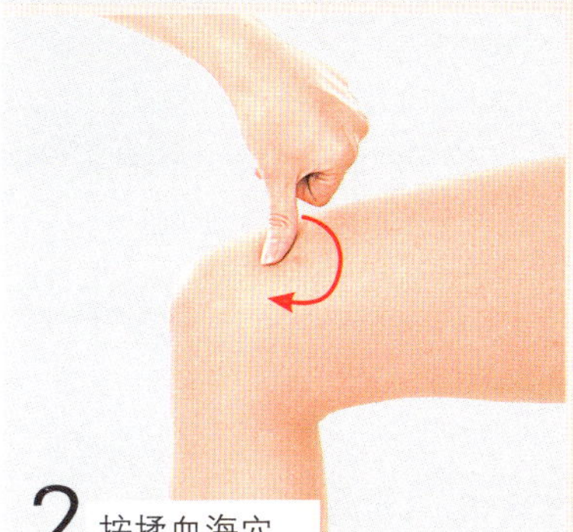

2 按揉血海穴。

1 定位：大陵穴在腕前区，腕掌侧远端横纹中，掌长肌腱与桡侧腕屈肌腱之间。
按摩方法：用拇指按揉大陵穴 20~30 次。

2 定位：血海穴在股前区，髌底内侧端上 2 寸，股内侧肌隆起处。
按摩方法：以拇指指腹按揉血海穴 3~5 分钟，每天 3 次。

心力衰竭 病情改善后再运动吧

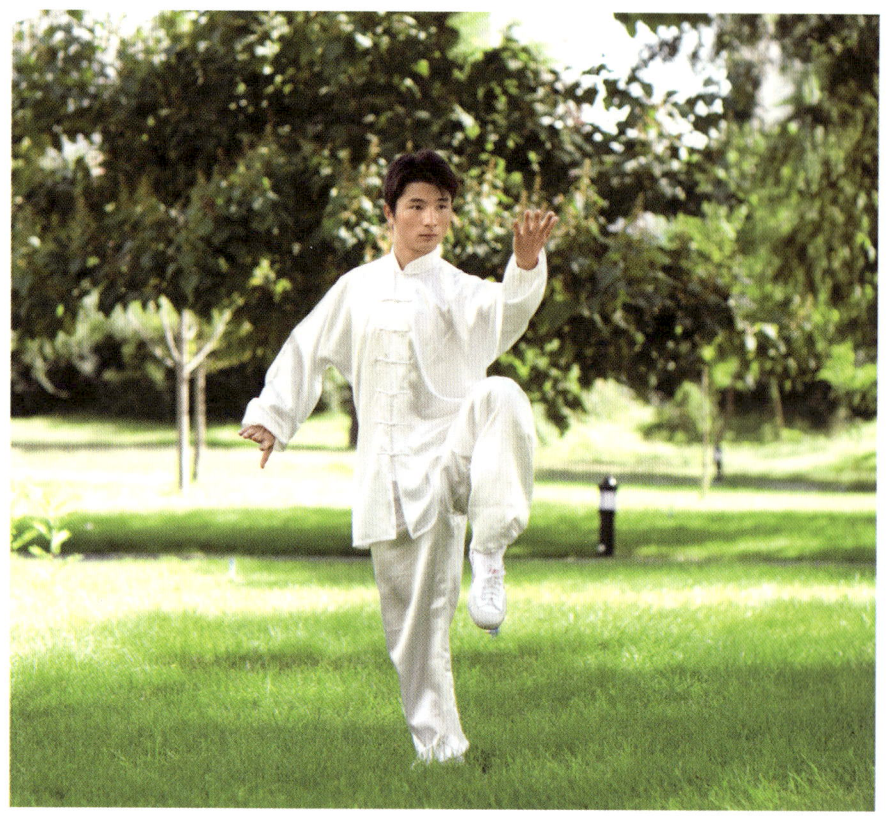

运动规律

根据身体情况，由慢到快，时间由短到长，逐渐增加运动时间。

要注意休息

轻度心力衰竭患者，可仅限制其体力活动，以保证有充足的睡眠和休息。较严重的心力衰竭者应卧床休息，包括适当的脑力休息。当心功能改善后，应鼓励患者根据个体情况尽早逐渐恢复体力活动。可以做散步、打太极拳等活动，但要掌握活动量，当出现脉搏 >110 次 / 分钟，或比休息时加快 20 次 / 分钟，有心慌、气急、心绞痛发作或异搏感时，应停止活动并休息。

心衰的分期

健康人：无任何不适症状

Ⅰ期：日常活动量不受限制；一般活动不引起疲乏、心悸、呼吸困难或心绞痛

Ⅱ期：休息时无自觉症状；体力活动轻度受限；平时一般活动可出现上述症状，休息后很快缓解

体力活动明显受限；休息时无症状

可适当使用利尿剂

利尿剂的使用，可使体内滞留过多的液体排出，减轻全身各组织和器官的水肿，使过多的血容量减少，减轻心脏的前负荷。常用的利尿剂有噻嗪类、髓袢利尿剂、保钾利尿剂和渗透利尿剂。利尿剂的选择应根据病情而定，轻度心力衰竭可选用噻嗪类利尿剂，同时补钾；中度心力衰竭可首选噻嗪类加潴钾利尿剂，如无效再选用袢利尿剂；重度心力衰竭则应首选袢利尿剂加滞钾利尿剂，疗效不满意者可加肾上腺皮质激素。

利尿剂的使用，会产生一定的副作用，常见的不良反应有低血钾、高尿酸血症，要及时处理电解质紊乱如低钠血症，低钾血症等，应该注意复查血钾，痛风患者禁用。

控制肺部感染

心力衰竭常合并其他器官、系统的疾病。诱发老年人心力衰竭的因素很多，但主要的诱因是肺部感染，而老年人又是肺部感染的易感人群。老年心力衰竭伴肺部感染的治疗也逐渐受到广大医护人员的高度重视。

心力衰竭者要预防感染

感染是诱发心力衰竭的常见原因，特别是慢性心功能不全患者。慢性心力衰竭患者无论何种感染，均需早期用足量抗生素。有些体弱患者感染时症状不典型，体温不一定很高，仅表现为食欲不佳、倦怠等，应密切观察，预防心力衰竭发生。特别是呼吸道感染，心内感染，全身感染等。

控制钠盐摄入

减少钠盐的摄入，可减少体内水潴留，减轻心脏的前负荷，是治疗心力衰竭的重要措施。在中、重度心力衰竭患者应限制钠盐在0.5~1克，心力衰竭控制后可给予低盐饮食，钠盐摄入量限制在2~3克，在大量利尿的患者，可不必严格限制钠盐。

在日常生活中，除了烹调用盐，其他调味料中也含有盐。如酱油、黄酱等。如果菜肴需要，应按比例减少烹调中的用盐量。

要注意食物中不知不觉被摄入体内的盐。

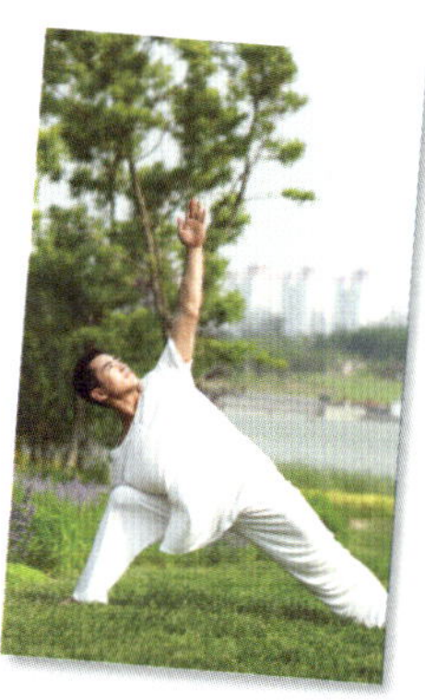

注意

避免在炎热或潮湿的环境中做运动。

Ⅲ期：低于平时一般活动量时即可引起上述症状；休息较长时间后症状方可缓解

Ⅳ期：不能从事任何体力活动；休息时亦有心力衰竭的症状；体力活动后加重

保持良好的情绪

慢性心力衰竭患者需常年卧床，易产生“累赘”感，怀疑自己的价值，对生活丧失信心。因此，家属应多关心体贴和开导，生活上给予必要的帮助，使患者保持良好的情绪。患者自己也应保持平和的心态，各种活动要量力而行，既不逞强，也不过分依赖别人。对自己的疾病不能忽视，也不要过分关注，因为过分紧张往往更易诱发急性心力衰竭。

心力衰竭患者怎么吃

限制钠盐和水的摄入。过量钠盐的摄入导致水钠潴留，减少钠盐的摄入，可减少体内水潴留。在坚持低钠饮食时，可不必控制水的摄入量，摄入液体反可促进排尿而使皮下水肿减轻。但水摄入量超过 3000 毫升时，会造成水和钠的潴留，因此患者液体摄入量一般限为每日 1000~1500 毫升，可根据病情及个体的习惯而有所不同。

肥胖会加重心脏本身的负担，减少热量的摄入，采用低热能饮食，以使患者的净体重维持在正常或略低于正常的水平。而且，低热量饮食将减少心脏的氧消耗，从而也减轻心脏的工作负荷。

蒸茼蒿

将面粉和玉米面 1:1 搅匀。将其与茼蒿用手抓匀。大火蒸 5 分钟。蚝油、酱油、醋、香油、白糖、蒜末加盐，搅匀浇上。

注意蚝油、酱油和盐的使用量，也可不放蚝油和酱油。

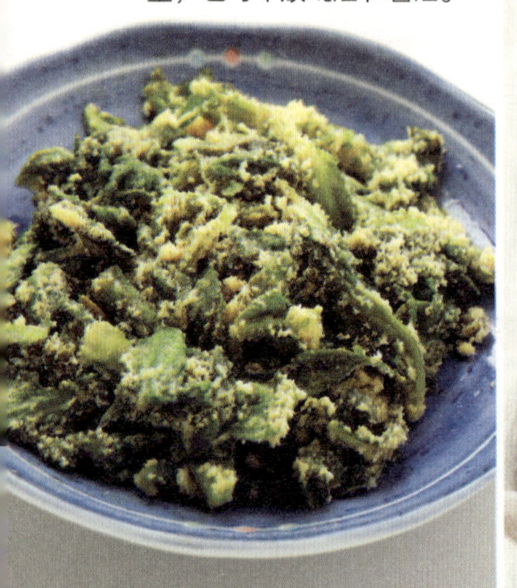

豆腐鲜蒸海鱼

用料酒、胡椒粉、适量盐腌鱼 10 分钟，撒上淀粉；将鱼放在豆腐片上，加红枣。淋蒸鱼豉油蒸熟，出锅后撒上香菜末即可。

淋上适量蒸鱼豉油即可。

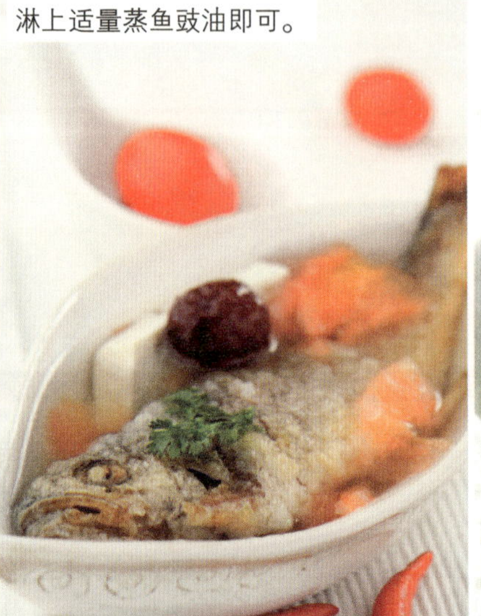

清爽香椿苗

柠檬榨汁后加入白糖和盐，搅拌至融化；把柠檬汁、蒜末倒在香椿苗上，淋上香油，拌匀。

也可以将香椿苗换成萝卜缨。

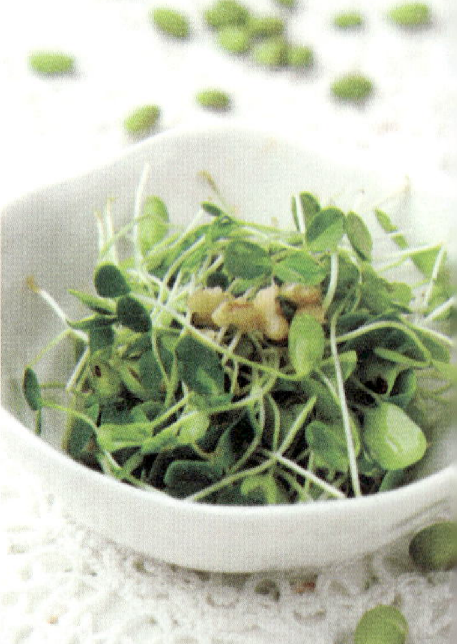

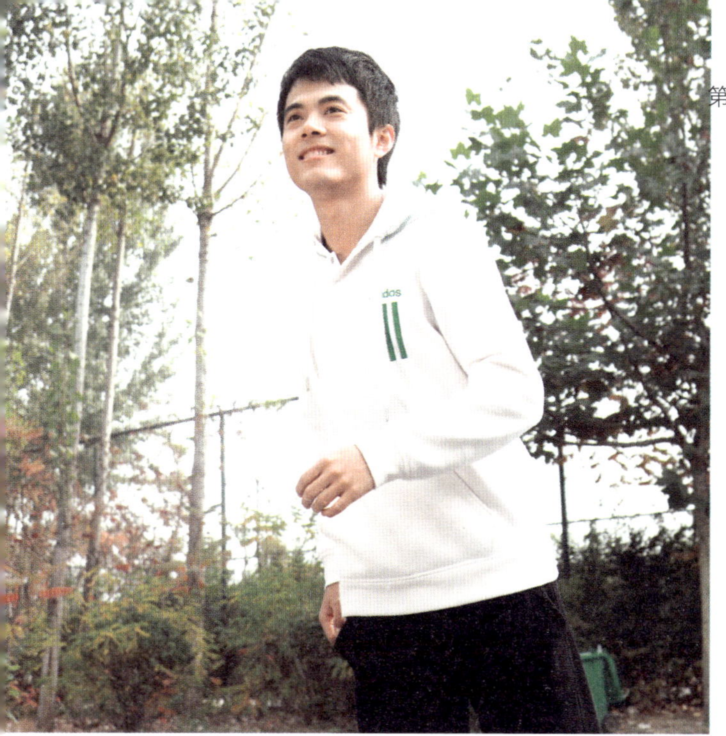

运动前先评估
心力衰竭患者在进行康复运动前，应先进行运动试验或者心肺运动评估。

心力衰竭病情改善后可适当做些康复运动

心力衰竭患者通常有呼吸困难和运动耐量下降现象，传统认为休息是最佳的治疗方法，应避免参加运动。心力衰竭患者确实要多休息，以减轻心脏负担，但并不是完全不能运动。有研究表明，适量运动能改善心力衰竭患者的症状，而且能降低发病率和死亡率，同时提高生活质量。

运动要待病情有所改善后再进行，不可操之过急，要选择散步、太极拳、瑜伽等有氧运动。可选择弹性锻炼和阻力锻炼，弹性锻炼适当选择一些伸展运动，要注意调整某个关节或某系列关节的运动范围。阻力锻炼指过程中重复应用低中度阻力而进行的运动，包括力量和举哑铃锻炼等。

按摩内关穴、三阴交穴，宁心安神、健脾和胃

内关穴能宁心安神、理气止痛，可用于治疗心痛、心悸、胸闷、胸痛。三阴交穴能健脾和胃，调补肝肾，行气活血。二者配合可缓解呼吸困难。

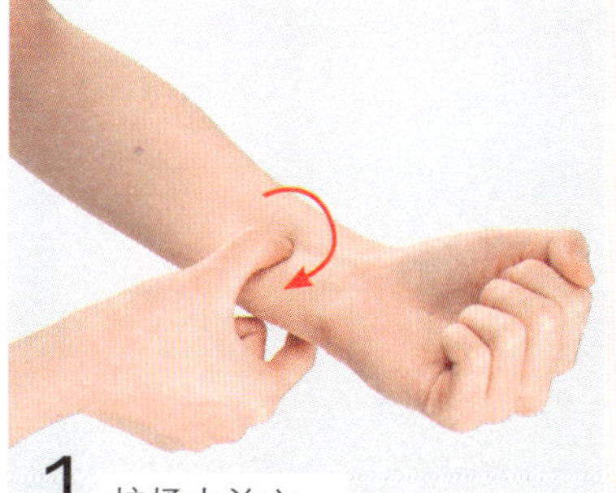

1 按揉内关穴。

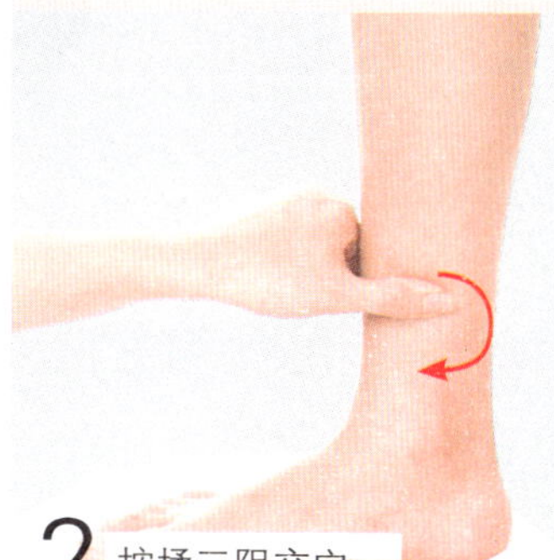

2 按揉三阴交穴。

1 定位：内关穴在前臂前区，腕掌侧远端横纹上2寸，掌长肌腱与桡侧腕屈肌腱之间。
按摩手法：用拇指指腹按揉内关穴20~30次。

2 定位：三阴交穴在小腿内侧，内踝尖上3寸，胫骨内侧缘后际。
按摩手法：用拇指指腹按摩三阴交穴2分钟。

阿尔茨海默病 警惕记忆力下降

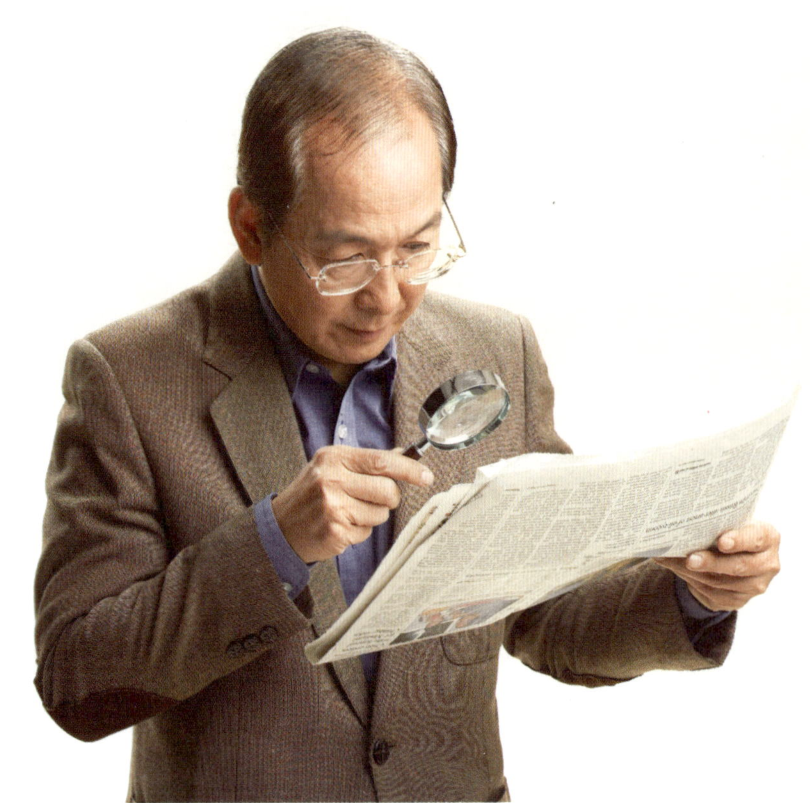

发病年龄

常发生于50岁以后，与年龄相关的智能损害多在65岁后加快。

老是记不住事儿要小心了

阿尔茨海默病处于轻度期时，常表现为记忆减退，对近事遗忘突出；判断能力下降，不能对事件进行分析、思考、判断，难以处理复杂的问题；工作或家务劳动漫不经心，不能独立进行购物、处理经济事务，社交困难等。轻度期，患者尽管仍能做些已熟悉的日常工作，但对新的事物却表现出茫然难解，情感淡漠，偶尔激怒，常有多疑；出现时间定向障碍，对所处的场所和人物能做出定向，对

阿尔茨海默病的分期

健康人
无任何不适症状
遗忘期
渐渐出现计算能力、认识能力和定向力障碍
特别健忘
基本上不需旁人帮助
活动范围减少，但尚能保持日常生活能力
精神错乱期
病症持续加重，病情急转直下
认识功能进一步减退，伴有失认、失语和失用
部分患者可出现少动、假面具脸和肌张增高
思维情感障碍及个性人格改变明显，行为明显异常

所处地理位置定向困难，复杂结构的视空间能力差；言语词汇少，命名困难。这些都是阿尔茨海默病的前兆。

3R 智力激发法

3R 智力激发法指往事回忆、实物定位和再激发，目的是提高患者开始衰退的认知能力。适应于轻中度患者。对躁狂、进攻性行为者，视力听力严重损害者除外。回忆是用过去事件和相关物体激发记忆；实物定位是激发阿尔茨海默病患者对于其有关的时间、地点、人物、环境的记忆；再激发是通过讨论思考和推论激发患者智力和认知能力。

具体方法为激发患者过去的记忆，询问其感兴趣的项目，让其回忆以前的工作经历、癖好或消遣。家人可以讲述他的过往，子女出生或一些有趣、难忘的小事，激发其记忆。

要控制伴发的精神病理症状

阿尔茨海默病患者在早期常对自己的记忆减退的现象有所察觉，并竭力掩饰，严重时会心神不定、坐立不安，这些焦虑情绪甚至有时会影响睡眠。另外有些患者会出现不开心，不想说话，不想活动，对治疗没有信心等症状，这些抑郁情绪往往会进一步加重记忆力的衰退。

患者自身和其家人都要注意患者情绪的调节，保持积极的情绪。如患者有焦虑、激越、失眠或抑郁、行为紊乱等情况，必要时可以在医生的指导下服用一些抗焦虑药、抗抑郁药或抗精神病药。

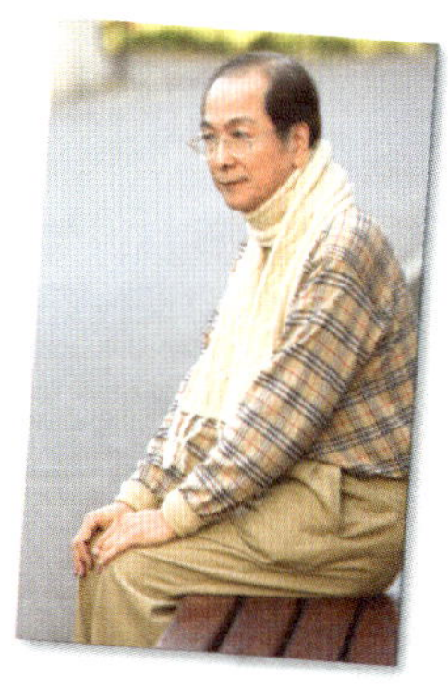

注意

要在患者身上留有写着家庭住址和联系电话的卡片，方便联系家人。

阿尔茨海默病最后阶段

阿尔茨海默病患病后 8~12 年，进入重度期。患者记忆力严重丧失，仅存片段的记忆；日常生活不能自理，大小便失禁，呈现缄默、肢体僵直，查体可见锥体束征阳性，有强握、摸索和吸吮等原始反射，最终昏迷。

此时，患者的家属要特别注意，要照顾好患者的方方面面。

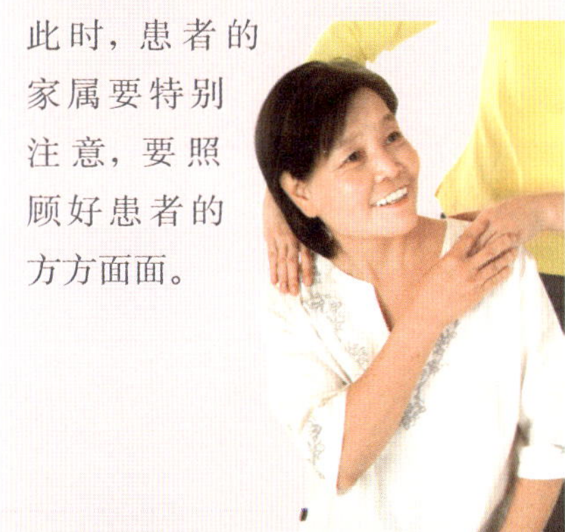

保持健康的心态，合理作息与饮食，预防阿尔茨海默病。

患者严重时，处于完全缄默，完全卧床

发病期

日常生活已难自理，需他人帮助

完全丧失生活自理能力的状态

常伴有恶病质、肌强直和大小便失禁

对待阿尔茨海默病患者要“哄”

确诊为阿尔茨海默病后平均生存期为6~8年，由于还没有特别有效的药物可以逆转或终止疾病的发展，多数病情是一个不可逆的过程，所以护理工作就特别重要。因此家属和家政服务员学习、掌握护理技能十分必要。对患者要哄，不可给予刺激，让患者生活在和睦的气氛中。要多陪伴患者，哄其开心，多讲一些往事给他听。

这样吃，可以预防阿尔茨海默病

减少糖、盐、油的摄入量。日本科学家在临床研究中发现，人若中、青年时经常摄入大量的糖、盐、油，到中年患阿尔茨海默病的概率会增加。

要常吃富含胆碱的食物。有研究表明，乙酰胆碱有增强记忆的作用，乙酰胆碱缺乏可能会导致阿尔茨海默病。豆制品、花生、蛋类、肉类等食物中富含乙酰胆碱。

吃食物时要多咀嚼。生物学家研究表明，当人咀嚼食物时，大脑的血流量会增加，而大脑血流量的增加对大脑细胞有养护作用。吃食物多咀嚼可预防阿尔茨海默病。

麦香鸡丁

鸡胸肉切丁，加盐、淀粉抓匀。油锅烧热，下鸡丁略炒，盛出。油锅烧热，下燕麦片炸至金黄。留底油，下鸡丁、燕麦片炒熟。

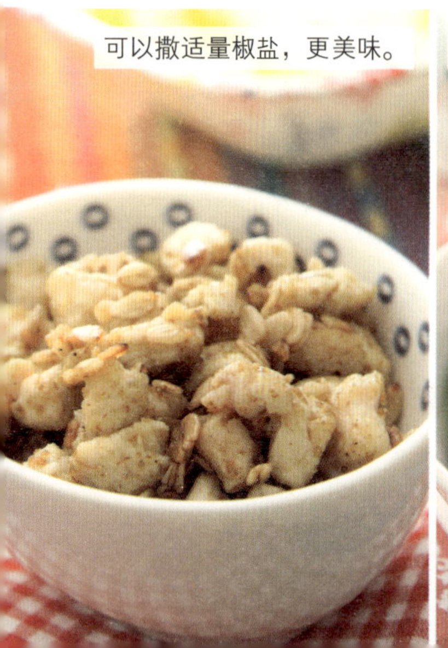

可以撒适量椒盐，更美味。

荷塘小菜

胡萝卜片、莲藕、木耳、荷兰豆炒熟。捞出过冷水，放入白醋、蒜末、盐、白糖，滴香油拌匀即可。

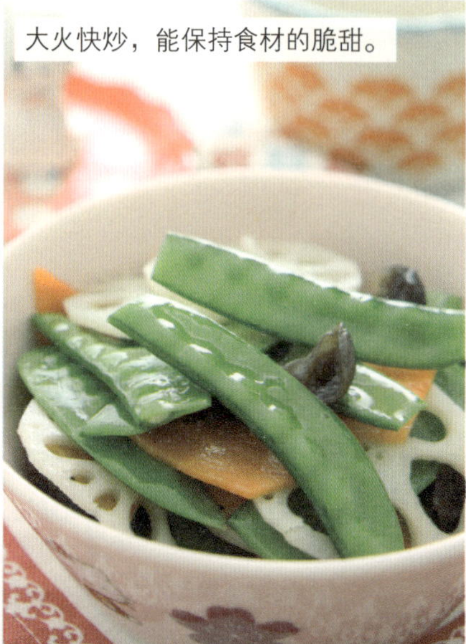

大火快炒，能保持食材的脆甜。

虾仁炒山药

热油锅炒山药条，放入胡萝卜条、虾仁、荷兰豆，放适量的盐，炒2~3分钟即可起锅，最后加点葱花做装饰。

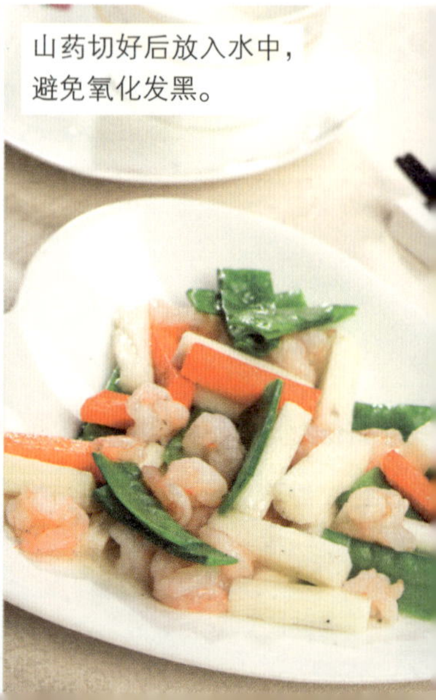

山药切好后放入水中，避免氧化发黑。

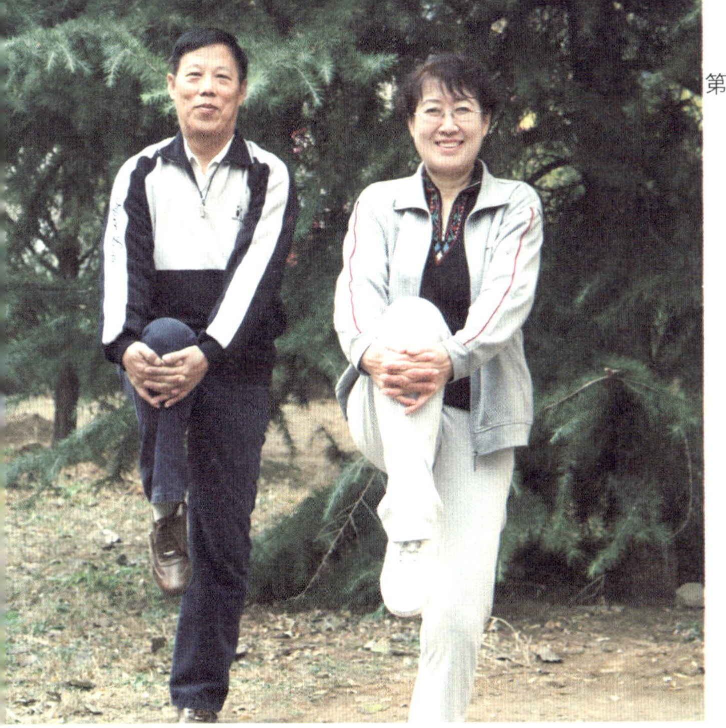

适当运动

运动能帮助患者减少焦虑和抑郁的情绪，但要在专人的陪护下进行。

多运动，多思考

进行体育活动会使人的血液循环加快，从而使经过大脑的血流量增加，使脑细胞得到充分的氧气，经常运动可以预防阿尔茨海默病。可以选择一些舒缓性的有氧运动，如太极拳、八段锦、五禽戏、散步等。

老年人除做适当体育锻炼外，有兴趣、有条件的还可以参加各种学习，如电脑、外语、琴棋书画和参予适当的社交活动，多思考，多动脑，保持活力和积极健康的生活方式。

对于已经患有阿尔茨海默病的患者，要加强功能训练。医生和家属要进行督促、检查和指导，其目的是为了保障患者生活上的需求，训练其生活自理能力，延缓智能衰退。

按摩印堂穴、四神聪穴，提神醒脑、清头明目

印堂穴能清头明目，常按能改善脑血循环，活化脑细胞，增强记忆。四神聪穴能镇静安神、醒脑开窍，多敲击有利于治疗头痛健忘。

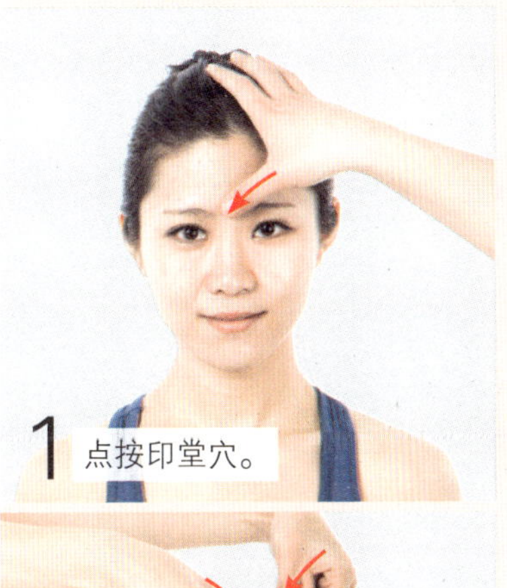

1 点按印堂穴。

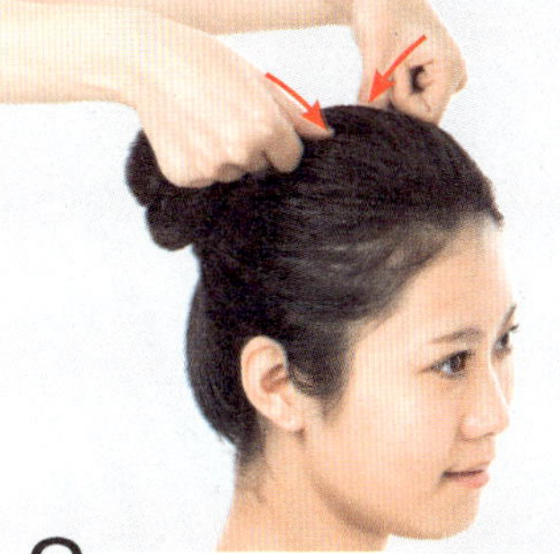

2 点按四神聪穴。

1 印堂穴在前额部，两眉毛内侧端中间的凹陷中。
按摩手法：用拇指指腹点按印堂穴 3~5 分钟。

2 定位：四神聪穴在头部，百会穴前、后、左、右各旁开 1 寸，共 4 穴。
按摩手法：拇指或中指用点、揉等手法逐一按摩。

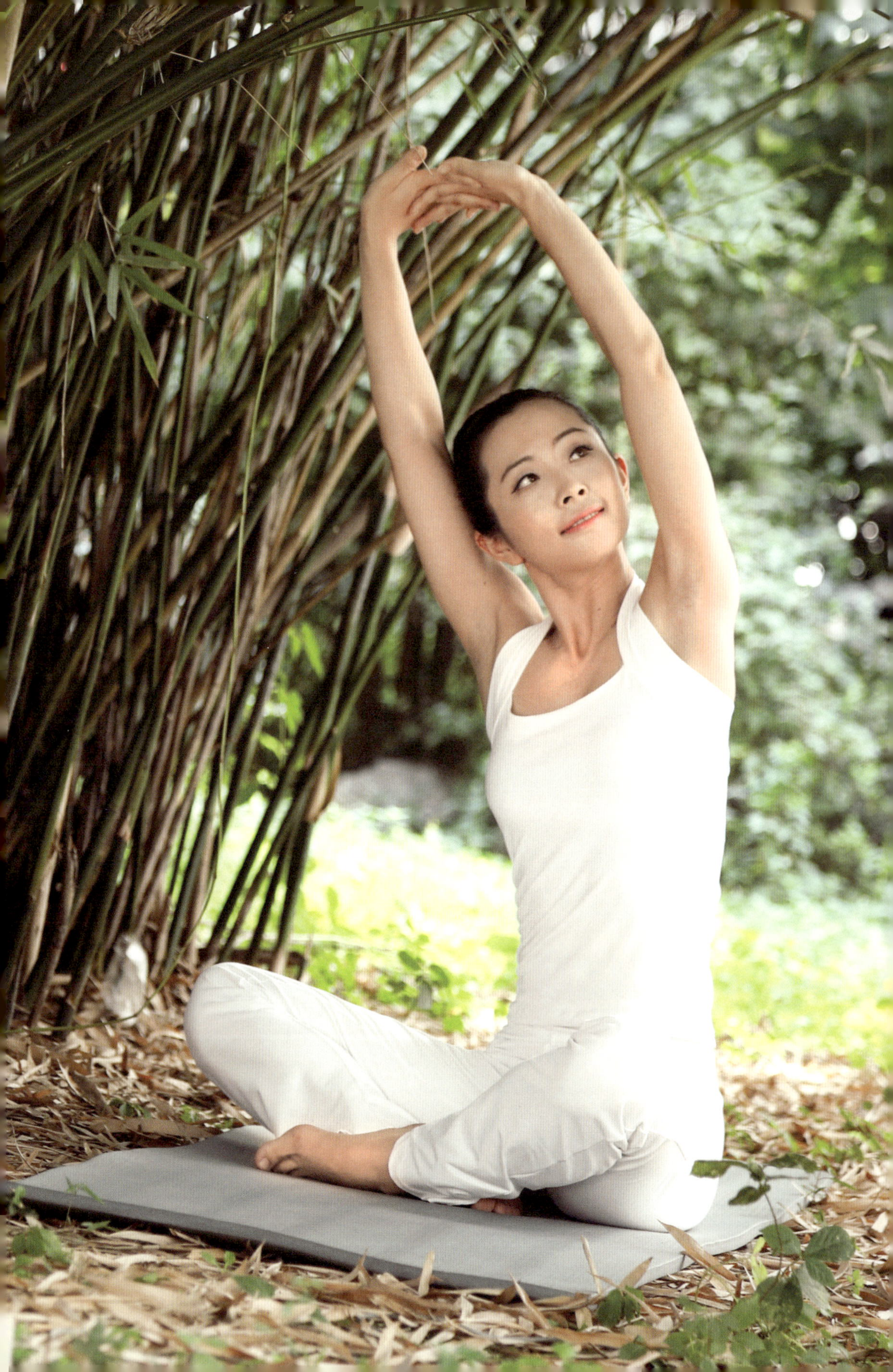

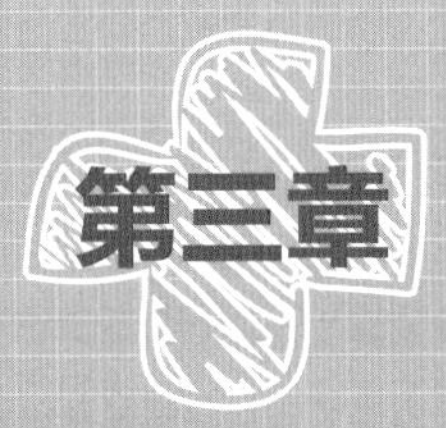

你以为做完支架手术就万事大吉了吗

对于心脑血管病患者来说，支架手术是一个并不陌生的词汇，支架手术常用于治疗冠心病，可以改善血管的缺血状态。但不要以为做完手术就万事大吉了，手术之后还有很多需要注意的事情。

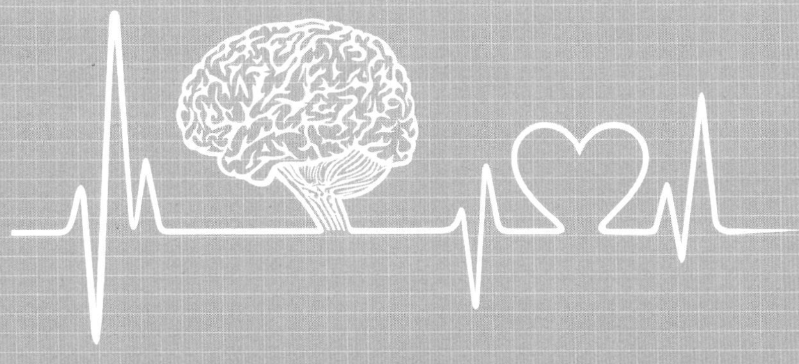

什么是支架手术

心脏支架手术可以暂时疏通冠状动脉，改善患者心脏供血，使濒危患者维持生命正常。

到底什么是支架手术呢

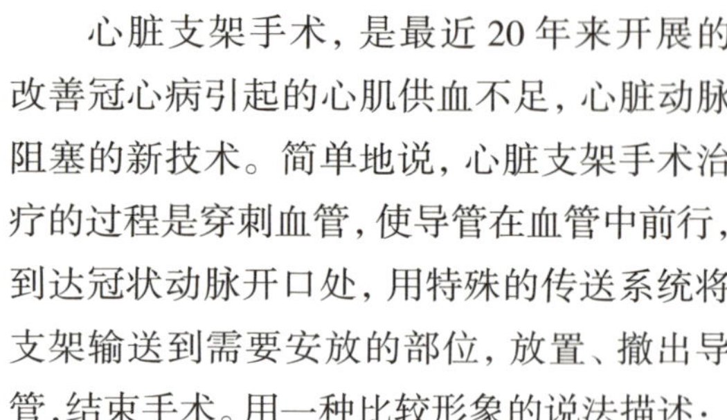

心脏支架手术，是最近 20 年来开展的改善冠心病引起的心肌供血不足，心脏动脉阻塞的新技术。简单地说，心脏支架手术治疗的过程是穿刺血管，使导管在血管中前行，到达冠状动脉开口处，用特殊的传送系统将支架输送到需要安放的部位，放置、撤出导管，结束手术。用一种比较形象的说法描述：

把你的血管想象成一根胶皮管子，使用一段时间后管壁积累了一些污垢，中间的通道越来越小，就会影响中间液体的流动速度，流动速度一慢下来就更容易积累污垢。这个时候可以在管子中放一个支架把血管撑开，使中间的空间变大，恢复原来的血流速度，这就是支架手术了。

什么情况下可以做支架手术

在冠状动脉造影检查后，确定狭窄部位堵塞度，心脏病专家一般认为堵塞超过 75% 且年龄在 30~65 岁的患者，需要做支架手术，年龄太大的患者身体受不了。

做完手术并不代表就万事大吉了

支架放进去，撑起来了，并不是这个血管或者这个部位不会再次发生狭窄或者阻塞，也不等于冠心病就治好了，因为冠心病患者一般有多处狭窄，我们只能给心脏做 1~2 处支架手术，其他部位要用药物治疗，为防止撑起来的血管再次发生病变，同样需要服用药物控制引发冠心病的危险因素。

定期检查一定要记牢

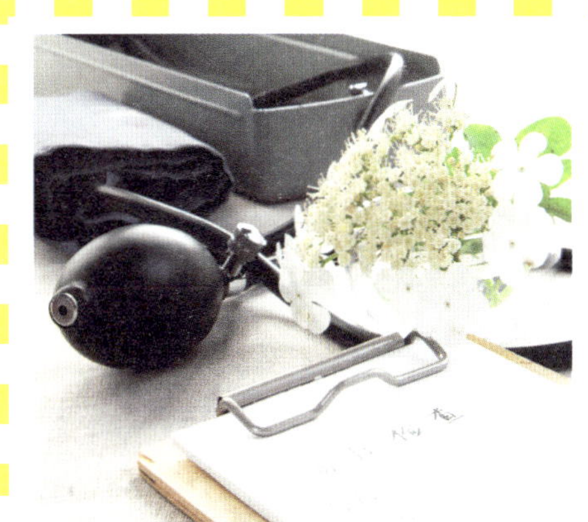

定期复诊检查，是判断血管是否再狭窄的重要依据。

定期检查包括检查血压、血糖、血脂、血黏度等。如果这四项指标不能保持在较好水平，患者在半年左右就会面临复发危险。原有高血压、糖尿病和脑血管病的患者，更要重视原发病的治疗和定期检查。即使没有原发病，也要每2~3个月复查一次，如果指标高于正常范围，就要积极采取治疗措施。

出院后的1个月、3个月、6个月、9个月、1年是随诊的关键时间点。此外，超过40岁的患者，应坚持每年检测血脂、血压、肝肾功能、肺部X线、心电图。

支架解决的只是一段血管的问题，并没有“断根”。所以，即使投了“保”，但术后维护做不好，“保险”也可能随时失效，因此“定期投保”才能保证最大收益。出院后患者需要定期回医院复诊，到术后随访门诊处或负责你手术的医生处，进行体格检查和必要的辅助检查。医生可以根据动脉是否通畅，决定是否调整药物种类与用量，以达到最佳的疗效。另外，手术后如果感觉到又出现类似术前的一些症状，不要忽视，应该尽快去医院检查。

按时吃药！药，不能停

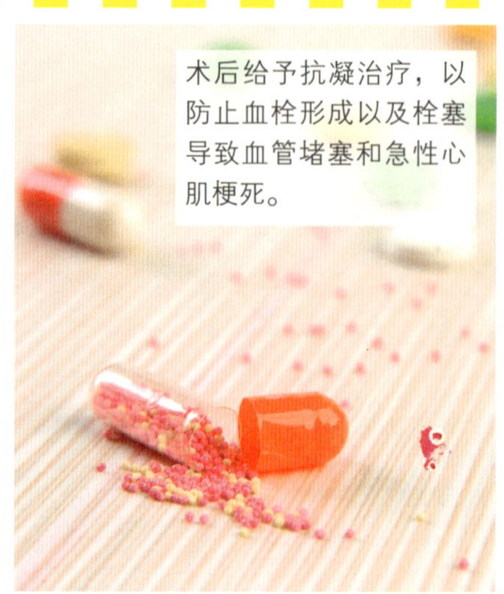
术后给予抗凝治疗，以防止血栓形成以及栓塞导致血管堵塞和急性心肌梗死。

很多冠心病患者，平时犯心绞痛的时候，总是先忍着，尽量不吃药，以为如果经常吃药，以后可能就没效了。其实不然，一方面，心绞痛急救用药最常用的是硝酸甘油，这类药物只有长期吃，且每天吃的频率又很频的时候才可能产生耐药性，每天吃 1 次，甚至一天吃上三四次也不会形成耐药性；另一方面，心绞痛发作时，冠状动脉痉挛，心肌缺血，及早地给药治疗，可以尽快缓解冠状动脉痉挛，改善心肌供血，减轻心肌缺血的损伤程度，甚至可以减少发生急性心肌梗死的可能性。如果心绞痛发作且含服硝酸甘油，半小时后症状仍没有缓解，要高度警惕是否发生了急性心肌梗死，应及早去医院救治。

而手术之后的药物治疗就更应该小心，谨遵医嘱不能随意停药。支架手术仅仅解决了一小段血管的问题，如果高血压、高血脂、高血糖等因素仍然存在，仍会对血管内壁造成损伤，就如同被淤泥阻塞的河道，植树造林、控制水土流失才是解决问题的根本。因此，有高血压、高脂血症、糖尿病的患者需要在支架术后坚持长期服药。

支架做完不代表不会再堵了

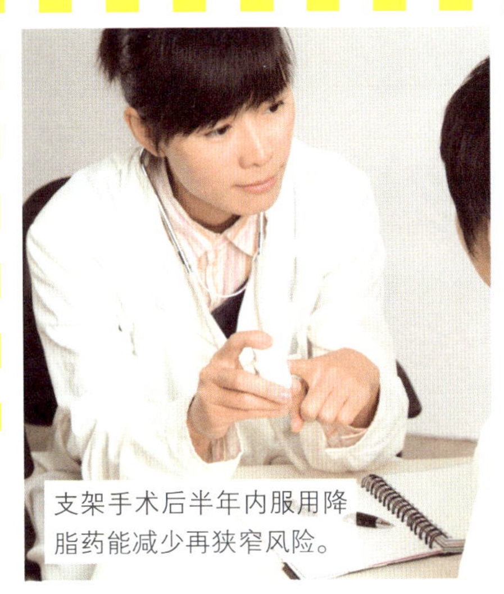
支架手术后半年内服用降脂药能减少再狭窄风险。

患者本身心脏的血管就比一般人更容易形成狭窄，支架只是把狭窄的地方撑开，使血流正常通过。并不是下了支架就万事大吉了，如果不注意的话，还可能有心脏血管的其他地方的狭窄或者支架内再狭窄，那就更麻烦了，可能需要通过开刀手术搭桥才能解决问题。

有病变的血管好比有淤泥的管道，安装支架仅仅是疏通了堵塞的管道，患者身体内的大环境并没有得到根本性改善，原有的血脂异常、血管内皮损害以及其他一些致病因子，都不会因为安装了支架而改变，这就是许多患者术后再次出现狭窄、病情复发的原因。

冠心病是进展性的疾病，要维持术后冠状动脉的持续通畅，后续的药物治疗不可缺少。从目前临床统计资料来看，患者用药不规律是常见的导致支架植入术后血栓形成并诱发心肌梗死的原因。

患者术后需要按照医嘱剂量，服用较多种类和数量的药物，但如果因为其他疾病需要进行手术治疗而必须停止服用这些药物时，患者须咨询心内科医生，千万不可盲目服药、停药。

最该注意的就是忌口

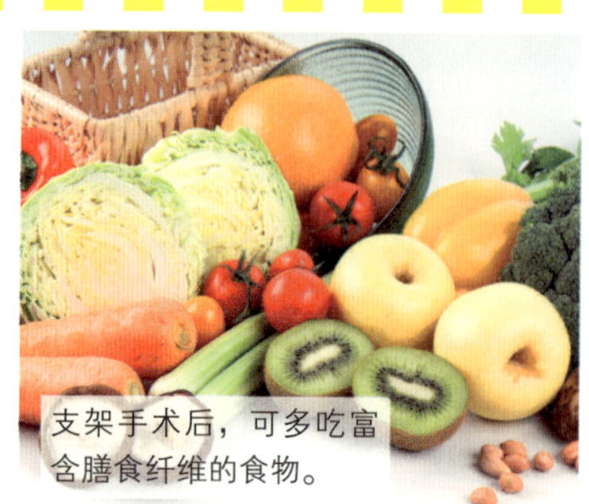
支架手术后，可多吃富含膳食纤维的食物。

由于人们日常饮食上的不注意，摄入脂类物质过多，血液中的甘油三酯、胆固醇、低密度脂蛋白等含量增高，血液就会变得黏稠、聚集性强，长期在血管壁积累下来，血管壁随之变得硬、脆、失去弹性、易破，在心脏上的冠状动脉就容易发生粥样硬化，就是冠心病，在脑部就是脑梗死。

饮食上要少食多餐，细嚼慢咽，三四五顿，七八分饱，低糖低盐低脂，戒烟戒酒戒刺激性食物。多食用绿色蔬菜、胡萝卜、木耳、燕麦片、红枣、番茄、红薯等，食用肉类食物最好一天不超过 100 克。多喝水，睡前醒后都喝上一杯开水。保持心情开朗，情绪不要过于波动，少生气，饭后多走走，适量活动身体，记住一句话：管住嘴，迈开腿，情绪稳定多喝水。

合理营养

通常刚做完心脏手术不久的患者，都需要摄入较多的蛋白质去补足受创的身体（在心肺无积水的情况下）。合理的营养调理在这时候很重要。

主食：选择粗粮，煮稀一些。煮粥可加些麦片、豆类增加营养。

蔬菜：选择颜色丰富的蔬菜以增强视觉感受，提高食欲。

水果：适量即可，尽量不喝果汁，因为糖分浓度高。而新鲜水果有丰富的膳食纤维，对血管有益。

奶类：脱脂鲜奶（若拉肚子就选择无乳糖的）、乳酪、加钙无糖豆奶。

蛋白质：最好选植物性的，如各种豆类。鱼肉含有丰富的 *omega*-3 脂肪酸，具有溶血性，所以有利血管功能。鸡肉也是不错的选择。一天大概需要 170 克，油、盐或糖都要少量摄取。一天吃 6 小餐，就不会出现过饥现象。

别忘了运动

心脑血管病患者手术后，可选择适宜的锻炼方式。因为运动能促进身体内血液循环，有效地减少血管内容物的沉积，以防疾病的复发。

不常锻炼的人不要突然大量运动

现代社会生活节奏快，竞争激烈，压力大，很多人不得已超负荷运转，熬夜加班成了家常便饭。偶尔的一点放松时间，便想起“生命在于运动”的名言，于是跑到健身房狂练一番，或是一口气爬到山顶，以为这样就算是运动了，身体就健康了。殊不知，这样做的危害可能更大。现在的心脑血管病患者中，不乏年轻人，这些人平时长期工作紧张，身体超负荷运转，疾病已悄然而至，蓄势待发，一旦激烈运动，超出身体承受能力，发生意外也就不足为奇了。

如何计算最适合自己的运动量

正确的做法是，每周保持两三次活动，每次持续1小时左右。运动以有氧运动为佳，如快走、慢跑、游泳、骑自行车等。那么运动强度多大算合适呢？

判定运动强度的公式如下：

最大心率 =220 – 实际年龄

最低心率：（最大心率 – 安静心率）×0.6+ 安静心率

最高心率：（最大心率 – 安静心率）×0.8+ 安静心率

若运动后测得心率介于最高与最低心率之间，则此次运动强度适当。如一位60岁的老人，他的安静心率是80次/分，那么最高心率为144次/分，最低为128次/分，运动后心跳低于128次/分则表示运动强度太低，达不到运动效果，心跳超过144次/分则表示运动强度太高，可能会导致各种意外。此外，运动后有点喘，微微流汗，仍可讲话而不累，就表示此次运动强度适当。若运动后气喘吁吁，大汗淋漓，明显感到疲乏，甚至有头晕目眩等不适症状时，说明运动过量。

最舒服的运动——散步

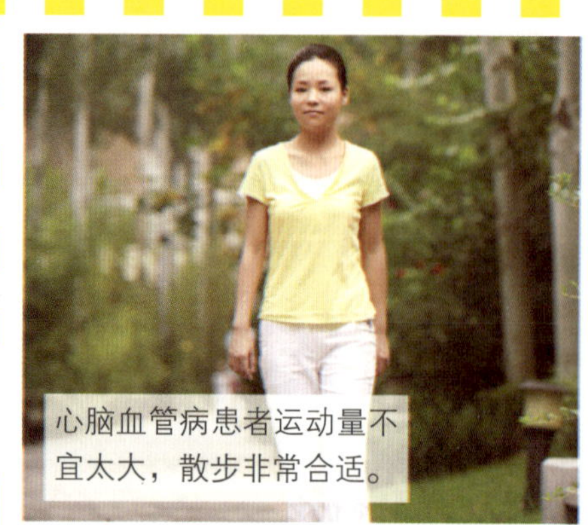
心脑血管病患者运动量不宜太大，散步非常合适。

脚后跟处有一个叫足筋腱的筋，是我们人体中最强劲的筋之一。其结构适合人类进行奔跑活动。跑步能够加强心肺功能，促进血液循环，改善自主神经功能，提高免疫力。走路也有同样的功效。经常走路可改善腿部血液循环。散步之前，应该使全身自然放松，适当地活动一下肢体，调匀呼吸，平静而和缓，然后再从容地迈开步伐。正如古人所说："欲步先起立，振衣定息，以立功诸法，徐徐行一度。然后从容展步，则精神足力，倍加爽健。"可见，全身放松是增加散步锻炼效果的重要步骤。身体拘束而紧张，筋骨则不能松弛，动作必然僵滞而不协调，肌肉、关节也不会得到轻松的运动，这样就达不到锻炼的目的。散步时宜从容和缓，不宜匆忙，更不宜为琐事忧虑。"须得一种闲暇自如之态"，百事不思，这样可以使大脑解除疲劳，益智养神。悠闲的情绪，愉快的心情，不仅可以提高散步的兴致，也是散步养生的一个重要条件。散步时，步履宜轻松，有如闲庭信步之态，周身气血方可调达平和。唐代医学家孙思邈即主张"行不宜疾"。这种步法，形虽缓慢，然而轻松缓慢之中，气血畅达，百脉流通，内外协调，是其他剧烈性运动所不及的，可取得较好的锻炼效果。对年老体弱之人及慢性病患者尤其适合。

散步宜循序渐进，量力而为。《老老恒言》说："居常无所事，即于室内时时缓步，盘旋数十匝，使筋脉活动，络脉乃得流通，习之既久，步可渐至千百……偶尔步欲少远，须自揣足力，毋勉强……"意思是说，散步要根据体力，循序渐进，量力而行，做到形劳而不倦，勿令气乏喘吁。这对于年老体弱有病之人，尤当注意。对于健壮之人，也宜注意。不可过力，过累则耗气伤形，不仅达不到锻炼目的，反而于身体有害。

外出锻炼应注意的事项

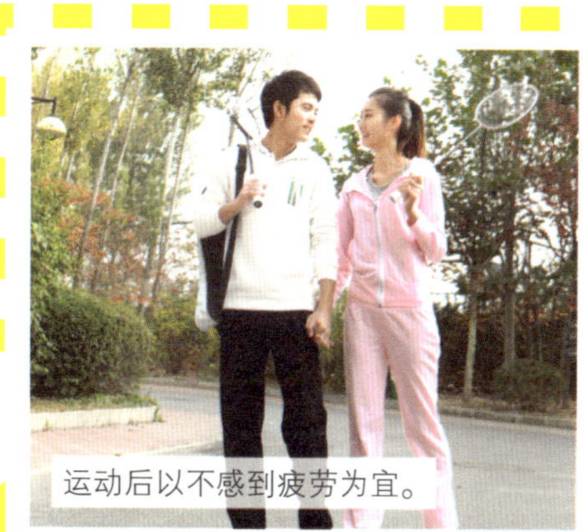

运动后以不感到疲劳为宜。

运动固然对心脑血管病患者有好处，但运动不当，给心脑血管病患者带来危害也屡见不鲜。因此，心脑血管病患者在参加体育运动时，必须注意以下问题。

1. 运动前后避免情绪激动。精神紧张，情绪激动均使血中儿茶酚胺增加，降低心室颤动阈。加上运动有诱发室颤的危险，因此，对于心绞痛发作 3 天之内，心肌梗死发作半年之内的患者，不宜做比较剧烈的运动。

2. 运动前不宜饱餐。因为进食后人体内血液供应需重新分配，流至胃肠帮助消化的血量增加，而心脏供血相对减少，易引起冠状动脉相对供血不足，从而引发心绞痛。

3. 运动要循序渐进，持之以恒，平时不运动者，不要突然从事剧烈的运动。

4. 运动时应避免穿得太厚，影响散热，增加心率。心率增快会使心肌耗氧量增加。

5. 运动后避免马上洗热水澡。因为全身浸在热水中，必然造成广泛的血管扩张，使心脏供血相对减少。

6. 运动后避免吸烟。有些人常把吸烟作为运动后的一种休息，这是十分有害的。因为运动后心脏有一个运动后易损期，吸烟易使血中游离脂肪酸上升，并增加儿茶酚胺的释放，加上尼古丁的作用而易诱发心脏意外。

7. 太极拳是一种非常适宜心脑血管病患者的运动，本书在附录中给出 24 式太极拳的图谱，有兴趣的读者可以跟着看一看，学一学。

按一按、刮一刮，减少术后复发

内关穴

内关穴的“关”是“重要”之意，内关穴是心包经上的重要穴位。《灵枢·经脉篇》有记载：“阴溢为内关，内关不通死不治。”掐按内关穴可以帮助降低血压，缓解高血压引起的头晕头痛。经常感到心绞痛的人常按此穴可以有效缓解疼痛。

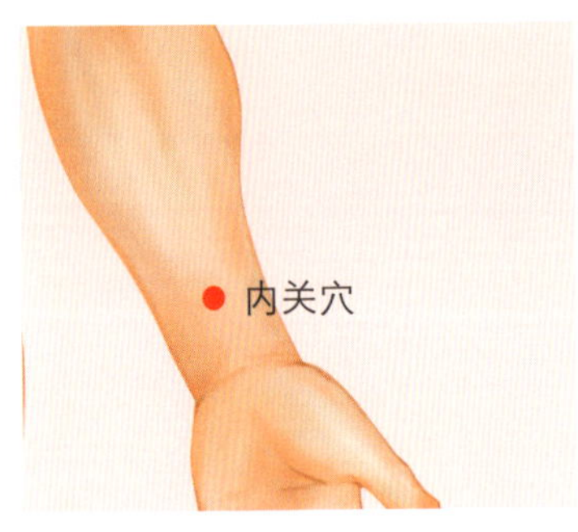

位置：在前臂前区，腕掌侧远端横纹上 2 寸，掌长肌腱与桡侧腕屈肌腱之间。

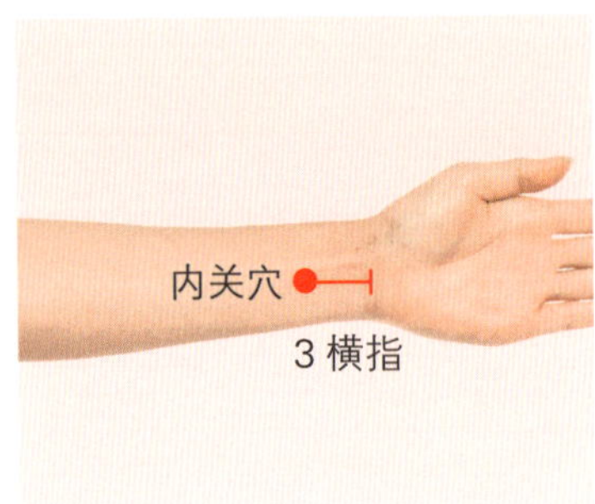

快速取穴：微屈腕握拳，从腕横纹向上量 3 横指，两条索状筋之间。

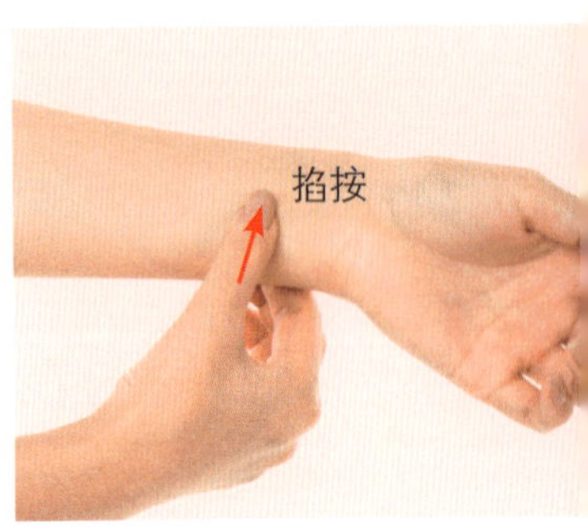

按摩手法：用拇指指尖垂直掐按 2~3 分钟，有酸胀、微痛的感觉为宜。每天 2 次。

风池穴

风池穴是足少阳胆经的穴位，胆和肝互为表里，都属风木，刺激风池穴能及时调节肝胆两条经脉的气血，清肝利胆、熄风潜阳。而且风池穴在头后部，向上通畅头部气血，清脑醒神。另外，风池穴也是胆经和阳维脉的交会穴，两条经脉都上行到头部，调节头部气血。刺激它能增加血氧饱和度，改善椎基底动脉供血，从而起到双向调节血压的作用。

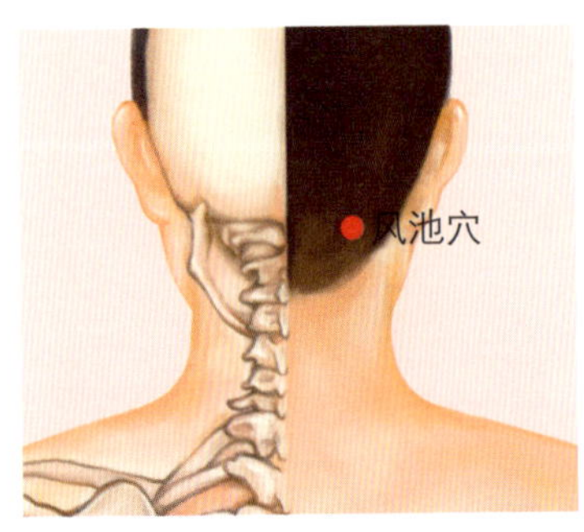

位置：在颈后区，枕骨之下，胸锁乳突肌上端与斜方肌上端之间的凹陷中。

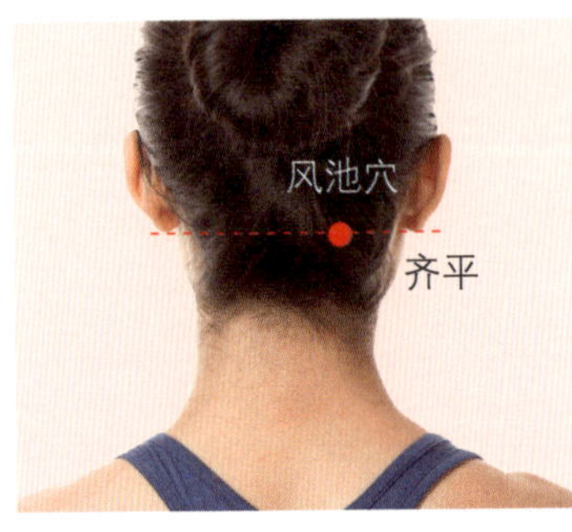

快速取穴：正坐，后头骨下两条大筋外缘陷窝中，与耳垂齐平处。

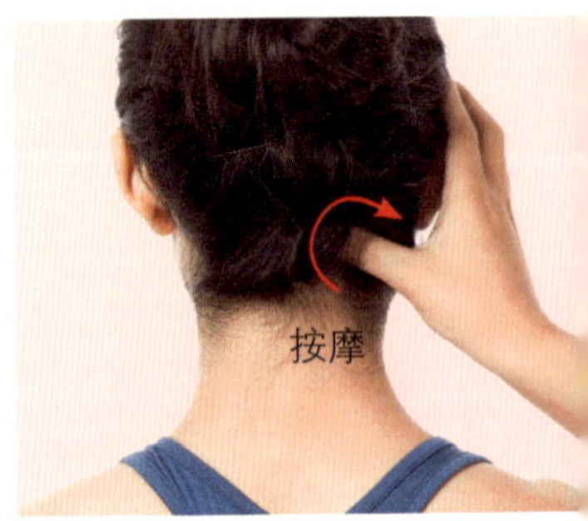

按摩手法：拇指按揉风池穴，旋转按揉 32 圈。

膻中穴

膻中穴为心包经募穴，为心包经气血的重要输送之地。又是任脉、足太阴、足少阴、手太阳、手少阳经的交会穴，能理气活血通络，止咳平喘。现代医学证实，刺激该穴可调节神经功能，松弛平滑肌，扩张冠状血管及消化道内腔径，能有效治疗各类“气”病，包括呼吸系统、循环系统、消化系统病症，如哮喘、胸闷、心悸、心绞痛等。

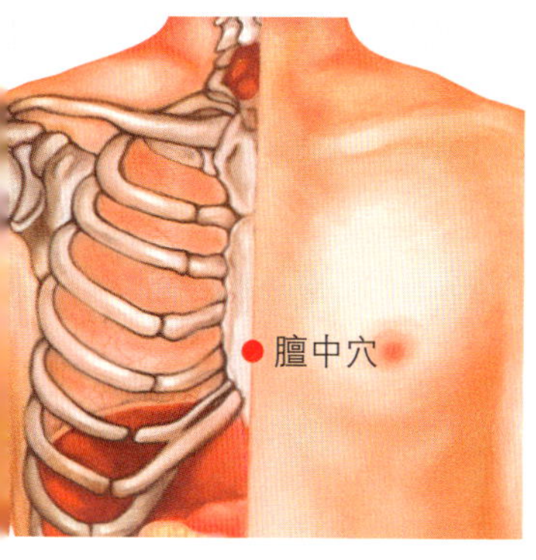

位置：在胸部，横平第4肋间隙，前正中线上。

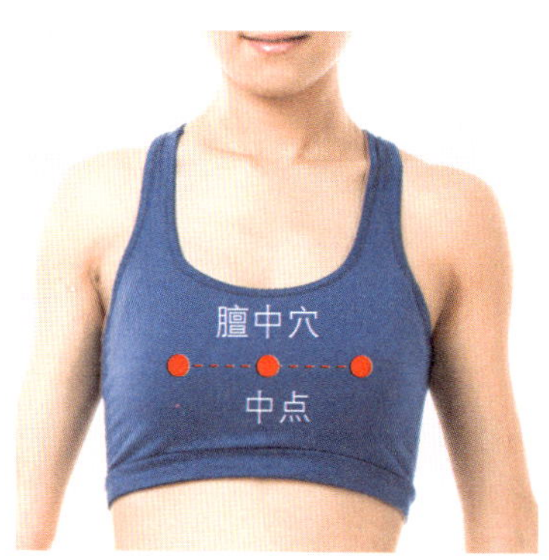

快速取穴：在胸部，锁骨往下数第4肋间，前正中线上，约是两乳头连线中点。

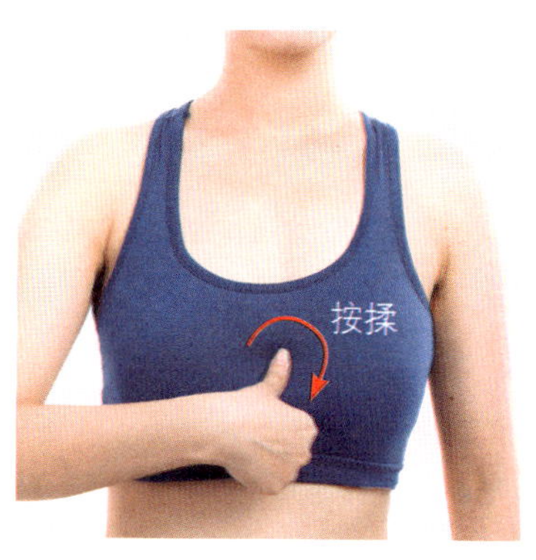

按摩手法：用指腹按揉5~10分钟，有酸胀、微痛的感觉为宜。

曲泽穴

曲泽穴是心包经的合穴，对于心包经、心脏的整个脏器都是一个很好的调节穴位，对心脏还是一个修复的穴位。按摩曲泽穴可以清热除烦，舒筋活血，改善微循环，防止血管堵塞。

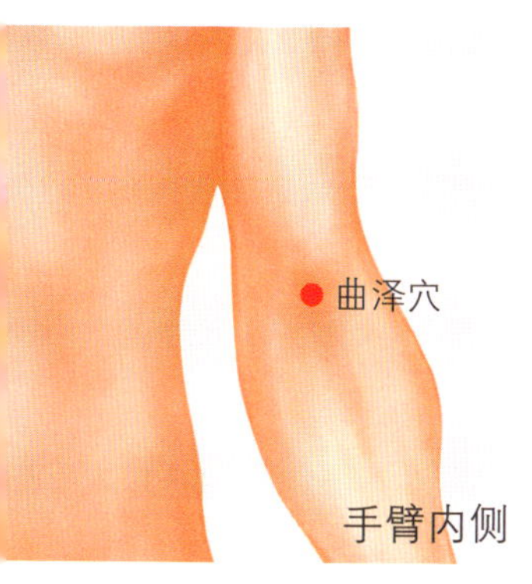

位置：在肘前区，肘横纹上，肱二头肌腱的尺侧缘凹陷中。

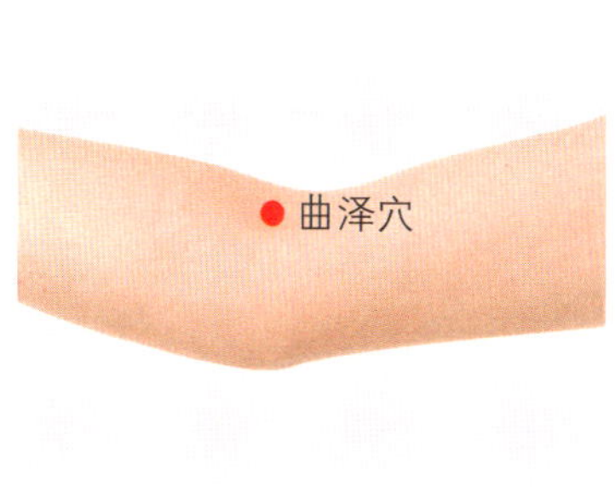

快速取穴：肘微弯，肘弯里可摸到一条大筋，内侧横纹上可触及凹陷处。

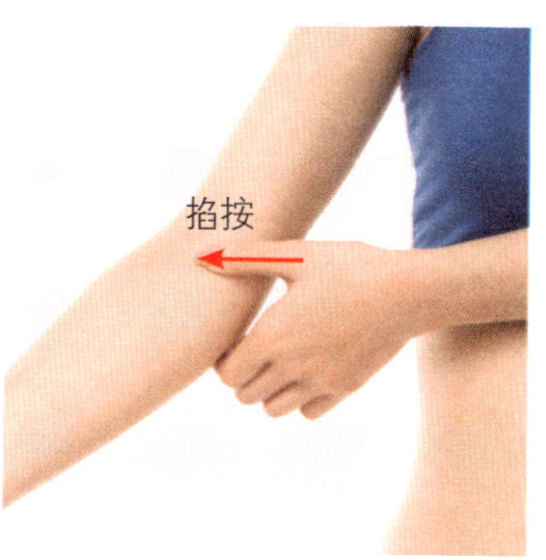

按摩手法：用拇指指尖垂直掐按2~3分钟，有酸胀、微痛的感觉为宜。每天2次。

太阳穴

太阳穴是经外奇穴，太阳穴血管分布相当丰富，因此构成了众多的颅内出血来源。起于颌内动脉的脑膜中动脉，在硬脑膜外沿颞骨鳞部向上行走，并在太阳穴处的颞骨鳞部分支为脑膜中动脉前、后两支。同时，脑膜中静脉也与脑膜中动脉相伴而行。经常按摩太阳穴可有助血液循环，舒缓神经。

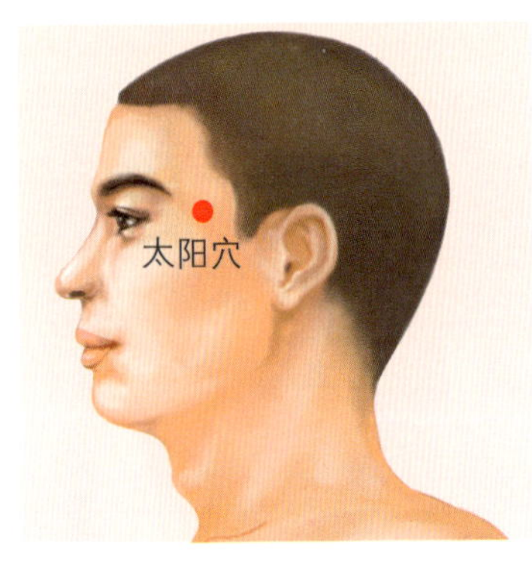

位置：在头部，眉梢与目外眦之间，向后约 1 横指的凹陷中。

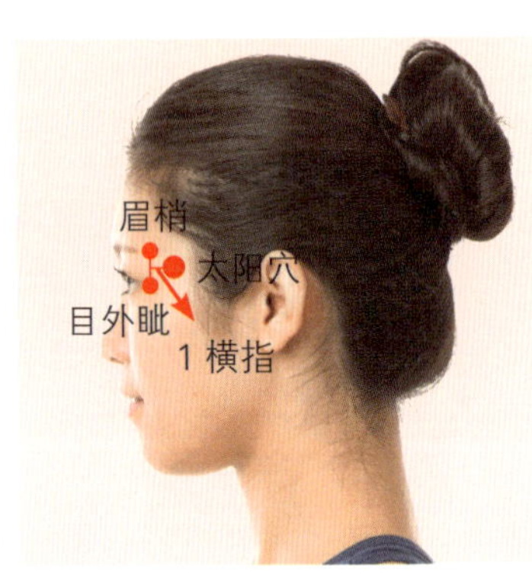

快速取穴：眉梢与目外眦连线中点向后 1 横指，触及一凹陷处即是。

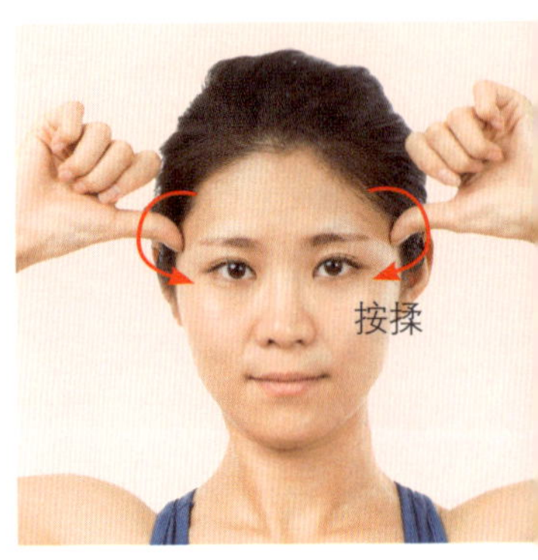

按摩手法：双手拇指按揉双侧的太阳穴，旋转按揉 32 圈。

丰隆穴

高脂血症多为过食高胆固醇、高糖食物或机体本身内在脂代谢失调所致。中医认为，本病多因脾失健运、聚湿生痰、痰浊瘀滞脉络所致。丰隆穴是足阳明胃经之络穴，有疏通脾、胃表里二经的气血阻滞，促进水液代谢的作用，降痰浊、化瘀血、泄热通腑，故可治疗由痰浊瘀阻经络而致的高脂血症。

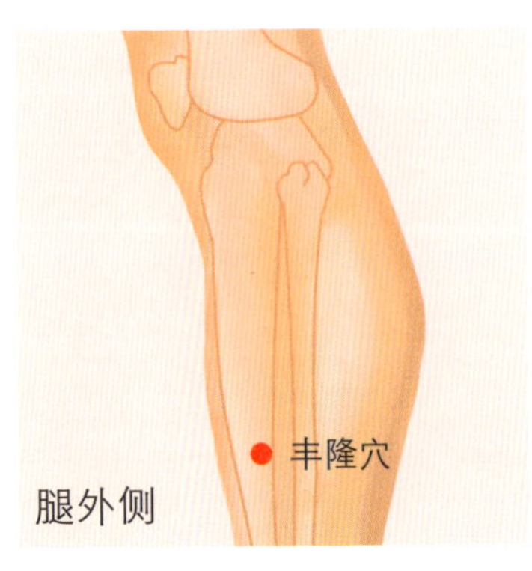

位置：在小腿外侧，外踝尖上 8 寸，胫骨前肌的外缘。

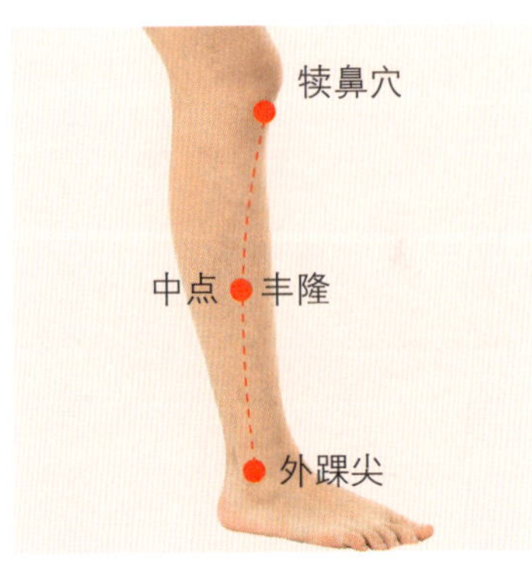

快速取穴：先找到犊鼻穴和外踝尖，二者连线中点上。

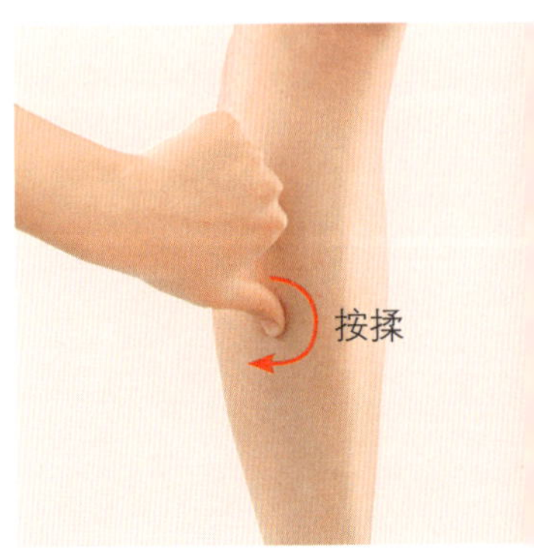

按摩手法：用拇指指腹按揉丰隆穴 5~10 分钟，有酸胀、微痛的感觉为宜。

百会穴

百会穴有“三阳五会”之称，即是三阳与督脉、足厥阴肝经的交会穴，是人体阳气汇聚的地方，其功能是开窍醒脑、固阳固脱、升阳举陷。调理脑卒中、记忆力下降等老年病时都要选百会穴。在百会穴刮痧，可以减轻高血压带来的头晕、头痛等症状。

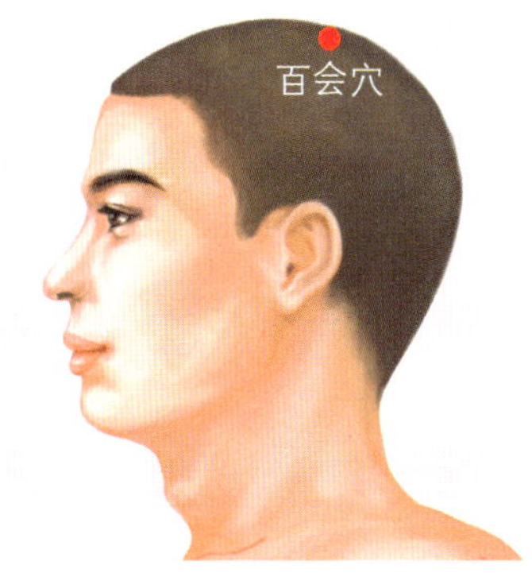

位置：在头部，前发际正中直上 5 寸。

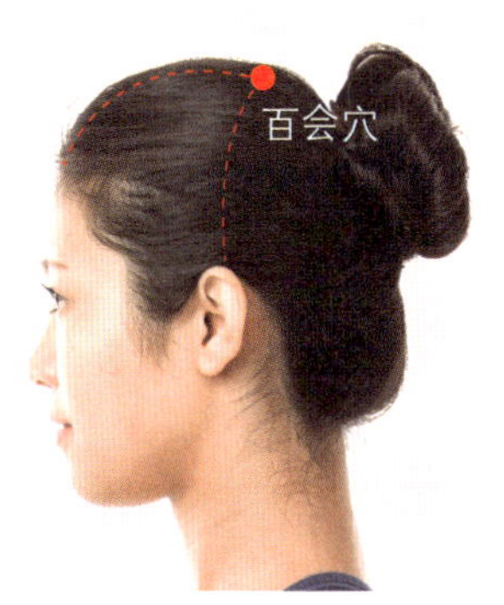

快速取穴：正坐，两耳尖与头正中线相交处，按压有凹陷。

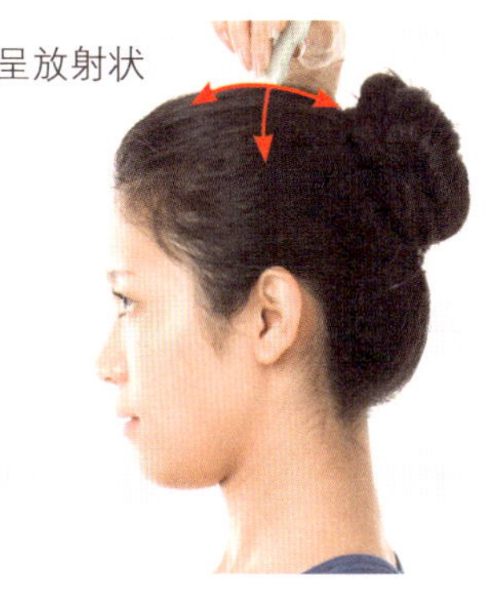

刮痧方法：用刮痧板从头顶百会穴放射状向四周刮至发际，重点刮拭百会穴。

太冲穴

中医认为，高血压是肝阳上亢造成的，太冲穴是肝经的原穴，能够调动肝经元气，疏肝理气、平肝降逆，不让肝气升发太过。因此在太冲穴刮痧可以辅助降压。

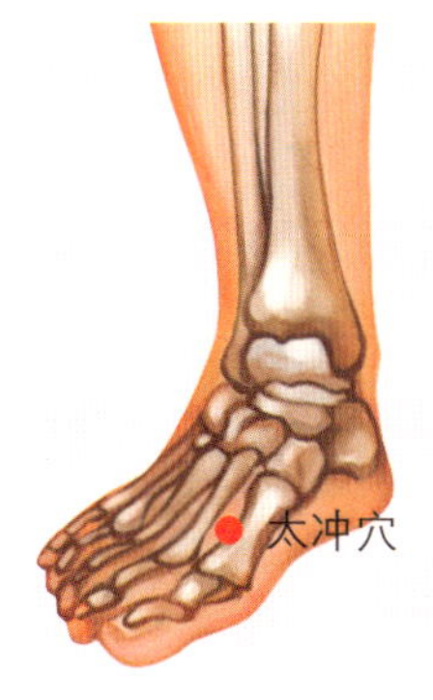

位置：在足背，第 1、第 2 跖骨间，跖骨底结合部前方凹陷中，或触及动脉搏动处。

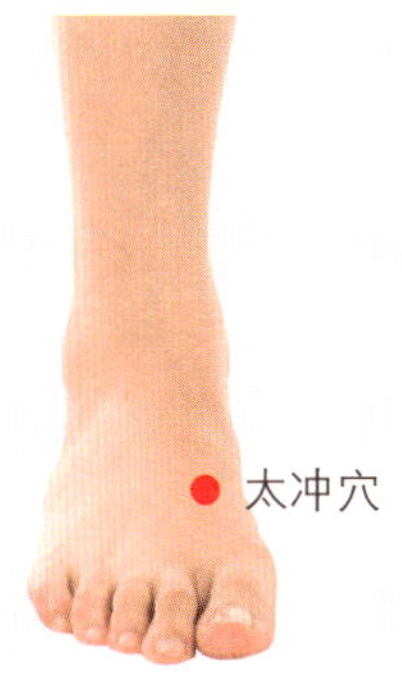

快速取穴：沿第 1、第 2 趾间横纹向足背上推，感到有一凹陷处即是。

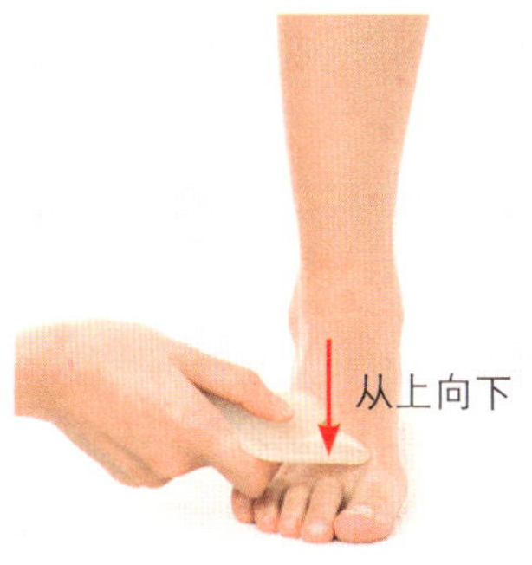

刮痧方法：用刮痧板一角从上向下刮拭太冲穴。

条口穴

条口穴从字面上可以看出：条者，风也；口者，门户也。意思是气血出入之门。所以，它是防治高血压和血管硬化的必求之穴。

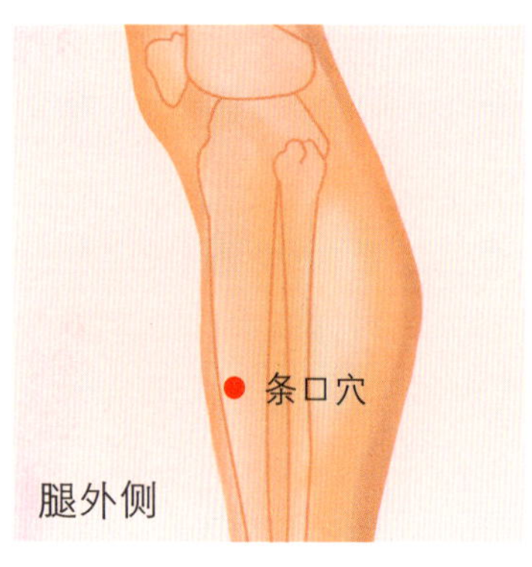

位置：在小腿外侧，犊鼻穴下 8 寸，犊鼻穴与解溪穴连线上。

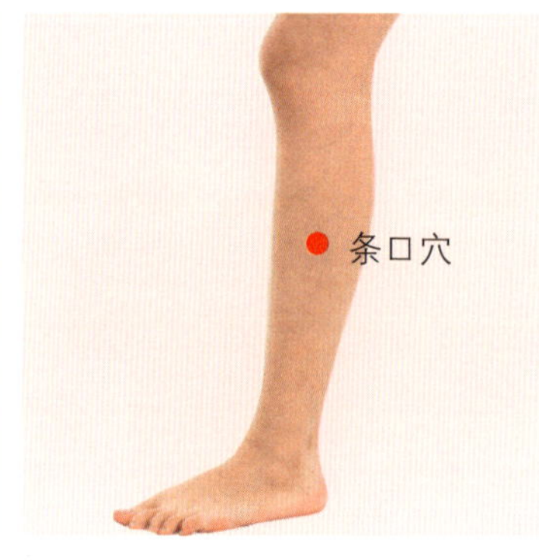

快速取穴：坐位屈膝，足三里穴直下，外膝眼与外踝尖连线的中点。

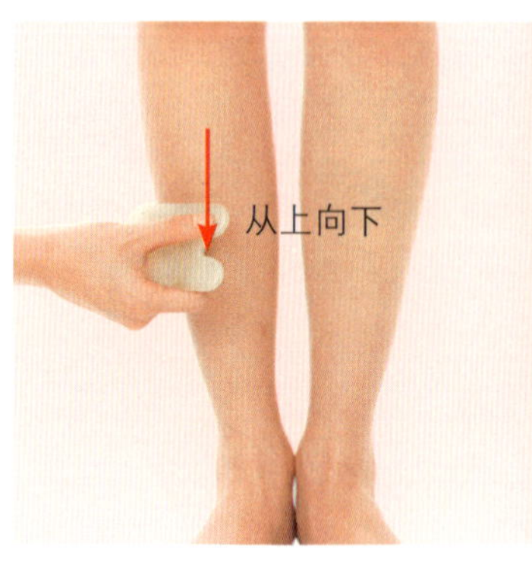

刮痧方法：用刮痧板从上向下刮拭条口穴。

太渊穴

太者，无限也；渊者，深水也，水就是代表血管里的血液和体内的氧气。太渊穴专治各种心脏虚弱和与动、静脉有关的病症，能治疗心脏期前收缩 、房颤、气短等与血脉相关的病症。

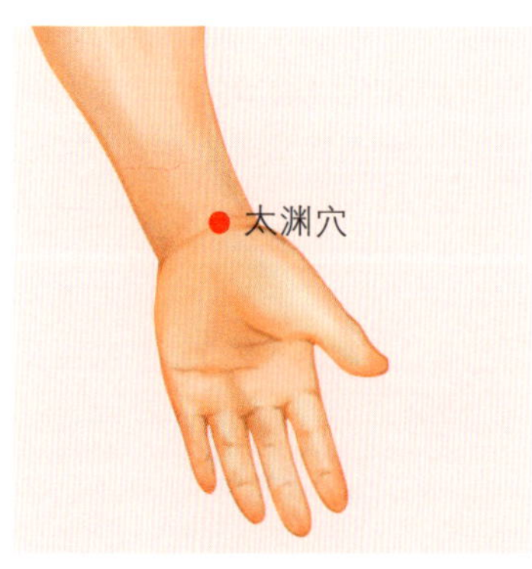

位置：在腕前区，桡骨茎突与手舟骨之间，拇长展肌腱尺侧凹陷中。

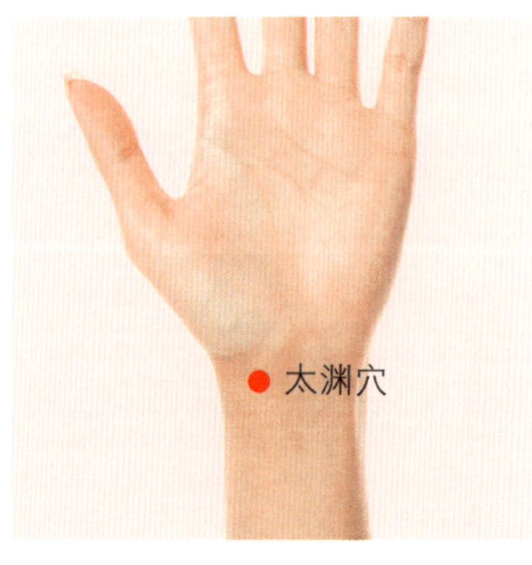

快速取穴：掌心向上，腕横纹外侧摸到桡动脉，其外侧即是。

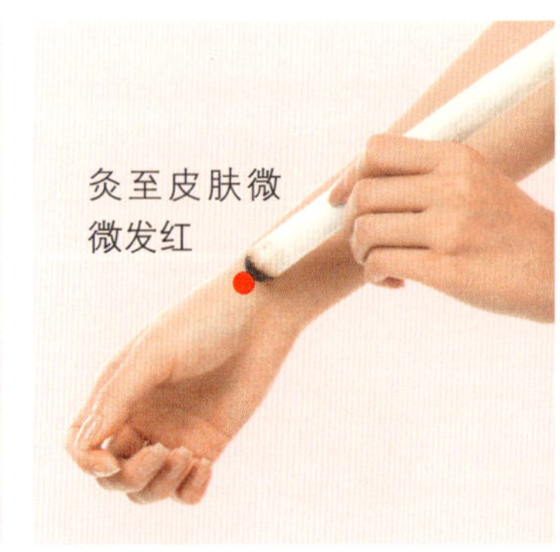

艾灸方法：点燃艾条，对准穴位，距皮肤 1.5~3 厘米，灸至皮肤微微发红发烫。

曲池穴

中医认为，曲池穴为手阳明大肠经之合穴，曲池穴对人体的血液循环系统、内分泌系统、消化系统等均有明显的调整作用。

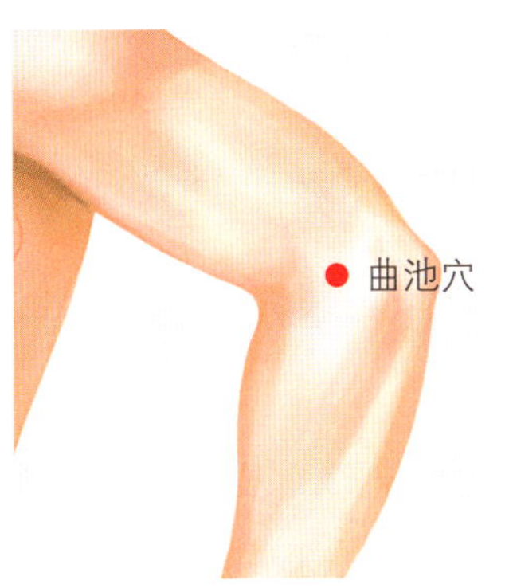

位置：在肘区，尺泽穴与肱骨外上髁连线的中点处。

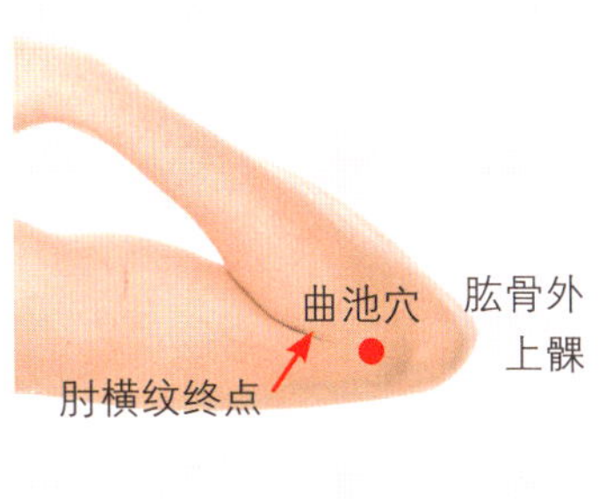

快速取穴：屈肘，找到肘横纹终点和肱骨外上髁，两者连线中点处。

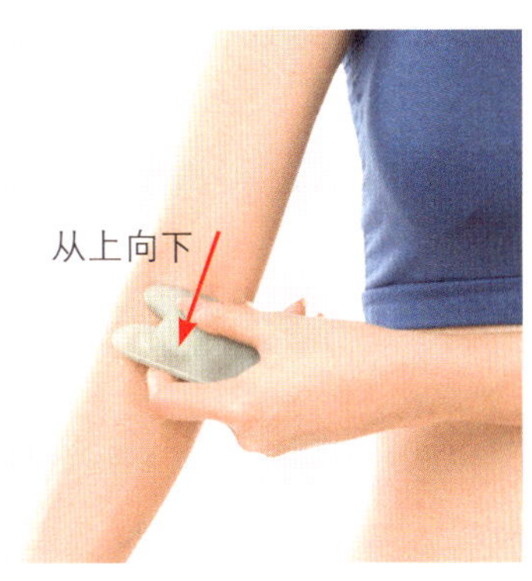

刮痧方法：用刮痧板从上向下刮拭曲池穴。

足三里穴

足三里穴，是足阳明胃经的主要穴位之一，是一个强壮身心的大穴。刮拭足三里穴，可通经活络、疏风化湿、补中益气、调节机体免疫力，改善身体的血液循环，防止堵塞。

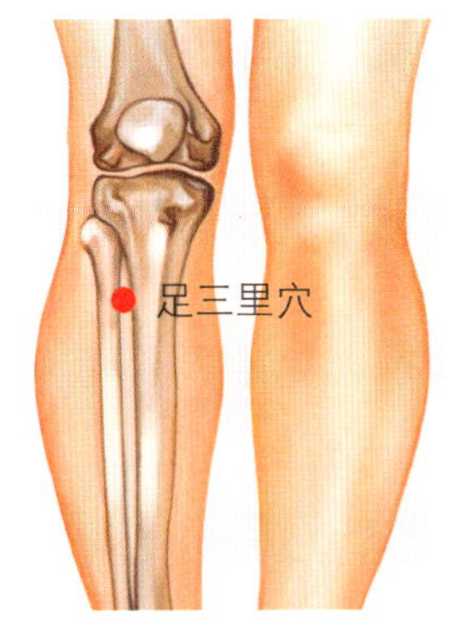

位置：在小腿前外侧，犊鼻穴下 3 寸，犊鼻穴与解溪穴连线上。

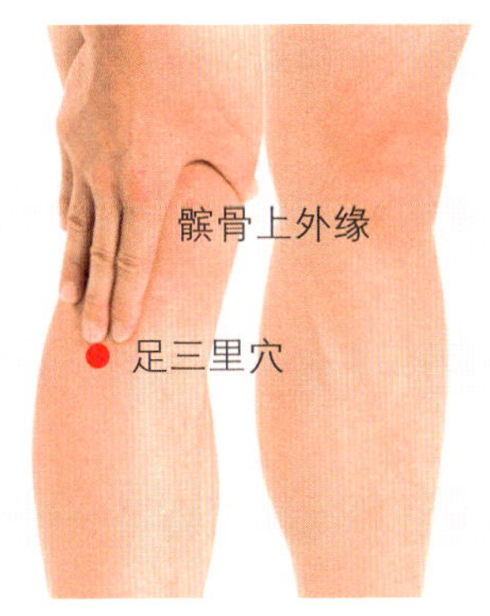

快速取穴：站位弯腰，同侧手虎口围住髌骨上外缘，余四指向下，中指指尖处即是。

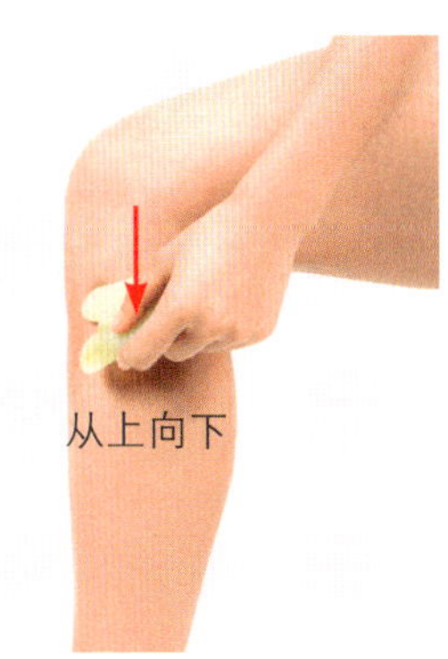

刮痧方法：用刮痧板从上向下刮拭足三里穴。

少府穴

少府穴属火，是心经的荥穴，是气血聚集的地方。治很多上火、内热之证，像心烦不眠、头颈疼痛、心慌、咽喉似有异物、胸痛等症状都可通过按摩此穴缓解。

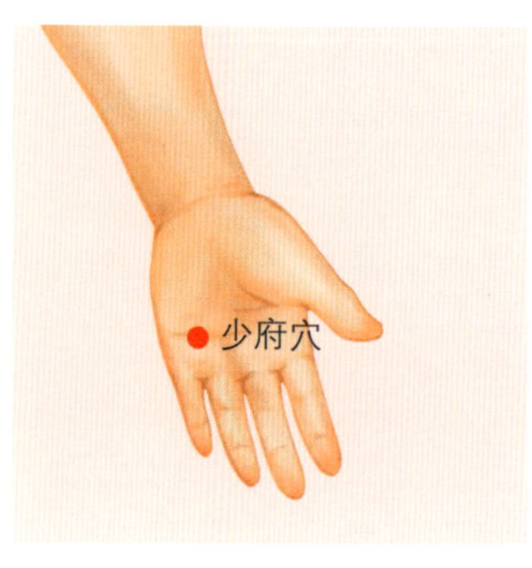

位置：在手掌，横平第 5 掌指关节近端，第 4、第 5 掌骨之间。

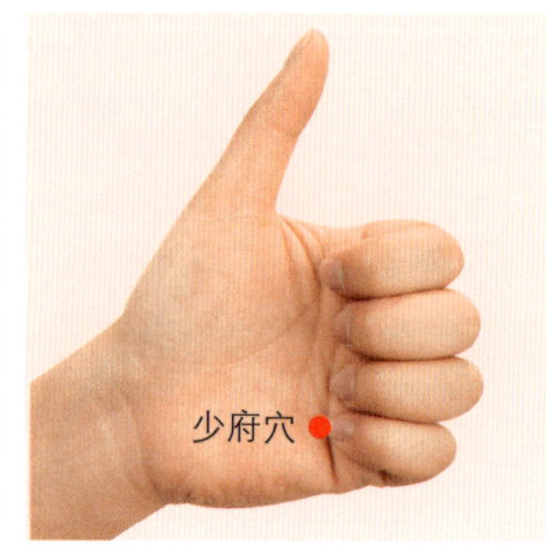

快速取穴：半握拳，小指指尖所指骨缝中。

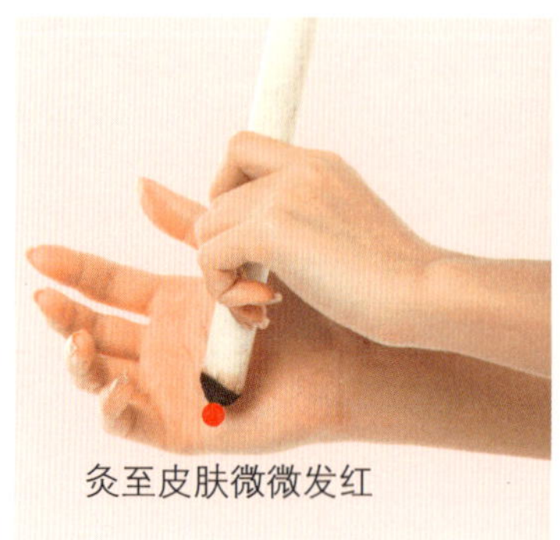

艾灸方法：对准穴位，距皮肤 1.5~3 厘米，灸至皮肤微微发红发烫。

解溪穴

解溪穴是胃经的经穴，属火。解者，解开、解运也；溪者，小溪之水也。顾名思义就是解开流水的通道，使水正常运行；这里的水指的就是血液之意。因血液循环不好而出现的下肢无力、头昏脑涨之证就可刮拭此穴进行缓解。

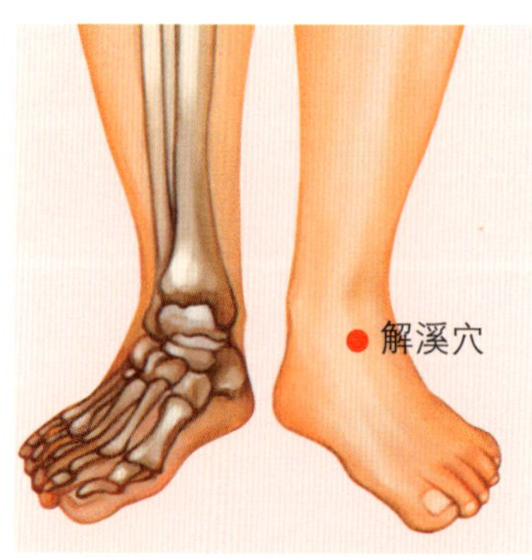

位置：在踝区，踝关节前面中央凹陷中，踇长伸肌腱与趾长伸肌腱之间。

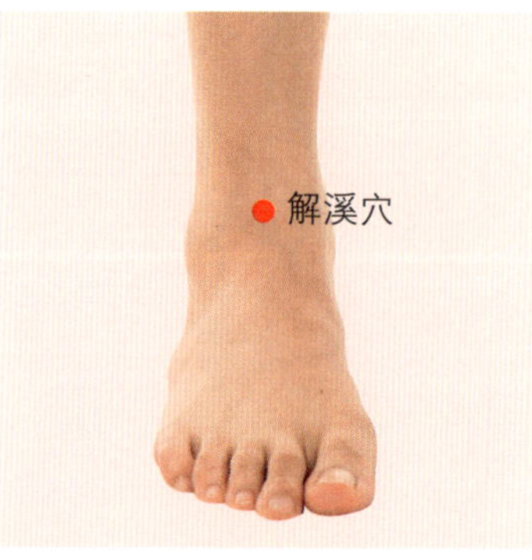

快速取穴：足背与小腿交界处的横纹中央凹陷处，位于足背两条肌腱之间。

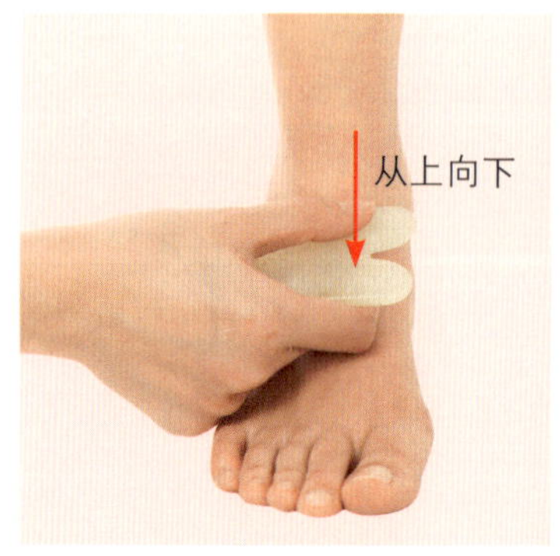

刮痧方法：用刮痧板从上向下刮拭解溪穴。

天池穴

天池穴是心包经上的发源穴，它可以排除心包经上的浊气，有清心的作用。可以缓解胸闷、胸痛。

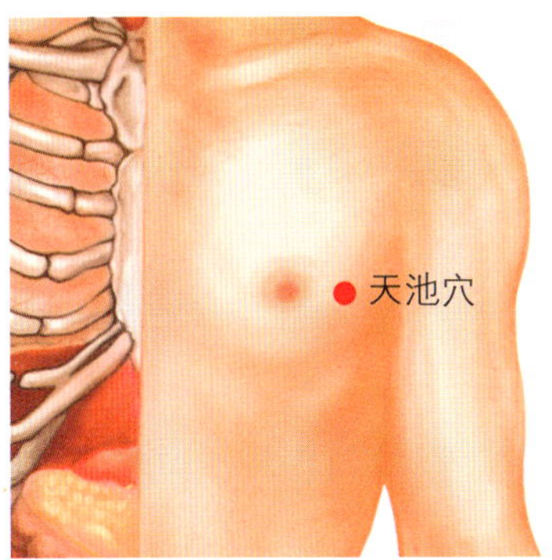

位置：在胸部，第 4 肋间隙，前正中线旁开 5 寸。

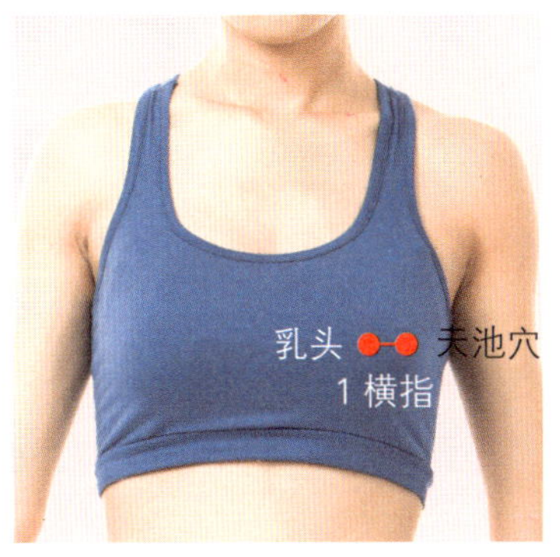

快速取穴：自乳头沿水平线向外侧旁开 1 横指，按压有酸胀感处。

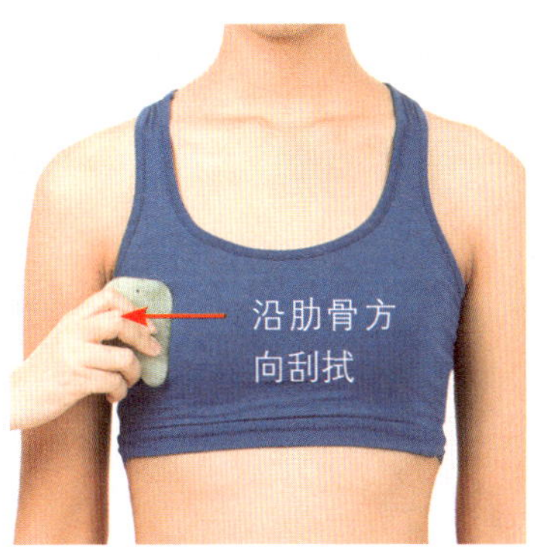

刮痧方法：用刮痧板沿肋骨方向向外刮拭天池穴。

极泉穴

中医认为“极”是高、极致的意思；心主血脉，如水流之，故名“泉”；“极泉”的意思就是指最高处的水源，心脏供给全身的血液就是以这个穴为起点。经常刺激极泉穴，具有使气血流通的作用，是治脑血栓和上肢不遂的要穴。

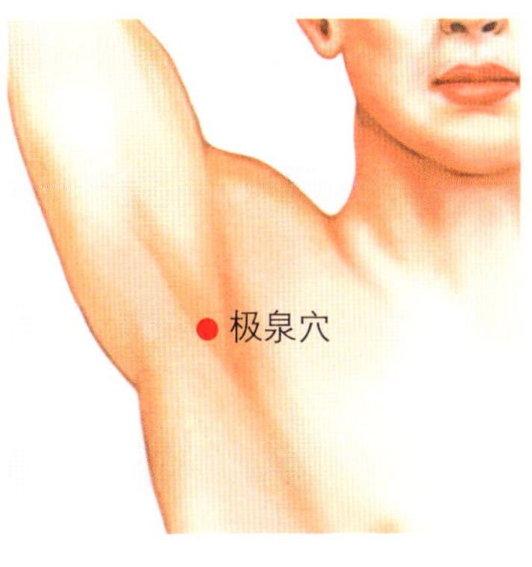

位置：在腋区，腋窝中央，腋动脉搏动处。

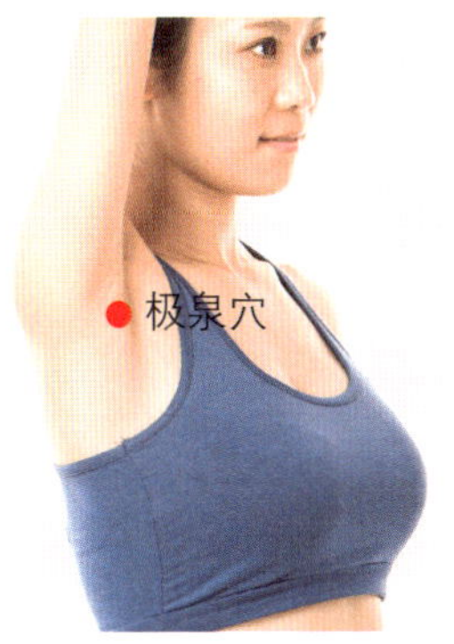

快速取穴：腋窝正中，腋动脉搏动处。

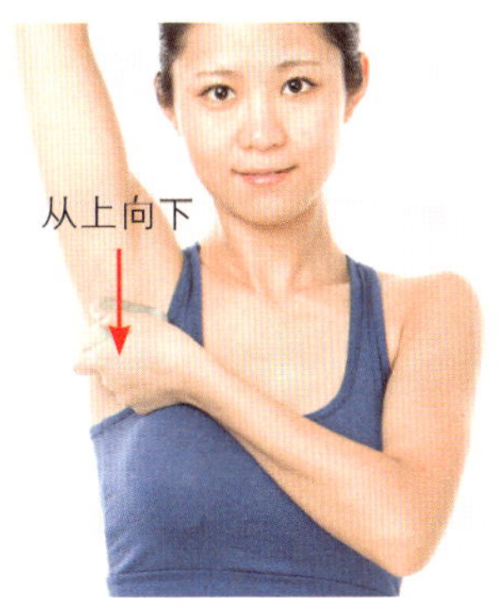

刮痧方法：用刮痧板从上向下轻柔地刮拭极泉穴。

神门穴

神门穴属土。神者，精神、智慧也；门者，门户也，由此名便知此穴充满了神奇功效而不可小视。因为心与小肠相表里，所以神门穴不光能治疗心脏和脑神经方面的疾病，还能治疗消化系统的疾患。如冠心病、心绞痛、高血压、惊后失眠、心烦心慌、头痛、抽筋、癫痫等症状，均可灸神门穴。

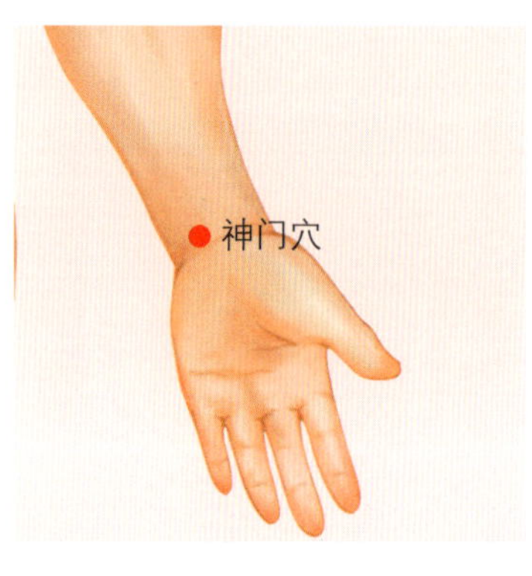

位置：在腕前区，腕掌侧远端横纹尺侧端，尺侧腕屈肌腱的桡侧凹陷处。

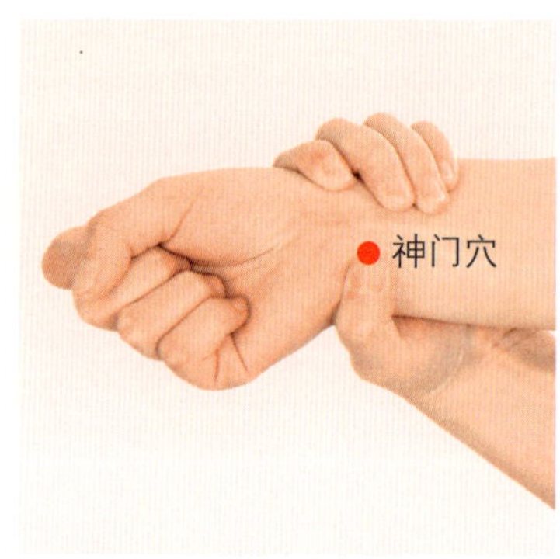

快速取穴：微握掌，另手四指握住手腕，屈拇指，指甲尖所触凹陷处。

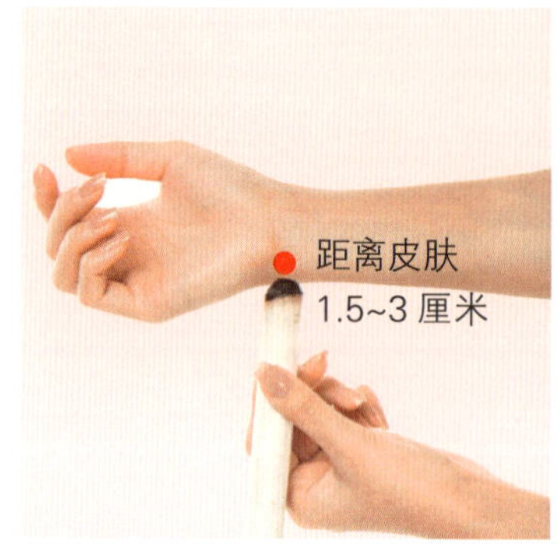

艾灸方法：对准穴位，距离皮肤 1.5~3 厘米，艾灸至皮肤微微发红发烫。

三阴交穴

三阴交穴名意指足部的三条阴经中气血物质在本穴交会。本穴物质有脾经提供的湿热之气，有肝经提供的水湿之气，有肾经提供的寒冷之气，可健脾益血、调肝补肾，并可以双向调节血压。

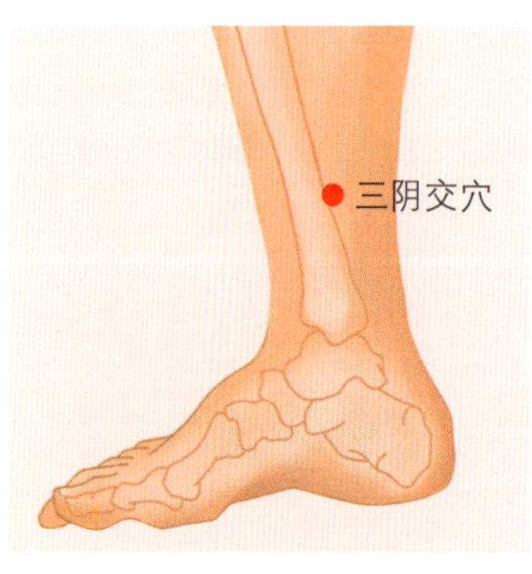

位置：在小腿内侧，内踝尖上 3 寸，胫骨内侧缘后际。

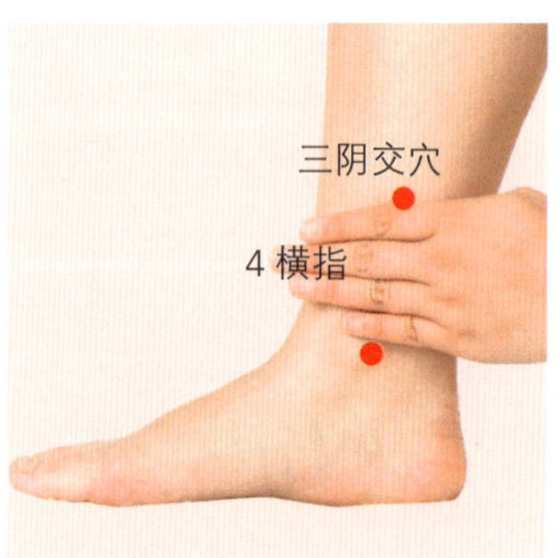

快速取穴：手四指并拢，小指下缘靠内踝尖，食指上缘所在水平线与胫骨后缘交点。

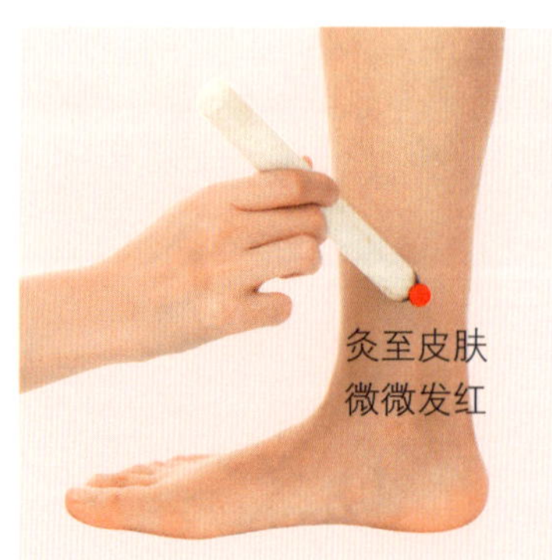

艾灸方法：对准穴位，距皮肤 1.5~3 厘米，灸至皮肤微微发红发烫。

神阙穴

神阙穴是任脉上的阳穴，命门穴是督脉上的阳穴，两穴前后相连，阴阳和合，是人体生命能源的所在地，艾灸神阙穴可以调节人体的百脉气血。

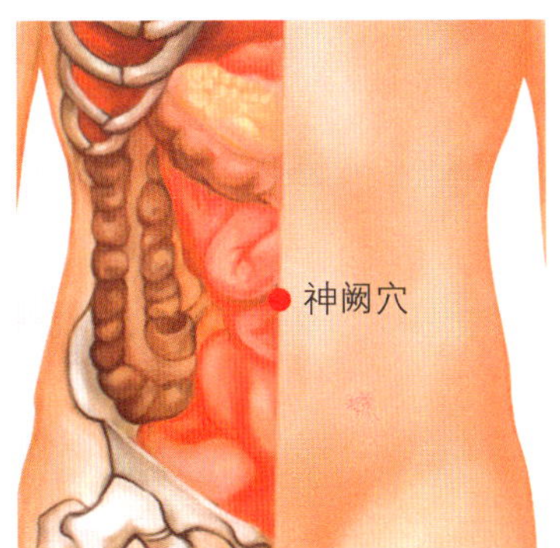

位置：在脐区，脐中央。

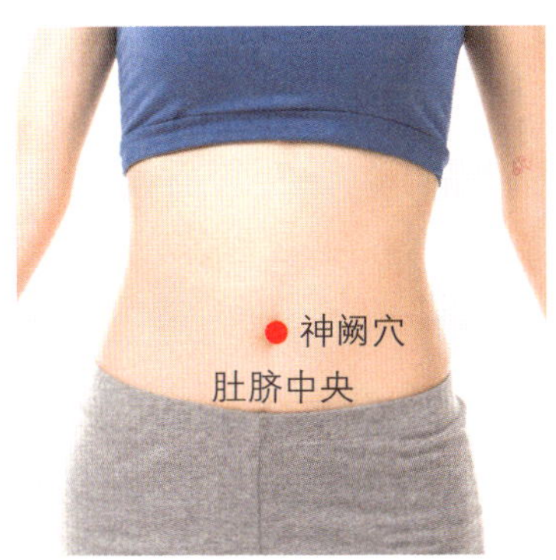

快速取穴：在腹部，肚脐中央即是。

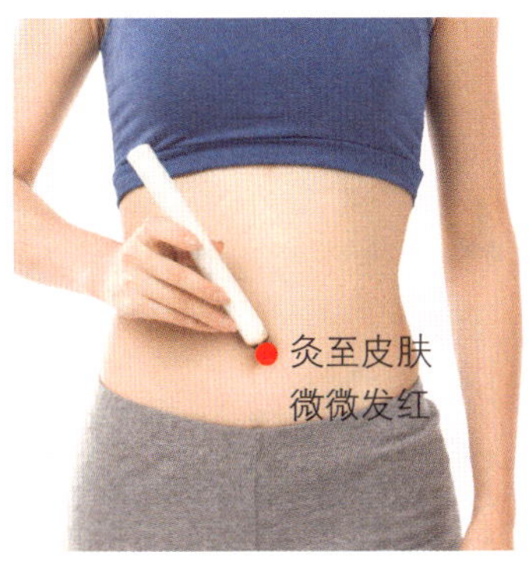

艾灸方法：对准穴位，距皮肤 1.5~3 厘米，灸至皮肤微微发红发烫。

悬钟穴

悬钟穴具有调节气血、舒筋活络、清热生气、疏肝益肾的功效，现代常用于预防和治疗心脑血管病、高血压、高脂血症等疾病。

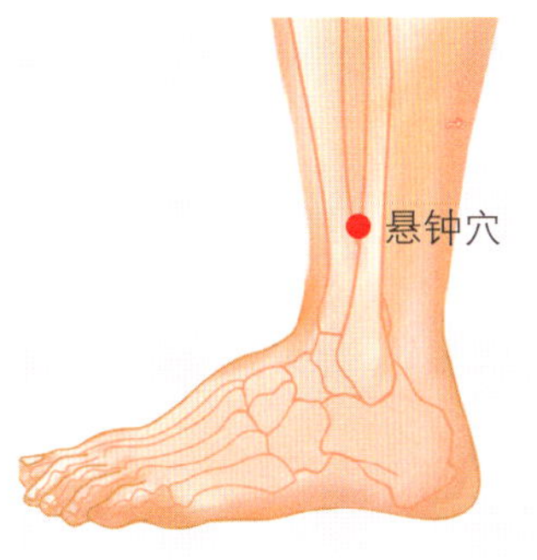

位置：在小腿外侧，外踝尖上 3 寸，腓骨前缘。

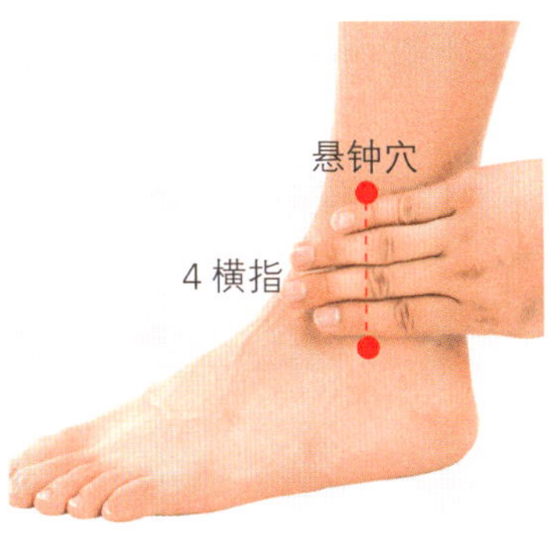

快速取穴：外踝尖直上 4 横指处，腓骨前缘处。

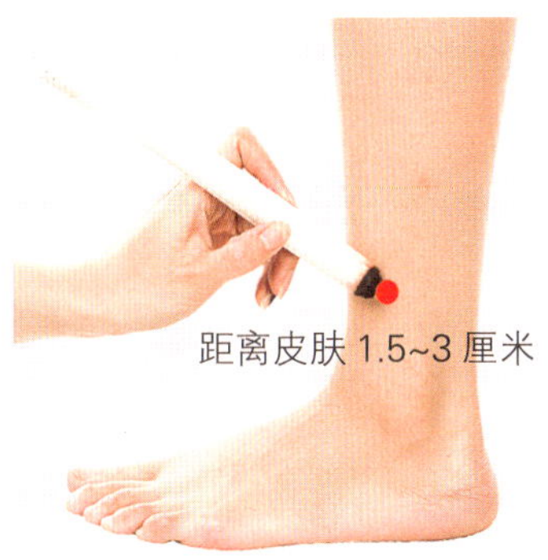

艾灸方法：点燃艾条，对准穴位，距离皮肤 1.5~3 厘米，艾灸至皮肤微微发红发烫。

关元穴

关元穴属任脉，位于小腹，与肾脏关系密切，为男子藏精、女子蓄血之所在。老年人肾气渐衰，肾精渐少，是导致器官衰老的一个主要因素，故常灸关元穴可补益肾气、填补肾精、延缓衰老。

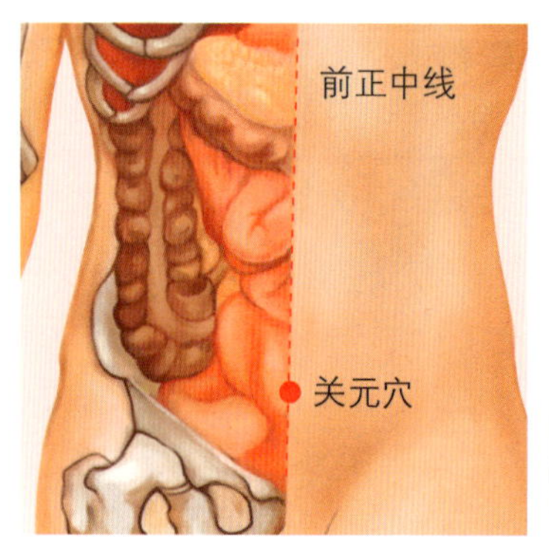

位置：在下腹部，脐中下 3 寸，前正中线上。

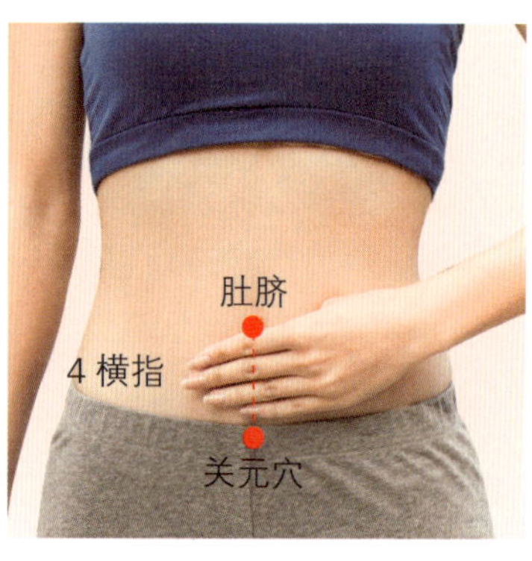

快速取穴：在下腹部，正中线上，肚脐中央向下 4 横指处。

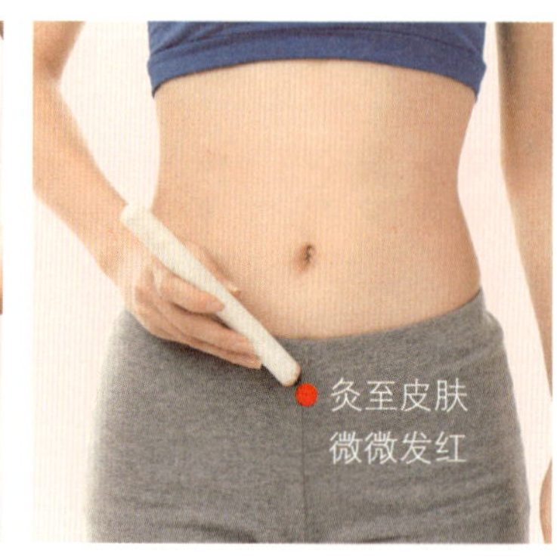

艾灸方法：对准穴位，距皮肤 1.5~3 厘米，灸至皮肤微微发红发烫。（此图仅为示意，艾灸时应直接对准皮肤。）

气海穴

气海穴是元阳之本、真气生发之处，更是人体生命动力之源泉。此穴能鼓舞脏腑经络气血的新陈代谢，使之流转循环自动不息。

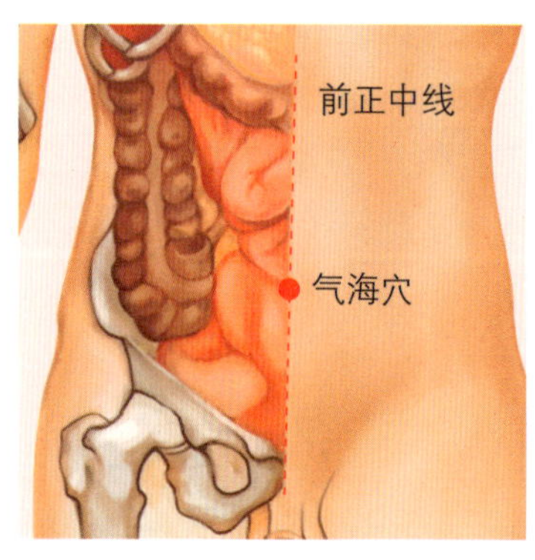

位置：在下腹部，脐中下 1.5 寸，前正中线上。

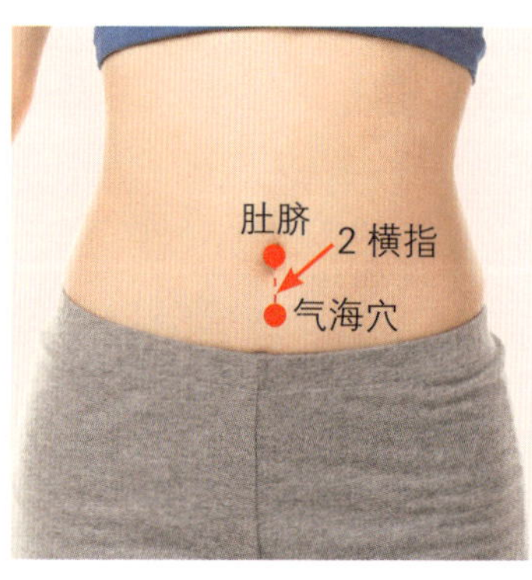

快速取穴：在下腹部，正中线上，肚脐中央向下 2 横指处。

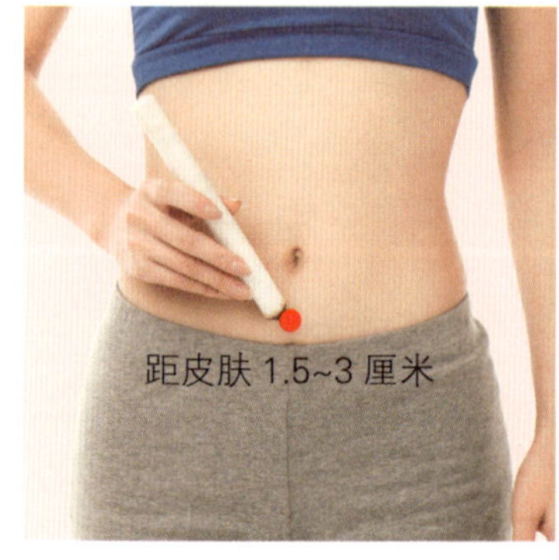

艾灸方法：对准穴位，距皮肤 1.5~3 厘米，灸至皮肤微微发红发烫。

劳宫穴

劳宫穴有调血润燥、安神和胃、通经祛湿、熄风凉血之功效。主治昏迷、晕厥、中暑、呕吐、心痛、癫狂、痫证、口舌生疮、口臭、鹅掌风等。

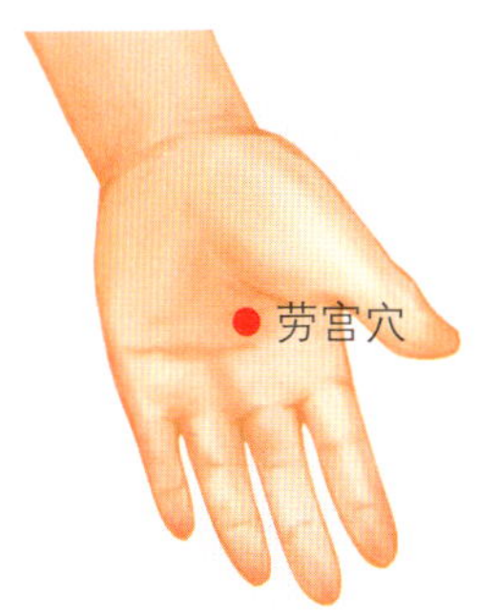

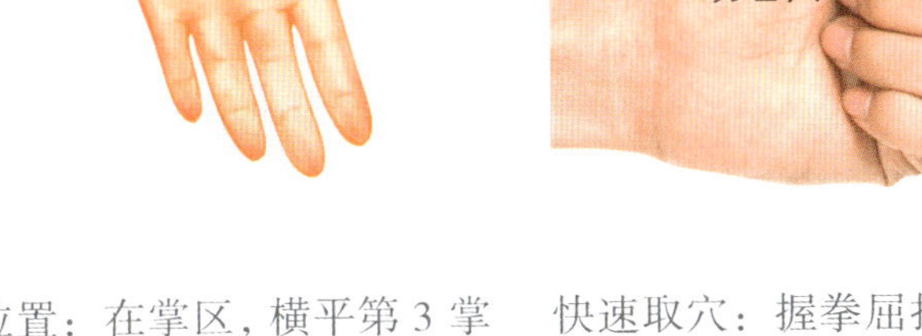

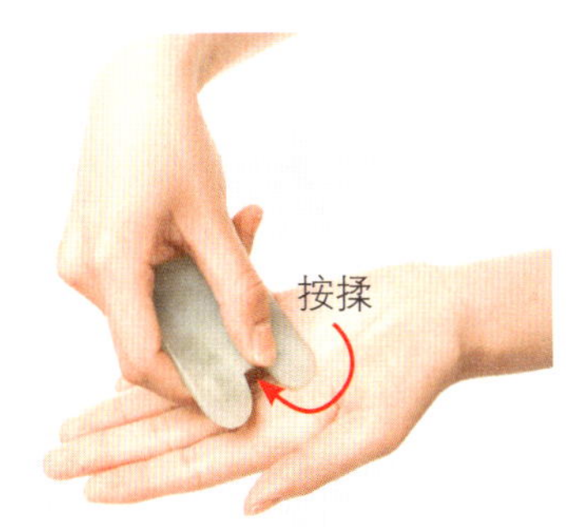

位置：在掌区，横平第3掌指关节近端，第2、第3掌骨之间偏于第3掌骨。

快速取穴：握拳屈指，中指尖所指掌心处，按压有酸痛感处即是。

刮痧方法：用刮痧板刮拭掌心，向手指方向刮拭，重点刮试劳宫穴。

行间穴

行间穴为人体足厥阴肝经上的主要穴道之一，主要治疗脑卒中、癫痫、头痛、目眩、目赤肿痛、青盲、口歪等肝经风热所致病症。

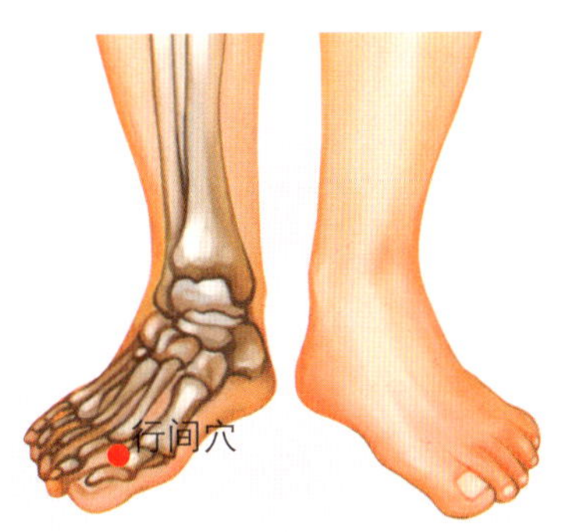

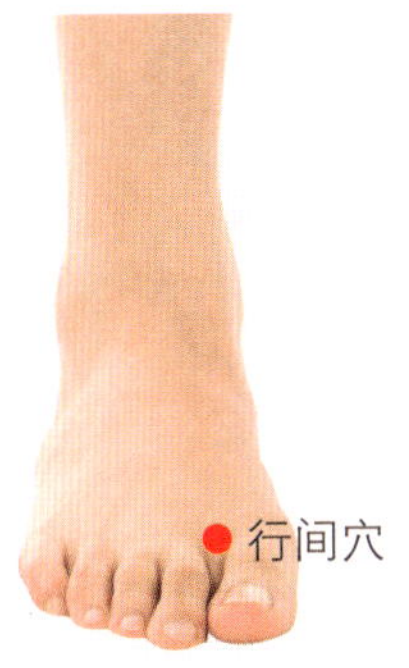

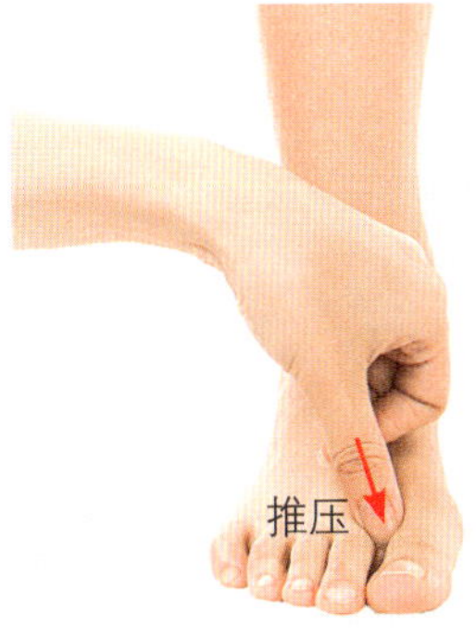

位置：在足背，第1、第2趾间，趾蹼缘后方赤白肉际处。

快速取穴：在足背部第1、第2两趾之间连接处的缝纹头处。

按摩方法：用拇指指腹推压行间穴，力度以稍重为宜。

合谷穴

合谷穴在虎口处，属手阳明大肠经，具有镇静止痛、通经活经、清热解表的功效。主治身热、头痛、眩晕、目赤肿痛等疾病。

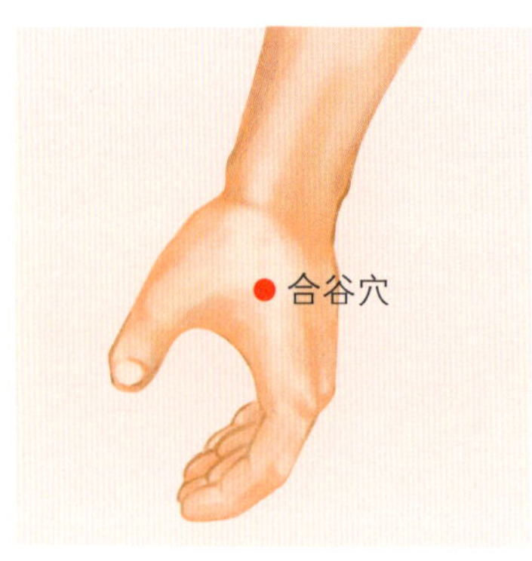

位置：在手背，第1、第2掌骨之间，约平第2掌骨中点处。

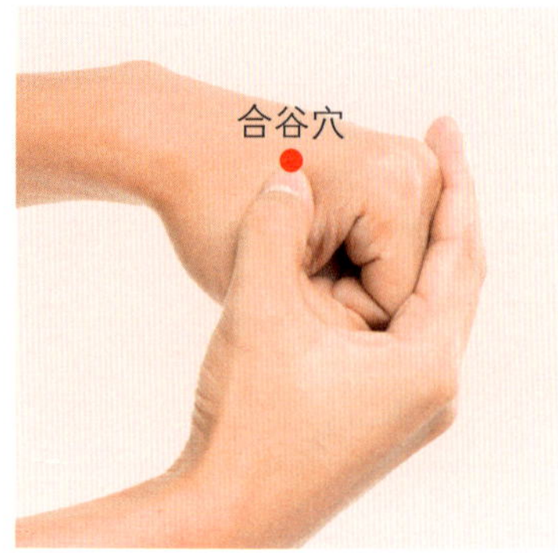

快速取穴：轻握拳，拇、食指指尖轻触，另手握拳，拇指指腹垂直下压处即是。

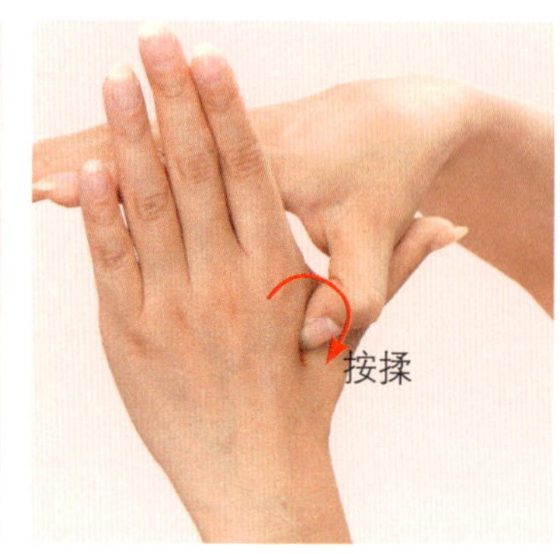

按摩手法：用拇指指尖按揉5~10分钟，有酸胀、微痛的感觉为宜。

大陵穴

大陵穴是手厥阴心包经的腧穴和原穴。主治心痛、心悸、胃痛、呕吐、惊悸、癫狂、痫证、胸胁痛、腕关节疼痛、喜笑悲恐。

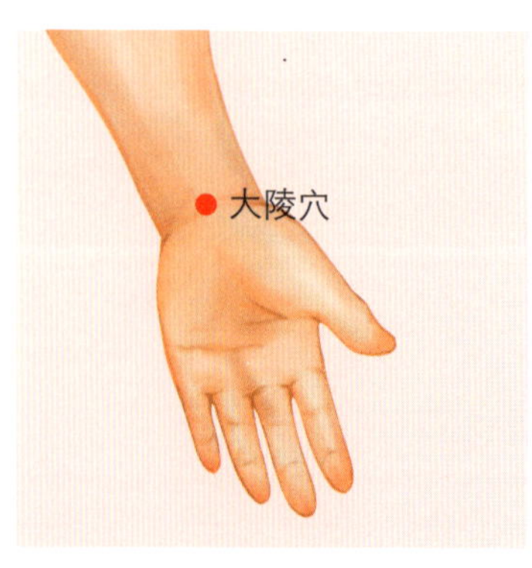

位置：在腕前区，腕掌侧远端横纹中，掌长肌腱与桡侧腕屈肌腱之间。

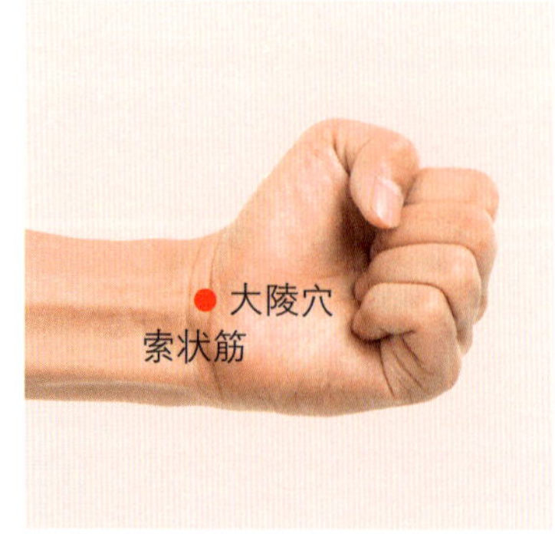

快速取穴：微屈腕握拳，从腕横纹上，两条索状筋之间即是。

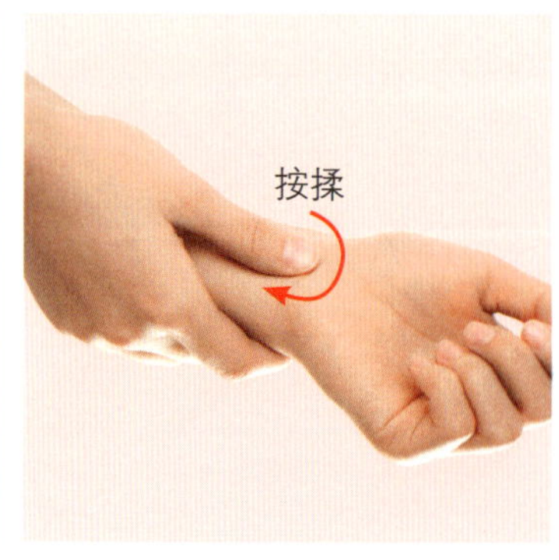

按摩方法：用拇指按揉大陵穴20~30次。

血海穴

血海穴具有化血为气、运化脾血的功效，统治凡与血液循环有关的疾病，可促进血液循环，改善毛囊微循环。

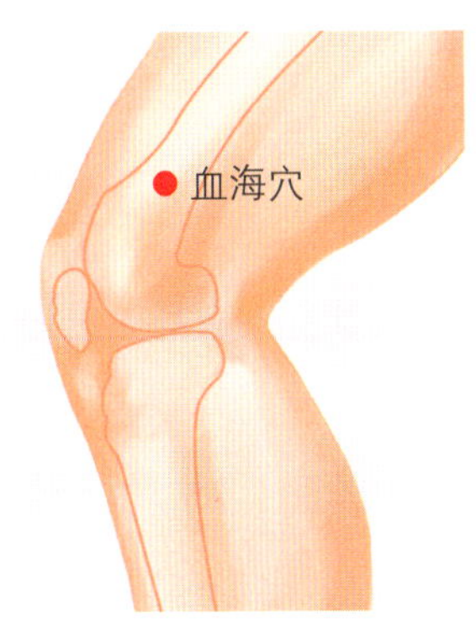

位置：在股前区，髌底内侧端上 2 寸，股内侧肌隆起处。

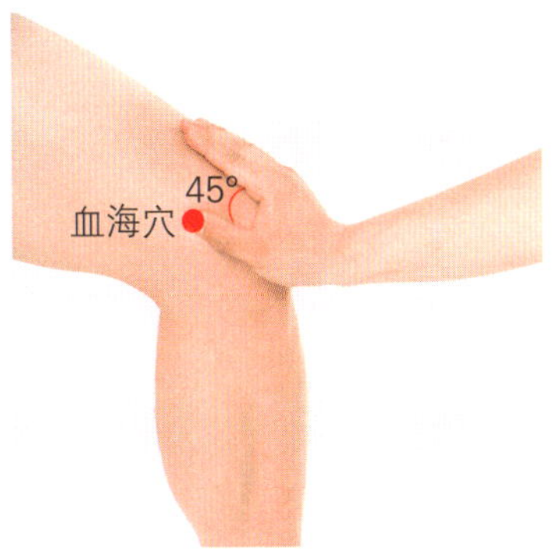

快速取穴：屈膝 90° ，手掌伏于膝盖上，拇指与其他四指呈 45° ，拇指指尖处。

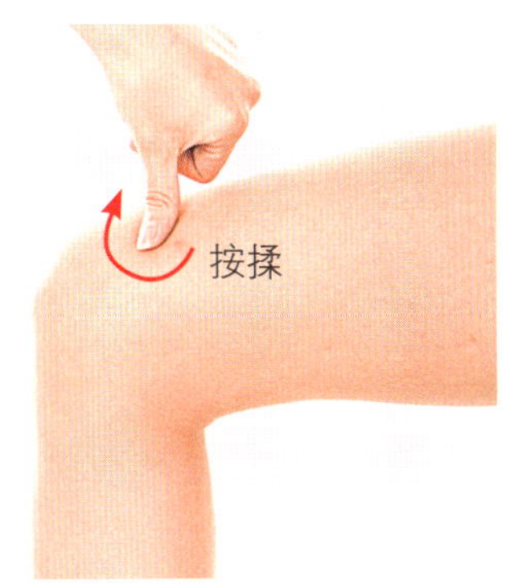

按摩方法：以拇指指腹按揉血海穴 3~5 分钟，每天 3 次。

气端穴

气端穴能通络开窍。主治足背肿痛、足趾麻木、脑血管意外、脑卒中。

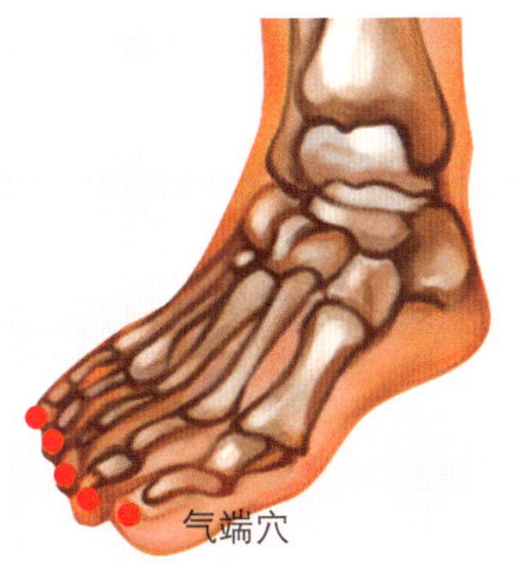

位置：在足趾，十趾端的中央，距趾甲游离缘 0.1 寸(指寸)，左右共 10 穴。

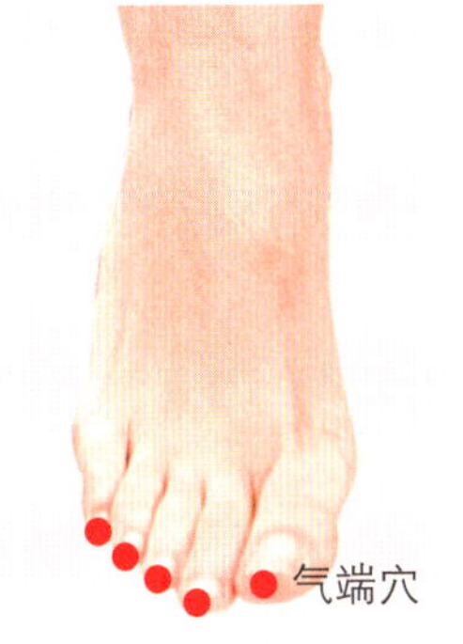

快速取穴：正坐垂足，足十趾尖端趾甲游离尖端即是。

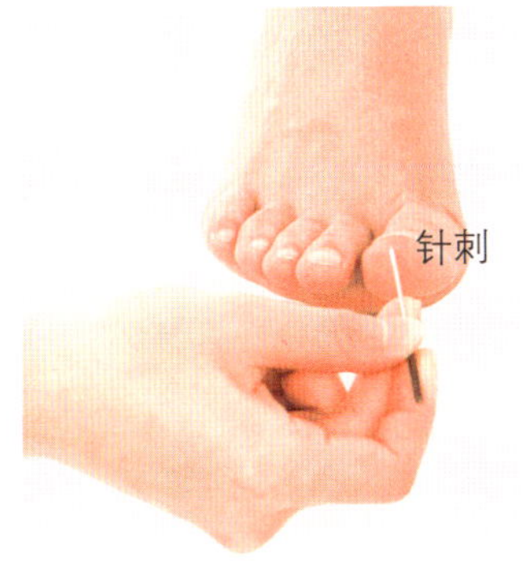

针刺方法：急救时用三棱针针刺气端穴。

耳部神门、交感、皮质下等反射区

神门反射区

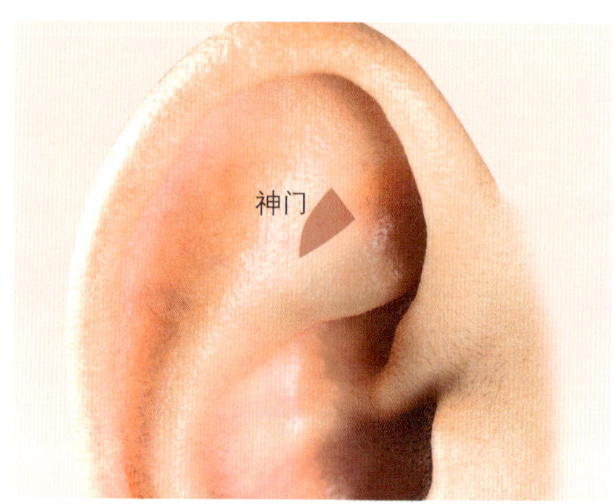

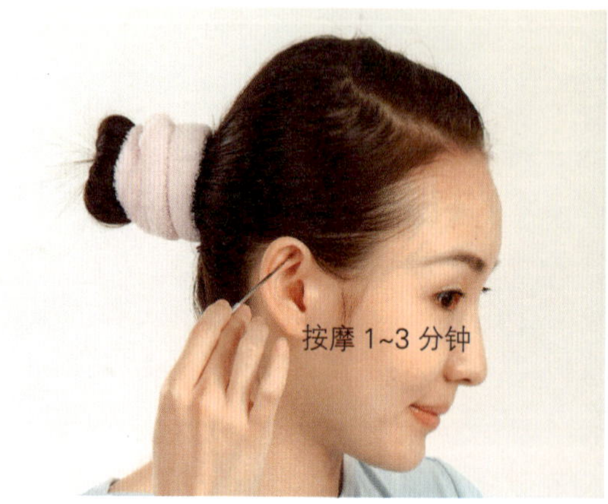

位置：在三角窝后 1/3 的上部。

按摩手法：用按摩棒对准穴位，以适当的力度按摩 1~3 分钟。也可用 0.5 厘米见方的医用胶布，将米粒压贴于此，捏压 30 秒左右。保留压贴物。

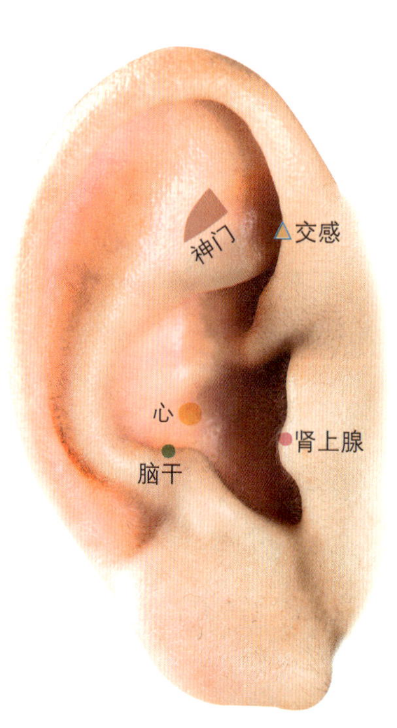

注：Δ表示内侧面，如交感在对耳轮下角前端与耳轮内缘相交处，皮质下在对耳屏内侧面。

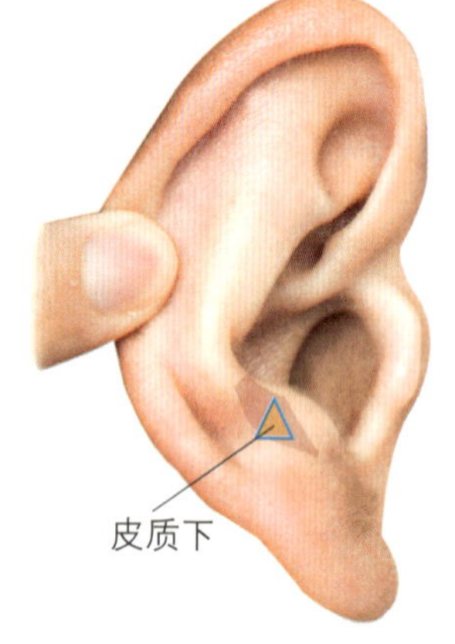

治疗冠心病

在耳部找到皮质下、心、交感、肾上腺、脑干的相应部位。每次选 4~6 个反射区，先用手指按揉，再用王不留行子贴压。每日或隔日 1 次，10 次为 1 个疗程。

治疗心肌梗死

在耳部找到皮质下、心、交感、神门、肾上腺的相应部位。每次选 4~6 个反射区，先用手指按揉，再用王不留行子贴压。每日或隔日 1 次，10 次为 1 个疗程。

手部大脑、肾上腺、胃脾大肠区等反射区

手部大脑反射区

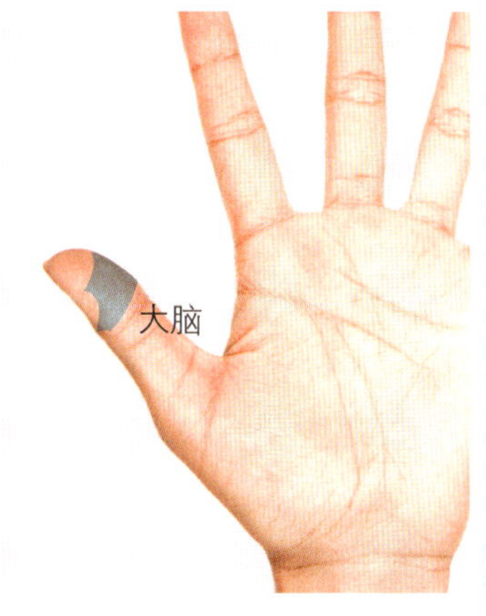

位置：在双手掌面拇指指腹。

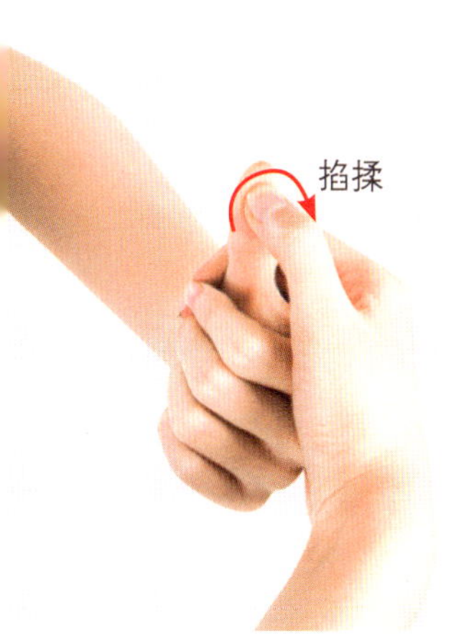

按摩手法：用拇指指腹掐揉大脑反射区 3 分钟。也可用夹子、丝带夹住或绑住该反射区，过一段时间再松开。

手部肾上腺反射区

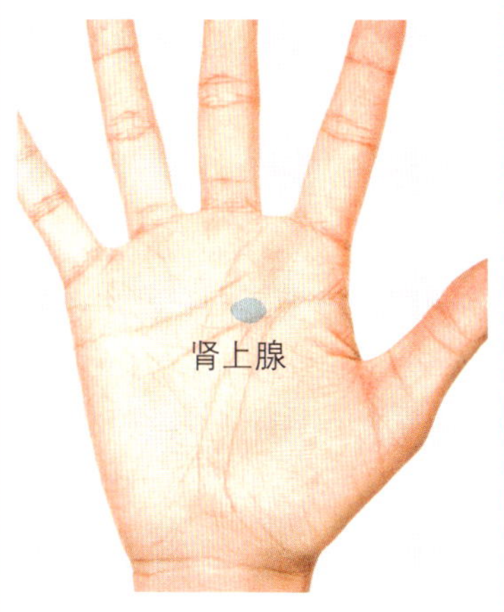

位置：双手掌侧，第 2、第 3 掌骨体远端之间。

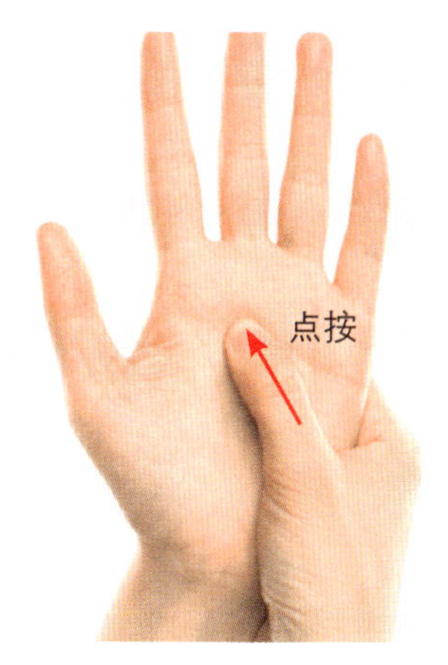

按摩手法：用拇指指尖点按肾上腺反射区 1~3 分钟，每日 2 次，力度宜轻柔，不要损伤皮肤。

手部胃脾大肠区反射区

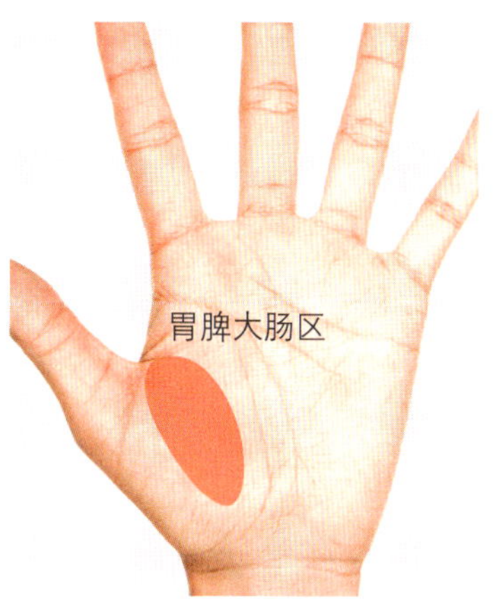

位置：双手第 1 掌骨体远端。

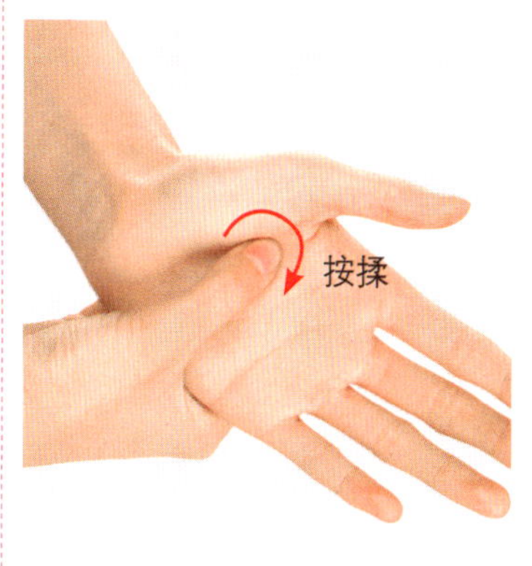

按摩手法：用拇指指腹按揉此反射区，力度略重，每次持续 3 分钟，每日 3 次。可用捆在一起的牙签或发夹的末端刺激。

手部胸椎、心反射区，足部膀胱反射区

手部胸椎反射区

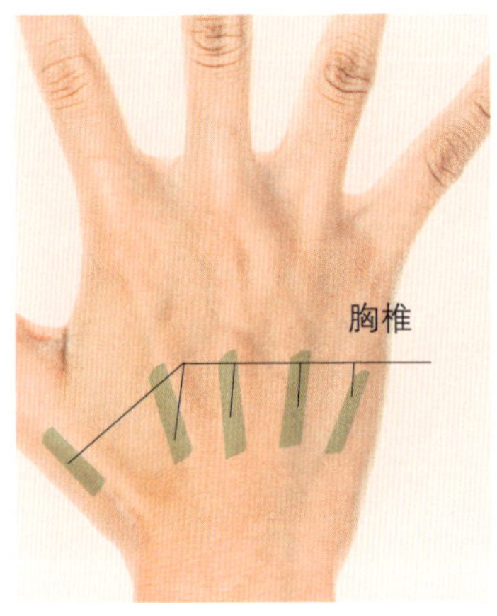

位置：双手背部，各掌骨背侧中段 2/5。

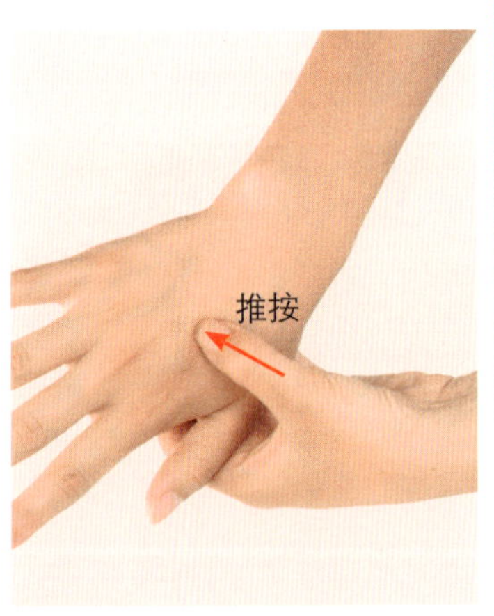

按摩手法：用拇指指腹向手腕方向推按胸椎反射区 1~3 分钟。也可以用毛刷轻刷此反射区 10~15 分钟。

手部心反射区

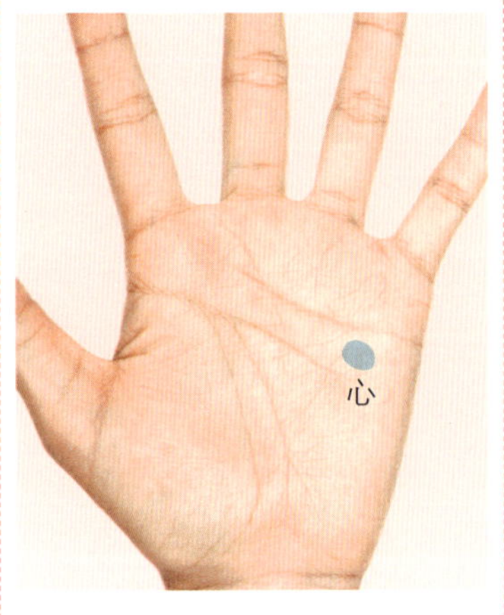

位置：左手掌侧，手掌及手背部第 4、第 5 掌骨之间，掌骨远端处。

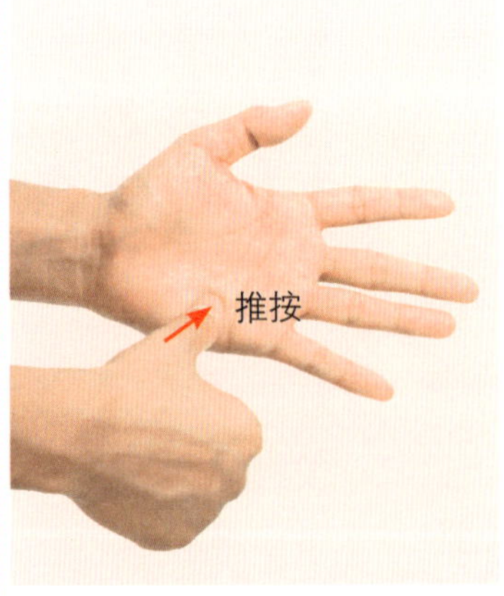

按摩手法：用拇指指腹向手指方向推按心反射区 1~2 分钟，每日 2 次，动作连续均匀，力度适中。

足部膀胱反射区

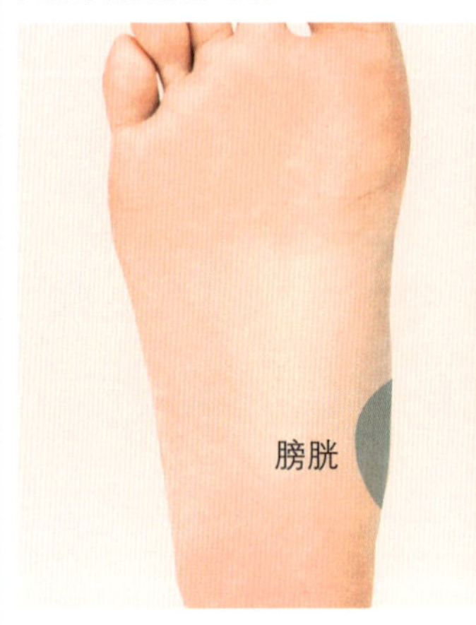

位置：双足足掌内侧内踝前方，舟骨下方踇展肌旁。

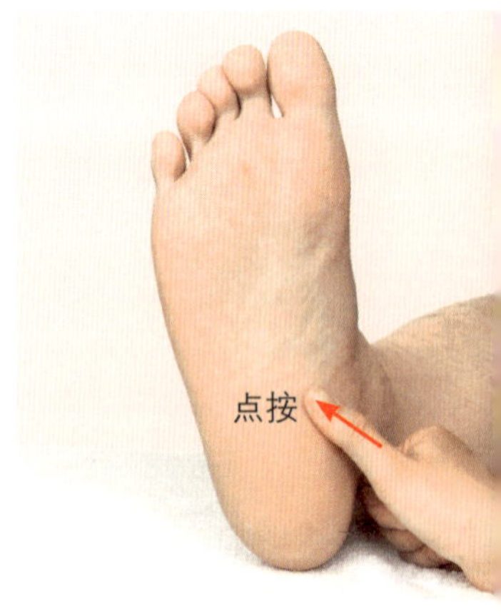

按摩手法：用拇指点按膀胱反射区约 2 分钟，每天坚持按摩 10~20 次。

足部小脑、脑干、甲状腺、心反射区

足部小脑、脑干反射区

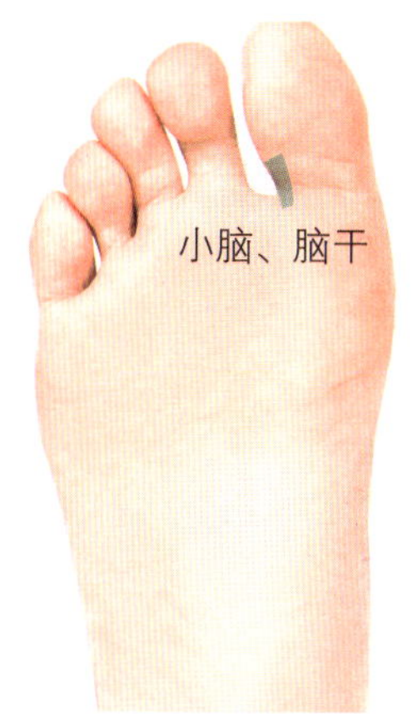

位置：位于双足拇指第1节根部正面靠近第2趾骨处。

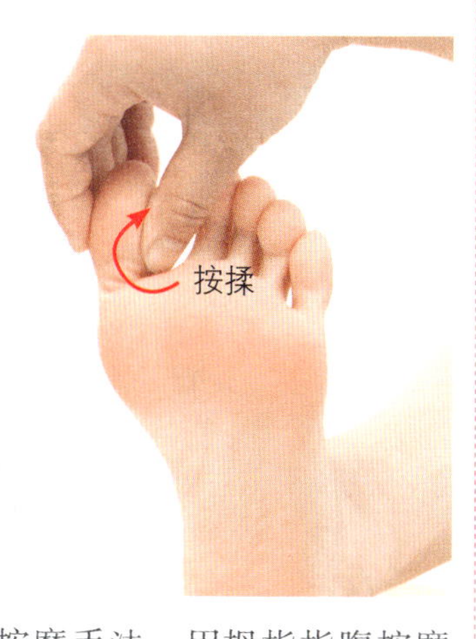

按摩手法：用拇指指腹按摩小脑、脑干反射区1~3分钟。也可用牙签或发夹刺激。

足部甲状腺反射区

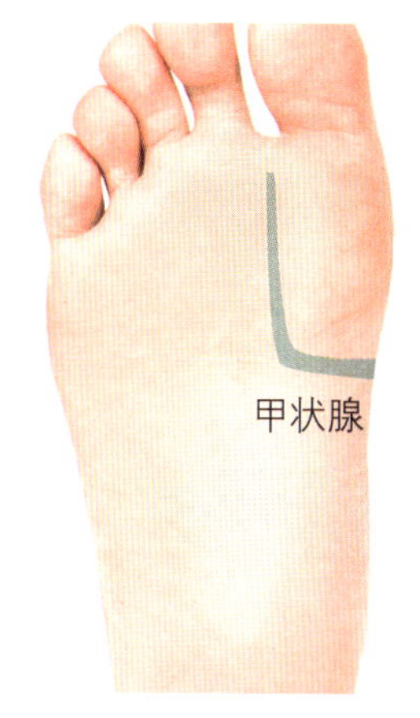

位置：双足足掌第1跖骨与第2跖骨前半部之间，并横跨第一跖骨中部的一“L”形区域。

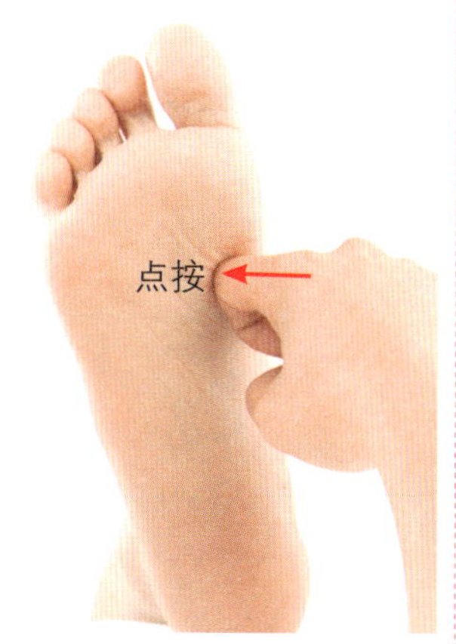

按摩手法：用食指关节点按甲状腺反射区约2分钟。用力要均匀，动作要有节奏，力度要适中。

足部心反射区

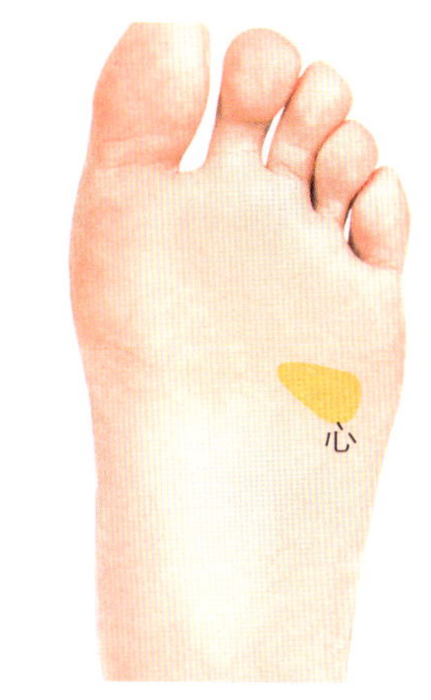

位置：左足足掌第4、第5跖骨上端。

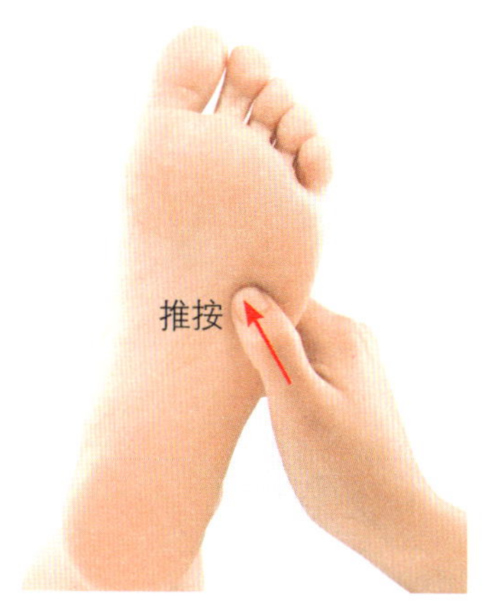

按摩手法：用拇指指腹推按心反射区1~3分钟，用力稳健，沿骨骼走向施行。

常按摩“三脖”，防心脑血管病

向来讲究整体观念的中医，对保健区域的划分和归类也总有其独特之处，手腕（手脖）、脚踝（脚脖）、颈项（脖子）在中医里就可统称为“三脖”，经常对这三个部位进行按摩，即可起到预防心脑血管病的作用。一般情况下，患有心脑血管病、肠道疾病的患者，可重点按摩或活动手腕。

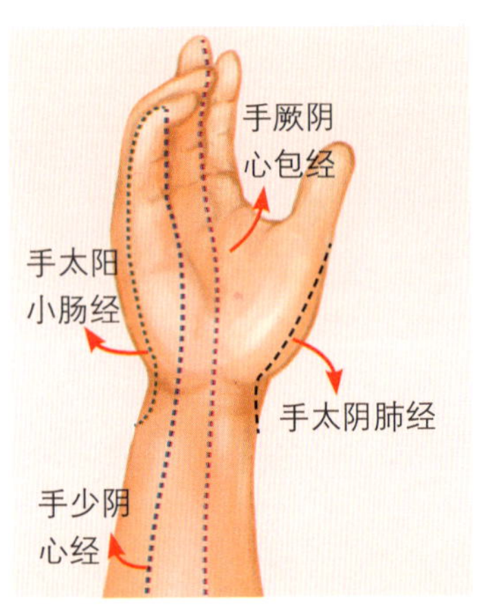

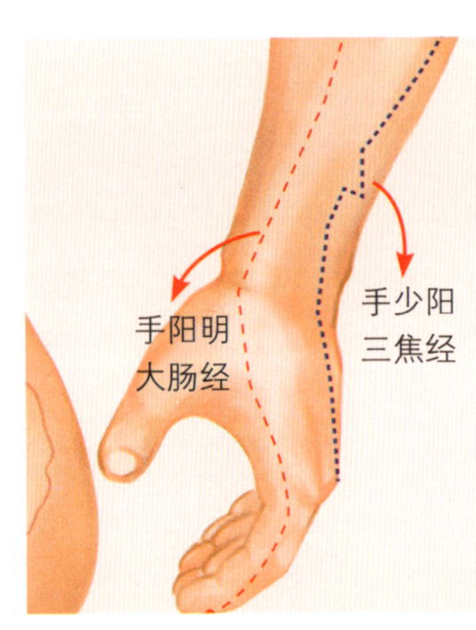

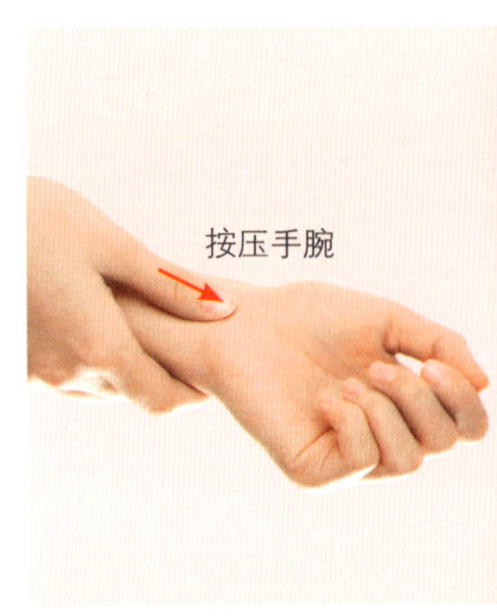

手腕被称为人的“第二心脑”，其处有 6 条经络通过，包括心、心包、肺、大肠、小肠、三焦经，如做好保健工作，能充分调动身体正气，使元气通畅，增强身体抵抗能力。可用一只手对另一只手的手腕进行按压，或沿某一方向做圆周运动；也可用双手手背进行相互按摩，或用双手交替对另一手腕周围进行捏按。此外，还可经常做手指伸缩、互抓、互拍运动，同样能起到调理气血、畅通经脉的作用，对手麻有很好的预防作用。

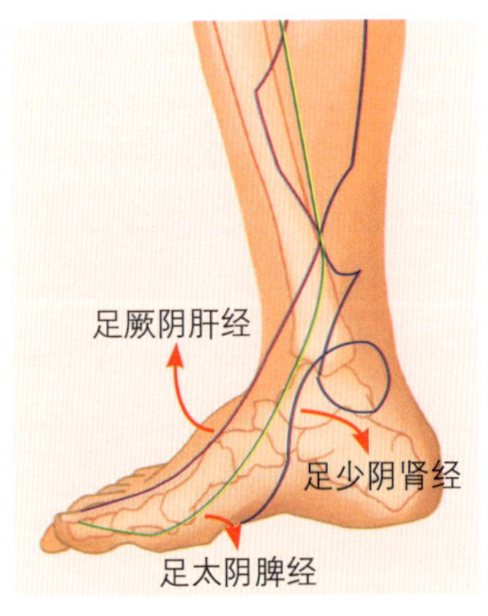

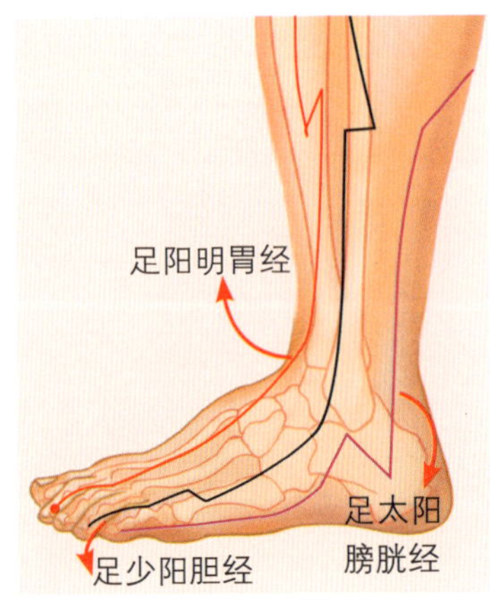

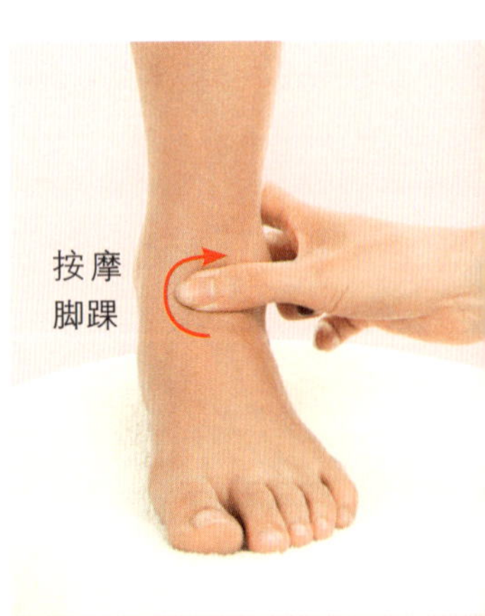

脚踝处有 6 条经络通过，包括肝经、脾经、肾经、胆经、膀胱经、胃经。对其进行保健时，建议多做脚踝屈伸、旋转运动，还可用手按摩脚踝或脚趾。经常做此运动，可通达元气，使血脉通畅，对养肾和养肝有很好的效果，还能起到预防下肢血栓等作用。

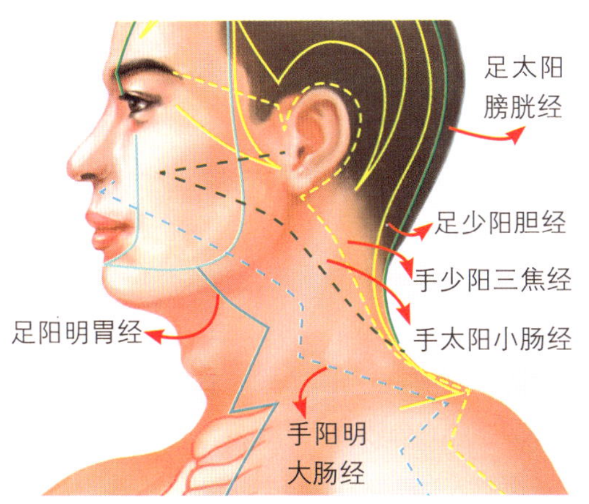

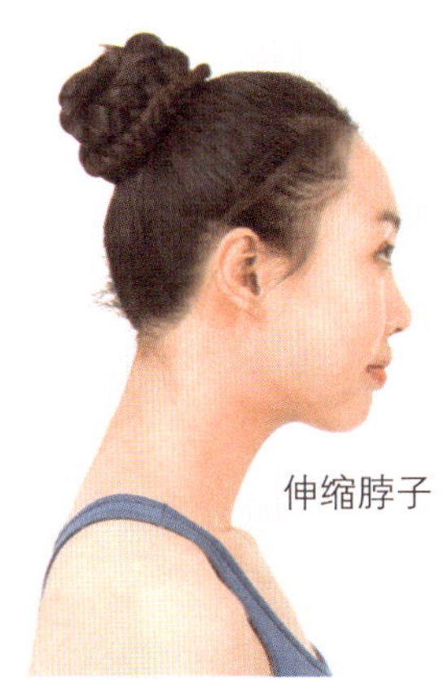
伸缩脖子

脖子是人体阴阳大脉通过的地方，也是脏腑重要经络通过之处，脖子两侧各有 6 条经脉，即身体中的胃经、胆经、小肠经、大肠经、膀胱经、三焦经经络，做好脖子的保健，能够使血脉通畅，并有效预防颈椎病等疾病。平时可像小龟似的做伸缩脖子活动，每次进行 16~32 次，这样可以起到预防脑血管堵塞的作用。

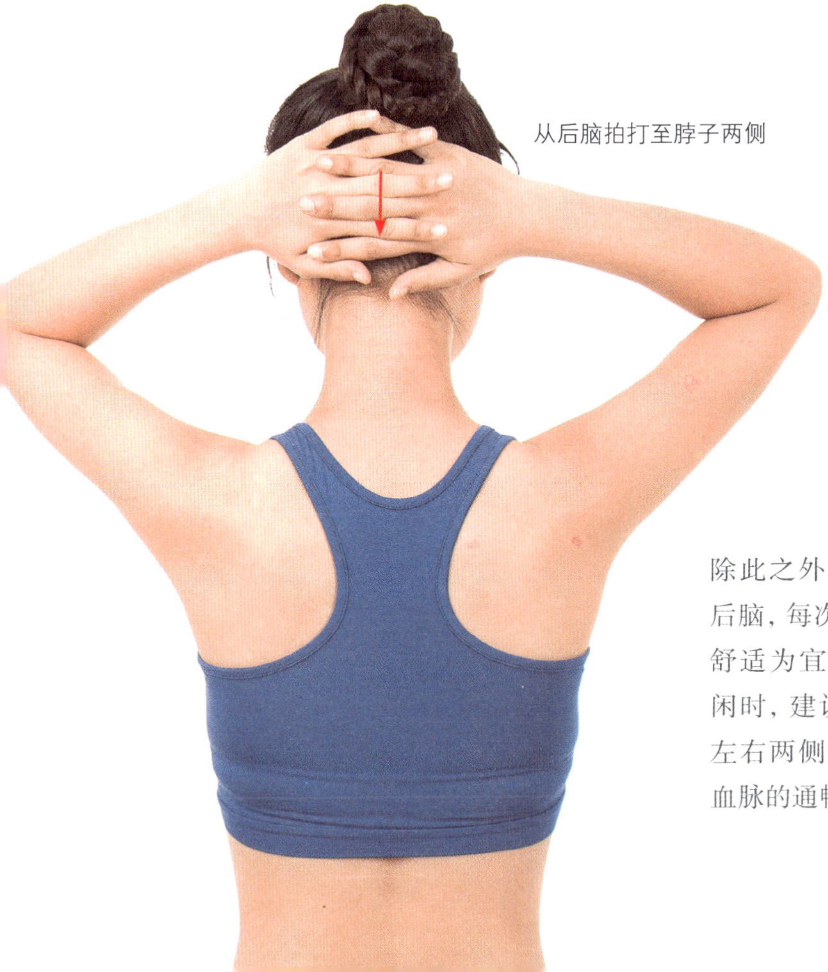

从后脑拍打至脖子两侧

除此之外，还可用双手手掌拍后脑，每次拍打数十下，以感觉舒适为宜，能防头痛感冒。空闲时，建议经常用手拍打脖子左右两侧或左右摇头，有利于血脉的通畅。

拍打心经

心经是人体十四经络之一，突发心脏病的患者可通过按摩或拍打心经上的穴位来争取救援时间。拍打心经，可有效消除心脏外部的心包积液，解除心脏所受不必要的压迫，使心脏的功能得到正常的发挥，并将血液输送到身体各个部位，将堆积的废物带走。

注意事项：

1. 凝血功能不好的人不适合拍打心经。
2. 拍打力度切勿过大。

方法：循着心经走向，由上向下拍打，每日一两次，每次 3 分钟左右。

手少阴心经

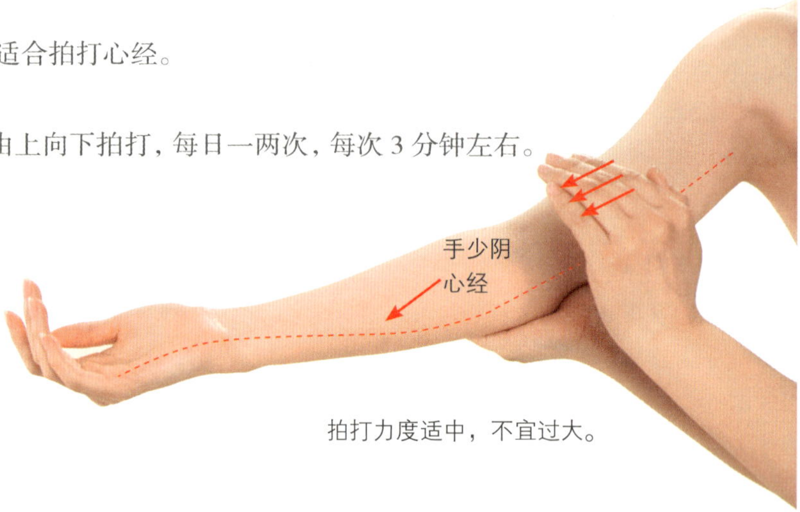

拍打力度适中，不宜过大。

敲打心包经

中医所说的心包就是心外面的一层薄膜，能够代心受过，替心受邪，即外邪侵犯人体时它可代替心去承受侵袭。而敲击或按揉心包经可使血液流动加快，使附着在血管壁上的胆固醇剥落，随后排出体外。心包经是循着人体胳膊中线而行，从乳旁到中指间，这就是心包经循行的路线。它非常好找，也便于按摩。

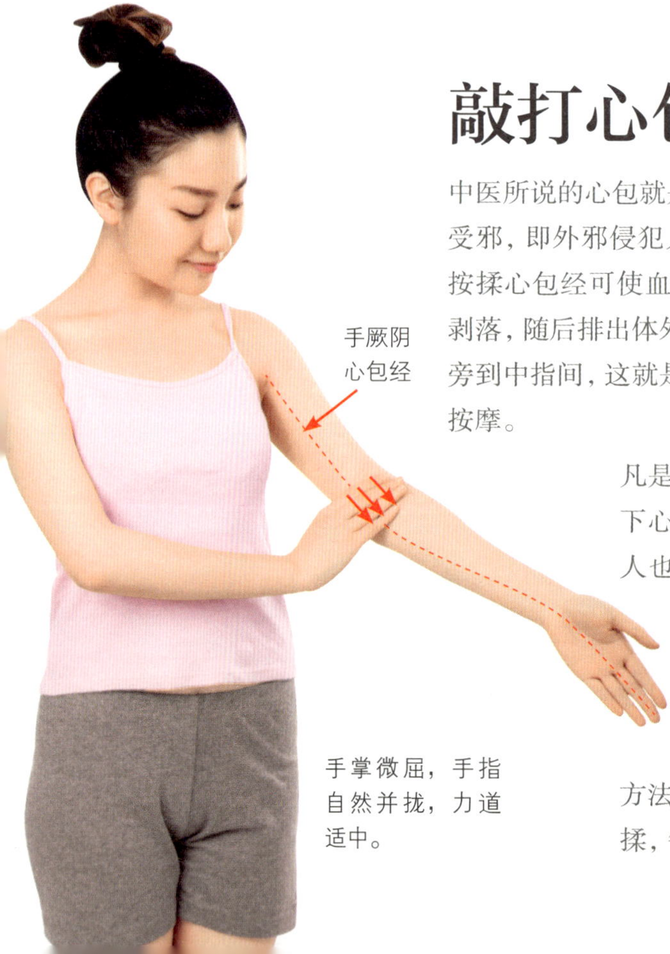

手厥阴心包经

凡是有心脑血管病的患者，都应该好好调理一下心包经。没有这方面病痛，但压力比较大的人也要多与它“打交道”，因为它就是生命的“守护神”。如果一个人心脑血管有问题，那他的心包经肯定堵塞了，这时一定要尽早打通心包经。值得一提的是，选心包经时，通常选择左臂，因为左边离心脏近。

方法：循着心包经的走向，由上向下敲打或按揉，每日一两次，每次 3 分钟左右。

手掌微屈，手指自然并拢，力道适中。

术后也要牢记的急救方法

突发心绞痛

心绞痛常发生在劳累、饱餐、受寒和情绪激动时，突然出现胸骨后范围不明确的闷痛、压榨痛或紧缩感，疼痛向右肩、中指、无名指和小指放射。患者自觉心慌、窒息，有时伴有濒死的感觉。每次发作历时 1~5 分钟。不典型的心绞痛表现多种多样，有时仅有上腹痛、牙痛或颈痛。

心绞痛突发要主动咳嗽

如果出现呼吸困难，可坐起或将后背垫高，斜靠在床上，备有氧气设备的可以吸氧。对急性心律失常者，应引导患者咳嗽，咳嗽的能量，有可能使患者转危为安。

咳嗽能够使胸腔内压力骤然升高，促进血液循环，同时咳嗽产生的胸腹腔压力，对心脏起到了挤压作用，就好像给患者在体外实施了心脏按压。有专家认为，这实际上是利用了“胸泵机制”，强迫血液流向大脑，在心脏不能正常跳动的情况下，可以暂时使患者保持清醒。

若发生昏厥，应立即让患者平卧，抬高下肢 15 秒以增加回心血量，松开患者的衣领或过紧的衣服，若意识未能立即恢复，应使患者的头向后仰，以防舌向后阻塞呼吸道。

心绞痛的家庭急救措施

1. 让患者立即停止一切活动，坐下或卧床休息。含服硝酸甘油片，1~2 分钟即能止痛，且持续作用半小时；或含服异山梨酯（消心痛）一两片，5 分钟奏效，持续作用 2 小时，也可将亚硝酸异戊酯放在手帕内压碎嗅之，10~15 秒即可奏效。

硝酸甘油片和亚硝酸异戊酯皆属于速效扩血管药物。其中亚硝酸异戊酯效果更快、作用更强，但维持药效的时间短，仅 7~8 分钟；而硝酸甘油片可维持药效达 30 分钟。由于亚硝酸异戊酯的扩血管作用强，故在用药后可能出现短暂的低血压。为防不测，用药见效后，应立即找地方坐下休息。但是，同时有青光眼的患者上述两种药物均不能服用，否则可因眼压升高而引起剧烈眼痛、头痛、视力模糊。

2. 若当时无解救药，也可指掐内关穴或压迫手臂酸痛部位，也可起到急救作用。

3. 休息片刻，待疼痛缓解后马上送医院检查。如果近期内发生心绞痛次数增加，间隔时间缩短，疼痛加重，持续时间超过 10 分钟，舌下含硝酸甘油用量增加或效果不好。往往是由于冠状动脉病变进一步进展，心绞痛呈不稳定型，很可能是心肌梗死的前驱症状，应及早到医院治疗，以免延误病情。

宁心安神按压内关穴

位置：前臂掌侧、腕横纹上 2 寸，掌长肌腱与桡侧腕屈肌腱之间。

快速取穴：微屈腕握拳，从腕横纹向上量 3 横指，两条索状筋之间。

按摩手法：用拇指指尖垂直掐按 2~3 分钟，有酸胀、微痛的感觉为宜。每天 2 次。

耳穴按压活气血

除常规现代医学治疗外，大家不妨可考虑采用中医方式进行日常保健，增加抵抗力。中医保健方法有很多，其中以“活血化瘀”法（常用丹参、红花、川芎、蒲黄、郁金等）和“芳香温通”法最为常用。此外，针刺、穴位按摩或耳穴按压治疗也有一定疗效。

“耳穴按压法”这样进行：取一根火柴，或是牙签、细干树枝，用其末端，在耳郭的耳轮角中，触探最敏感的痛点，即耳中穴。然后，持细棒稍加用力按压此穴，大约 1 分钟即可出现止痛的疗效，2~3 分钟可以缓解心绞痛。他人操作要比自行操作效果更好些。临床观察采用耳中穴按压以缓解心绞痛，疗效极为显著。细棒按压耳中穴时，有刺痛、酸痛、胀痛、灼烧痛以及麻木等感觉，这是正常的反应。可以先压左侧耳中穴，如果按压效果不明显，改用右侧耳中穴按压。该法适用于心绞痛较轻者，或缓解期患者，平时可将消毒后的王不留行子放于胶布中间，接着将药粒对准所选的耳中穴处贴敷。每日自行按揉药粒 6~10 次，以局部有发热，麻痛感为度，每次按揉 10 分钟。也可于每次发作前或发作时按揉至症状消失。每 5 天换贴一次，两耳交替敷贴，该法通过具有活血止痛作用的王不留行子对耳中穴的刺激，可调节植物神经功能，松弛血管平滑肌，减少心肌耗氧量，疏通经络，化瘀通络，活跃周围微循环，改善心肌的供血供氧量，从而达到镇静、理气、活血、止痛的目的。

突发高血压

高血压是一种常见的疾病，属于慢性疾病。当高血压患者出现血压升高时，会增加心肌梗死、心脏性猝死、脑出血或脑梗死以及肾衰竭等恶性事件发生的危险。假如突然出现高血压急症且在家中发生，这时候该如何急救呢？

家中一般应配备听诊器、血压表、常用降压药和硝酸甘油制剂等心血管病急救用品，有条件的还可添置氧气袋。一旦发病，应及时采取正确的急救措施，为抢救患者的生命赢得宝贵的时间。

高血压的急救方法

1. 高血压危象：因血压骤然升高而出现剧烈头痛，伴有恶心、呕吐、胸闷、视力障碍、意识模糊等神经症状。

急救措施：此刻患者应卧床休息，并立即采取降压措施，选用复方降压片等，还可加服利尿剂，尽量将血压降到正常水平。对意识模糊的患者要给予吸氧，并立即护送患者到附近医院急诊治疗，同时进一步查清高血压危象的原因和诱因，防止复发。

2. 心绞痛：高血压患者假如有明显的冠状动脉粥样硬化，可能发生心绞痛，发病原因多为情绪波动、劳累或过度饱餐。症状为胸前区阵发性疼痛、胸闷，可放射于颈部、左上肢，重者有面色苍白、出冷汗等症状。

急救措施：这时家人要马上让患者安静休息，并在舌下含硝酸甘油 1 片，同时给予氧吸入，症状可逐步缓解，若尚不能缓解，需立即备车迅速送医院急救，以防延误病情。

3. 急性心肌梗死：该症状起病急，常发生剧烈的心绞痛。表现为面色苍白、出冷汗、烦躁不安、乏力甚至昏厥，症状和后果比心绞痛严重得多，患者有一种不曾经历的濒死样恐怖。假如患者突然心悸气短，呈端坐呼吸状态，口唇发绀，伴咳粉红色泡沫样痰等症状，应考虑并发急性左心衰竭。

急救措施：此时家人必须让患者绝对卧床休息，即使饮食和大小便也不要起床，避免加重心脏的负担，可先服安定、止痛、强心、止喘药等，同时呼叫救护车急救，切忌乘公共汽车或扶患者步行去医院，以防心肌梗死的范围扩大，甚至发生心搏骤停，危及生命。急性心肌梗死常常会发生心搏骤停的险情，家人应掌握家庭常用的心跳复苏救治方法来赢得时间，以等待医生赶来救治。

4. 脑出血：发病前夕血压常骤然升高，有明显的诱因。患者可能先有短暂的头晕、头痛、恶心、麻木、乏力等症状，也可突然发生剧烈头痛、呕吐、神志昏迷、口眼歪斜、单侧肢体瘫痪等危重症状。脑出血发生时，应让患者仰侧卧，头部垫高。

急救措施：此时要让患者完全卧床，头部稍垫高，保持平卧，可将患者头部偏向一侧，以便呕吐物及时排出，避免窒息，可以给予吸氧。要尽快用担架将患者抬到医院急救，并避免震动，特别要求患者少搬动，因早期搬动可加重患者出血，需引起家人的注意。

5. 急性左心衰：是急性左心心功能不全的简称，有劳累后呼吸困难或夜间阵发性呼吸困难的病史，有高血压、肺炎、过度输液等诱因。临床表现为严重呼吸困难、发绀、咳粉红色泡沫样痰，强迫坐位、大汗、口唇轻微发绀、两肺底可听到水泡音等，病情危急，可迅速发生心源性休克、昏迷而导致死亡。

急救措施：首先要准确判断患者的呼吸困难是急性左心衰竭的心源性哮喘还是支气管哮喘。急性左心衰的“喘”常在睡眠中突然发生，平卧时“喘”明显加剧，端坐时“喘”减轻；而支气管哮喘的加重和缓解，与体位改变的关系不明显。

如肯定为急性左心衰竭的“喘”，不能使用哮喘患者常用的各种喘气雾剂，也不宜口服舒喘灵（沙丁胺醇）等平喘药，这些药物只能加重左心衰竭，甚至可导致患者猝死。可舌下含服硝酸甘油、消心痛及开搏通（卡托普利）等药物。

让患者采取坐位，可坐在床边或椅子上，双腿自然下垂或踩在小板凳上，上身前倾。这种姿势能有效地减轻心脏的负担；同时横膈下降，使肺活量增加，呼吸困难有所缓解。家属应尽力安慰患者，消除其紧张情绪。家中如有吸氧条件可立即给患者吸氧，氧气最好能经过湿化瓶再入鼻腔，若将湿化瓶中的水倒出 30%~40%，然后加入等量的酒精，其效果会更佳。

突发脑梗

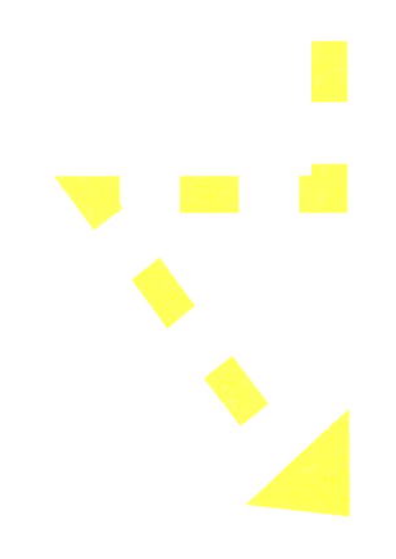

脑梗死是有先兆表现的，这些表现主要集中在意识、心脏、肢体、言语、头部、视力。具体来说，意识上会出现反应迟钝、呆滞；心脏的反应则是心慌、胸闷；四肢出现肢端疼痛、发凉、麻木、乏力、酸胀；言语含糊、流口水、舌头发硬发麻；头痛、头晕、恶心呕吐；视物不清、眼前发黑。

脑梗死急救有效时间仅 3 小时

1. 发现患者突然发病后应保持镇静，切勿为了弄醒患者而大喊或猛烈摇动昏迷者，这样只会使病情迅速恶化。正确方法是让患者平卧，尽快拨打 120。

2. 在尚未明确诊断是出血性脑卒中或缺血性脑卒中时，不要急于用药，因为两者用药是完全不同的。

3. 掌握正确搬运患者的方法。首先，不要急于从地上把患者扶起，最好两三人同时把患者平托到床上，避免震动；其次，松开患者衣领，取出义齿，呕吐患者应将头部偏向一侧，以免呕吐物堵塞气管而窒息；最后，如果有抽搐发作，可用筷子或小木条裹上纱布垫在上下牙间，以防咬破舌头；患者出现气急、咽喉部痰鸣等症状时，可用塑料管或橡皮管插入到患者咽喉部，从另一端用口吸出痰液。

4. 在送医前尽量减少移动患者。转送患者时要用担架卧式搬抬。如果从楼上抬下患者，要头部朝上、脚朝下，这样可以减少脑部充血。在送医院途中，家属可双手轻轻托住患者头部，避免头部颠簸。

5. 对昏迷较深、呼吸不规则的危重患者，尽快拨打 120 请救护人员进行抢救，待病情稳定后再送往医院。避免盲目减压，防止缺血区进一步加重。此外还要注意保护瘫痪肢体，避免擦伤。严密观察患者的呼吸、脉搏、体温和血压情况，若家中备有血压计可予患者测血压，发现升高可口服日常降压药。

6. 缺血性脑卒中的患者大多数神志清醒，应防止患者过度悲伤和焦虑不安。此时应让患者静卧，并可安慰患者。同时做一些肢体按摩，这样可以促进血液循环，防止血压进一步下降而使缺血加重。

7. 可用冰袋或冷毛巾敷在患者前额，以利于止血和降低脑压。

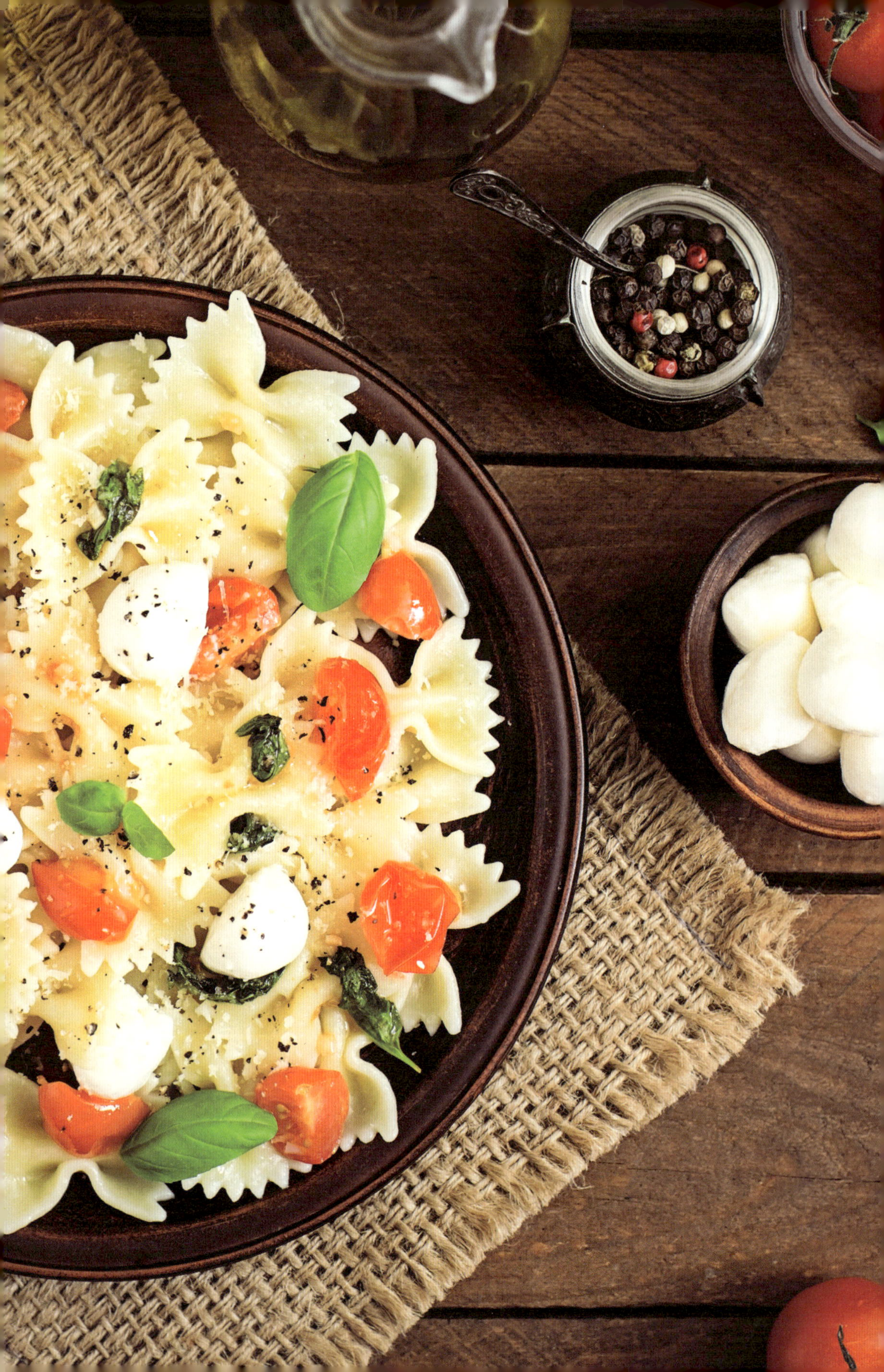

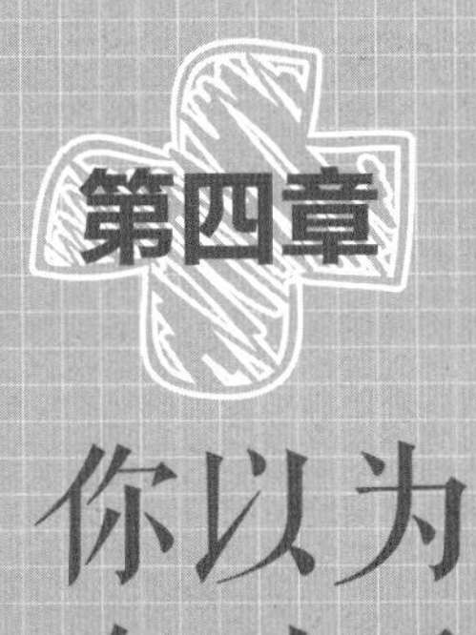

你以为你吃对了吗

“吃”是我们日常生活中必不可少的组成部分，每天你都会吃各种食物，但是你真的吃对了吗？尤其对于心脑血管病患者来说，到底什么该吃什么不该吃？本章告诉你正确的吃法。

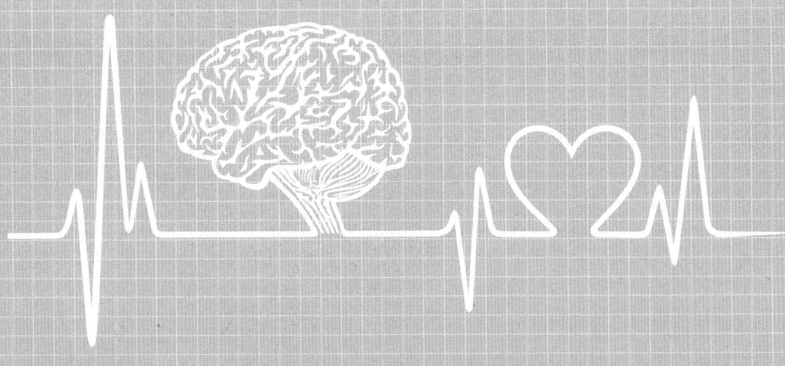

肉 让人又爱又恨

鸡肉 提供优质蛋白 温中益气、补虚填精、健脾胃

中医认为鸡肉味甘，性微温，归入脾、胃二经。因此鸡肉对于滋养脾胃有很好的功效，而脾为后天之本，气血生化之源，所以常吃鸡肉还可以益气养血。

鸡肉可以益气养血，对于贫血引发的心脑血管病也有很好的疗效，如果你平时身体较为虚弱或者贫血，不妨多吃点鸡肉补补身子。

此外脾主运化水液，吃鸡肉可以强健脾胃，使水液代谢旺盛，减少有害物质在血管内堆积，降低心脑血管的发病概率。

鸡肉的营养成分：

心脑血管疾病最需注意脂肪的摄入量，但又要保证每天所需的蛋白质能充分摄入，可食用一些蛋白质含量丰富，脂肪相对较少的食物，例如鸡肉。

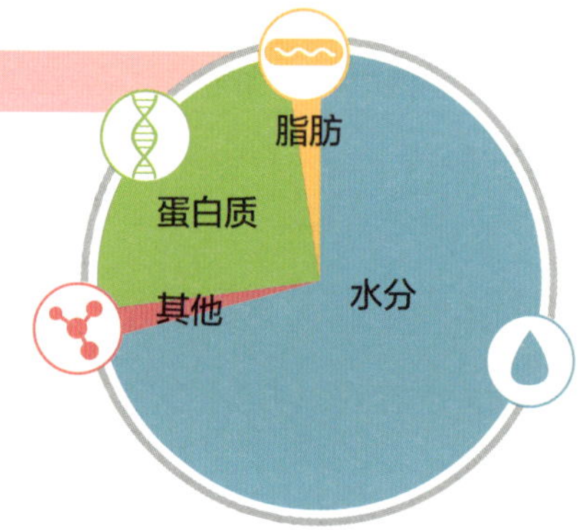

（注：此图示为各主要营养成分所占大致比例）

鸡胸肉 100 克
比起其他部分的鸡肉，蛋白质含量更丰富，脂肪含量更低。

秋葵 4~5 根
低能量食物，常吃有利于降低体内脂肪含量，帮助控制体重。

小番茄 4~5 个
生津止渴、凉血平肝，能补血养血，有利于心血管病的调养。

柠檬汁 适量
柠檬中富含的维生素C和维生素P可以增强血管的弹性。

秋葵拌鸡肉

鸡肉、秋葵焯熟，加入小番茄。调入适量盐、黑胡椒、橄榄油，将柠檬汁挤入调匀即可。

先用盐搓一下秋葵再清洗，能去除表面茸毛。

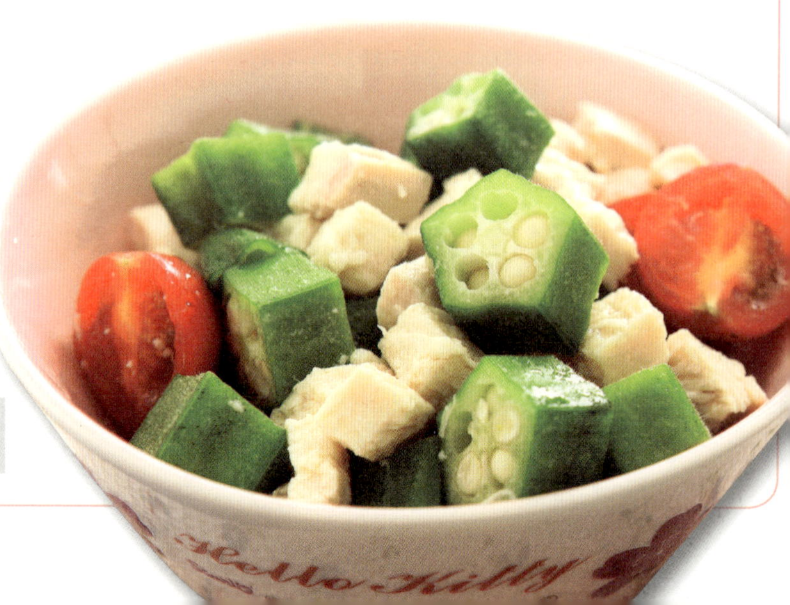

Q 鸡肉和什么搭配吃比较好？

海带：具有降血压、降血脂的功效，配合鸡肉食用可以有效地中和鸡肉中多余的脂肪。

秋葵：黏液中含有水溶性果胶与黏蛋白，可以抑制糖分和胆固醇的吸收，使鸡肉中好成分被吸收，坏成分被排除。

木耳：具有清理肠道垃圾的功效，与鸡肉一同食用可以益气润肺、降脂减肥。

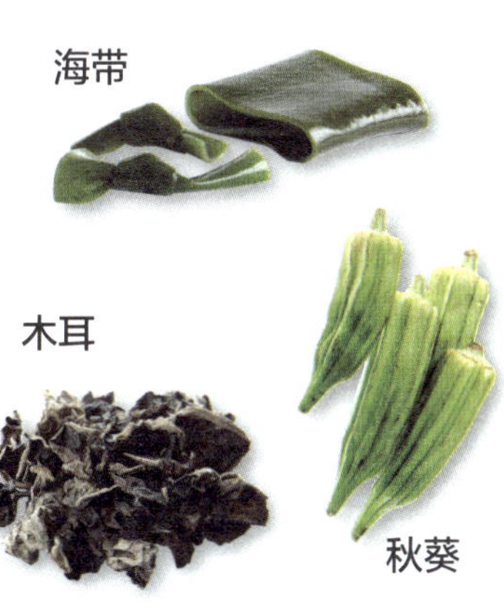

Q 乌鸡对心脑血管也有好处吗？

乌鸡也是鸡的一种，但与其他鸡肉不同的是乌鸡归入肾经，但同样具有温中益气、补肾养血的功效。肾在体内主要负责水液的代谢，如果肾不好，我们血管中多余的水分排不出去，血压就会上升引起一系列心脑血管疾病。吃乌鸡可以滋养肾脏，所以对心脑血管病也是很有好处的。

Q 怎么吃鸡肉比较好？鸡肉应该怎么挑选？

鸡汤并不适合心脑血管病患者食用。因为鸡肉中的油脂会融化在汤中，更容易被人体吸收，造成血脂、血胆固醇进一步升高。推荐冷食、凉拌食用。

新鲜的鸡肉块大小不会相差很大，颜色白里透红，看起来比较鲜亮，手感比较光滑。如果鸡肉注过水的话，肉质会显得特别有弹性，皮上有红色针点，针眼周围呈乌黑色，用手去摸，会感觉表面高低不平，就像肉内有一个个大小不等的肿块。

什么体质的人适合吃鸡肉?

鸡肉有温中益气的功效，比较适合气虚质、阳虚质、阴虚质的人食用，而内火偏旺、痰湿偏重的人吃鸡肉容易加重痰湿等状况，因此不建议食用。平和体质的人大多数食材建议食用，没有特殊要求。

适合这些人群吃

√ 高脂血症
√ 高血压
√ 糖尿病
√ 孕妇
√ 产妇
√ 老人

这些人群限制吃

! 感冒发热
! 内火偏旺
! 痰湿偏重
! 胆囊炎
! 热毒疖肿

牛肉 富含蛋白质 补中益气、滋养脾胃、强健筋骨

中医认为牛肉性平，味甘，入大肠、胃经，具有强筋壮骨、补虚养血、化痰熄风的作用。可治虚损羸瘦、消渴、脾弱不运、痞积、水肿、腰膝酸软等症。

牛肉含有丰富的蛋白质、脂肪、B族维生素、烟酸、钙、磷、铁、胆甾醇等成分。其蛋白质、氨基酸组成比猪肉更接近人体需要，能提高机体抗病能力，对生长发育及手术后、病后调养的人在补充失血和修复组织等方面特别适宜。

牛肉的营养成分：

牛肉富含蛋白质，含脂肪和胆固醇较低，适合肥胖者、高血压、血管硬化、冠心病患者食用。其中维生素 B_6 可增强人体免疫力，促进蛋白质新陈代谢和合成。

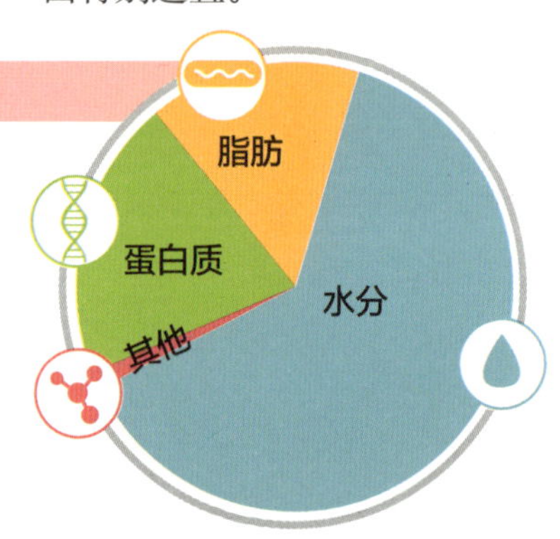

牛肉 200 克

牛肉的脂肪含量较低，比起其他肉类相对不易发胖。

芹菜 100 克

能降低血压、调整血脂，可预防和治疗高血压、高脂血症。

姜丝 适量

有加快人体新陈代谢、通经络等作用，可温中散寒，健胃活血。

盐 适量

每天盐的摄取量不得超过 5 克，高血压患者要注意低盐饮食。

芹菜炒牛肉

牛肉切丝，芹菜切段；锅倒油烧热，下牛肉、姜丝翻炒，烹入料酒，翻炒牛肉至变色。下芹菜翻炒，入盐，炒至牛肉熟烂即可。

牛肉可以提前用生抽、淀粉、胡椒粉等调味料腌制。

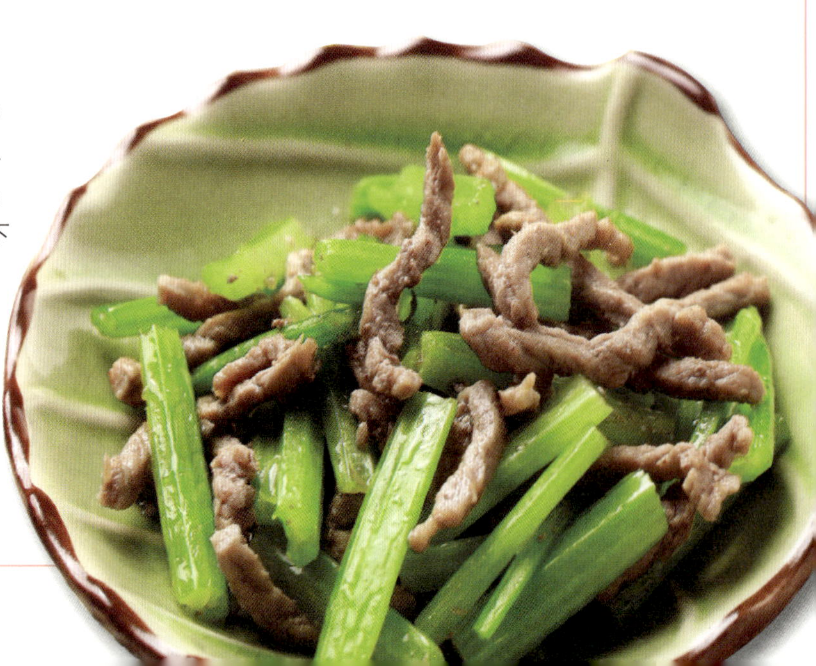

Q 牛肉适宜和什么搭配食用？

青椒：富含维生素 C，适
合高血压、高脂血症的患者食
用。青椒与牛肉同食，可促进
人体的消化和吸收。

菠菜：富含胡萝卜素、钙、
铁等营养素。菠菜和牛肉同食，
可以补脾胃、益气血、强筋骨、
健脑强智、泽肤健美。

白萝卜：富含碳水化合物
和多种维生素。白萝卜和牛肉
一起食用，有利五脏、益气血
的功效。

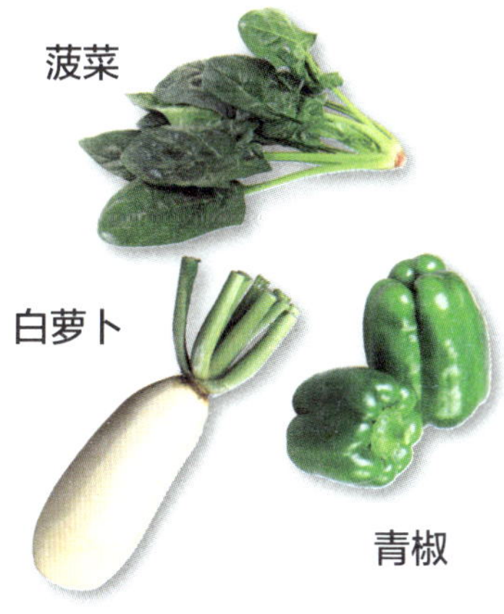

Q 虚劳羸瘦可以吃一些牛蹄筋吗？

牛蹄筋是附在牛蹄骨上的
韧带，是一种很好的烹饪原料。
牛蹄筋中含有丰富的蛋白聚
糖和胶原蛋白，脂肪含量也比
肥肉低，并且不含胆固醇，具
有强筋壮骨之功效，对腰膝酸
软、身体瘦弱者有很好的食疗
作用，有助于青少年生长发育，
能减缓中老年妇女骨质疏松的
速度。

Q 牛肉的辨别方法

一看，看肉皮有无红点，无红点是好肉，有红点的是注水肉；看肌肉，新鲜肉有光泽，红色均匀，较次的肉，肉色稍暗；看脂肪，新鲜肉的脂肪洁白或淡黄色，次品肉的脂肪缺乏光泽，变质肉脂肪呈绿色。

二闻，新鲜肉略带腥气，较次的肉有氨味或酸味。

三摸，摸弹性，新鲜肉有弹性，指压后凹陷立即恢复，次品肉弹性差，指压后凹陷恢复慢甚至不能恢复；摸黏度，新鲜肉表面微干或微湿润，不粘手，不新鲜肉外表干燥或粘手，新切面湿润粘手。

什么体质的人适合吃牛肉？

牛肉有补脾胃、益气血、强筋骨、消水肿等功效。适宜生长发育、术后、病后调养、中气下隐、气短体虚、筋骨酸软、贫血久病及面黄目眩之人食用。患感染性疾病、肝病、肾病的人慎食。黄牛肉为发物，患疮疥湿疹、痘痧、瘙痒者慎用。

适合这些人群吃

√ 术后
√ 病后
√ 体虚
√ 贫血
√ 糖尿病
√ 心脏病

这些人群限制吃

! 感染性疾病
! 肝病
! 肾病

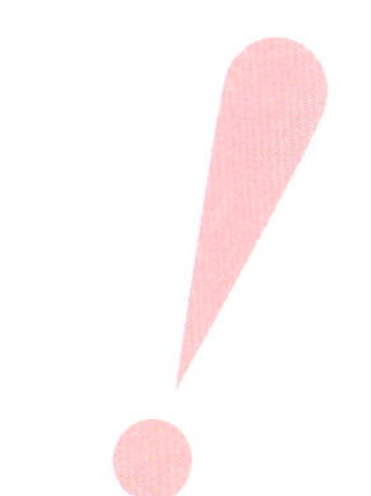

鸭肉

含不饱和脂肪酸
大补虚劳、消毒热、利脏腑

鸭肉性寒，味甘，入肺、胃、肾经。可大补虚劳、滋五脏之阴、清虚劳之热、补血行水、养胃生津、止咳自惊、清热健脾、虚弱浮肿。可用于治身体虚弱、病后体虚、营养不良性水肿。

鸭肉中的脂肪主要是不饱和脂肪酸，可起到降低胆固醇的作用，对预防高血压有益。鸭肉中的B族维生素能促进热量代谢，对血脂异常患者控制体重有帮助。同时鸭肉中的不饱和脂肪酸能降低胆固醇，起到控制血脂的作用。

鸭肉的营养成分：

有丰富的蛋白质、维生素A和钾、钠等，可强化骨骼、平衡体质。鸭肉含有烟酸，对“三高”造成的心脑血管病具有食疗作用。

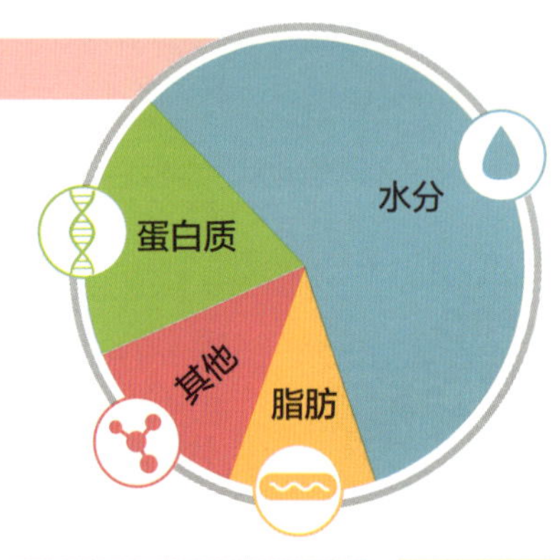

鸭肉 150克

鸭肉有利小便、除水肿的功效，对糖尿病患者也有益。

土豆块 200克

土豆含淀粉多、脂肪少、热量低，适合心脑血管病患者食用。

桂圆肉 3颗

桂圆具有补心脾、益气血、安心神的功效。

姜 适量

姜切片，可作调味料。

土豆桂圆烧鸭

油锅烧热，下鸭肉和姜片翻炒，下土豆块，加大料、桂圆肉翻炒，倒入高汤，加盐调味，大火煮开，转小火烧至肉熟烂，收汁即可。

沸水中加姜片，将鸭肉焯一下，能去除腥味。

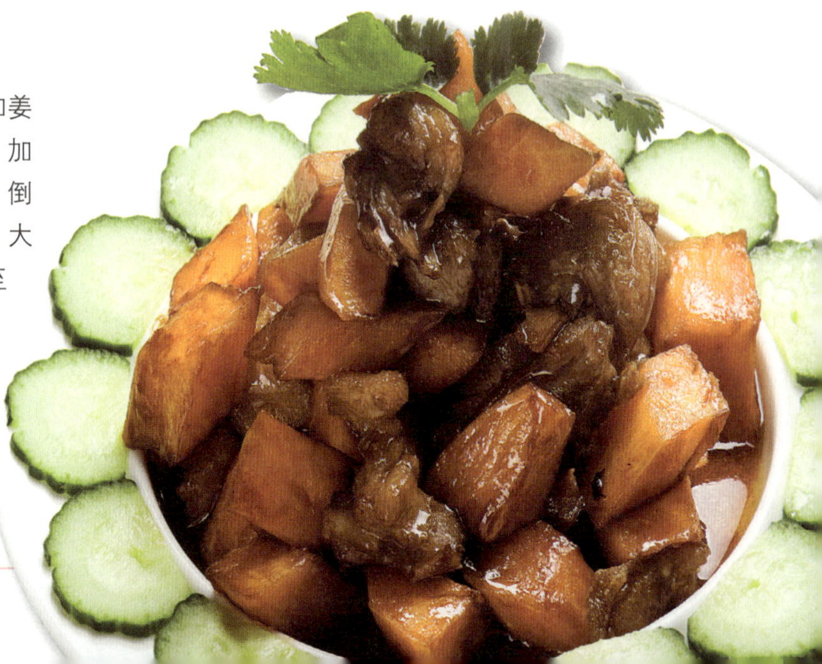

Q 鸭肉和什么一起吃比较好?

海带：具有降血脂、降血糖、调节免疫、抗凝血、抗肿瘤、排铅解毒和抗氧化等功效。海带和鸭肉一起食用，能软化血管，降低血压，缓解心脏病。

山药：具有健脾益气的作用，经常食用可提高机体的免疫力。山药还有滋养皮肤，健美养颜，延缓衰老的疗效。山药和鸭肉搭配食用，可以健脾止渴，固肾益精，对心脑血管病患者有利。

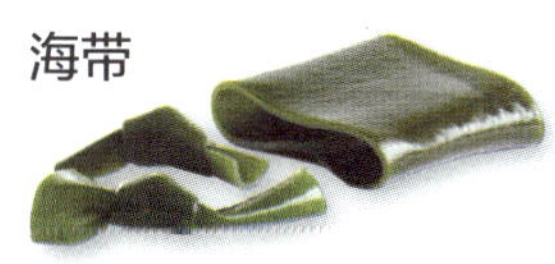

海带

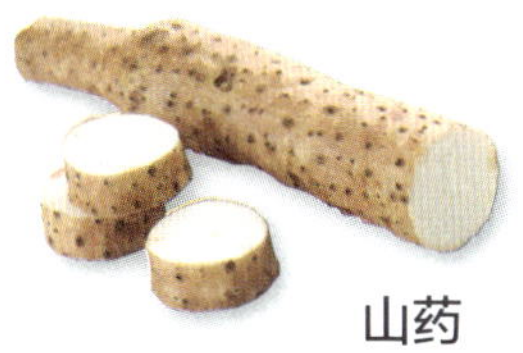

山药

Q 填鸭怎么吃?

填鸭，指一种强制肥育的饲鸭方法，在鸭子生长的一定时期，按时把做成长条的饲料从鸭嘴填进去，减少鸭子的运动量，使其快速增重。填鸭具有饲养时间短，育肥快的特点。而且其肥瘦分明，皮下脂肪厚，鲜嫩适度，不腥不酸，还保留了鸭肉原有的营养价值，是制作烤鸭的最理想原料。

Q 鸭肉怎么吃比较好？怎么挑选鸭肉？

鸭肉可煮食，煎汤或红烧，可制成烤鸭、板鸭、鸭骨汤等佳肴。但鸭肉性寒，素体虚寒、腹泻清稀、腰痛及寒性痛经者不宜食用，肥胖、慢性肠炎者也应少食。

新鲜的鸭肉有光泽，有香味，手指按压时有弹性，外表微干或微湿润，不粘手。变质的鸭肉颜色暗淡，用手指按压后凹陷不能恢复，切面上有黏液，可以闻到异常气味，如是死后屠宰的，则肉色暗红，有青紫色斑，血管中有紫红色血液淤积。

什么体质的人适合吃鸭肉?

鸭肉性凉，适用于体内有热、上火的人食用。低热、体质虚弱、食欲不振、大便干燥和水肿的人，食之更佳。同时适宜营养不良，产后病后体虚、盗汗、遗精、咽干口渴者食用。

适合这些人群吃

√ 上火
√ 高血压
√ 高脂血症
√ 糖尿病
√ 肥胖

这些人群限制吃

! 素体虚寒
! 腹泻清稀
! 腰痛
! 寒性痛经
! 慢性肠炎

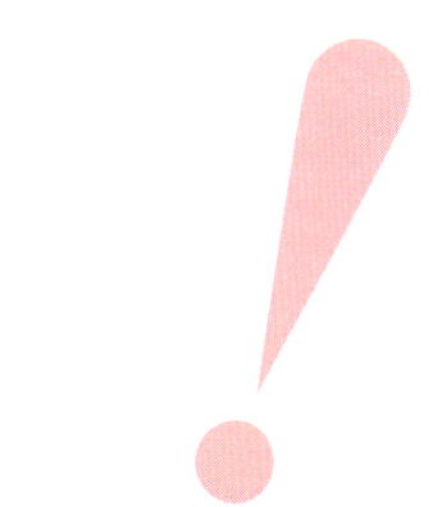

兔肉

高蛋白、低脂肪
补中益气、凉血解毒、清热止渴

兔肉性凉，味甘，入肝、脾、大肠经，具有补中益气、凉血解毒、清热止渴的作用，能清除血管壁沉淀，适合脾虚气弱或营养不良、体倦乏力者食用。

兔肉是高蛋白、低脂肪、低胆固醇的肉类，其胆固醇含量在畜肉类中最低，蛋白质含量高过猪肉、牛肉。兔肉中富含卵磷脂，可使多余胆固醇排出体外，防治动脉粥样硬化和血栓形成，清除血管壁沉积物，保护血管，降低血压和血脂。

兔肉的营养成分：

兔肉富含蛋白质，还含有较多的糖类、少量脂肪及硫、钾、钠等成分。此外，还含有多种维生素和 8 种人体所必需的氨基酸，其中包括人体易缺乏的赖氨酸、色氨酸。

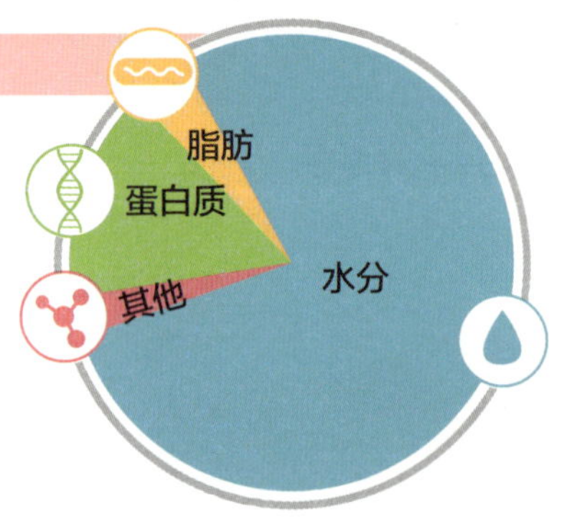

兔肉 400 克
高蛋白质，低脂肪，低胆固醇，肥胖者和心血管病患者宜食。

黄瓜 1 根
固醇类成分能降低体内胆固醇，降脂稳压。

木耳 50 克
木耳能清理肠道垃圾，疏通血管，清除血管中的胆固醇。

调味料 适量
调味品包括冰糖、生抽、料酒、盐。

黄瓜炒兔肉

兔肉切片，沸水中煮 5 分钟，捞出沥干；油锅烧热，放入冰糖，融化后下兔肉炒糖色，加适量料酒；下木耳和黄瓜片翻炒，加生抽和盐，炒熟。

也可将兔肉剁成块，炖熟食用。

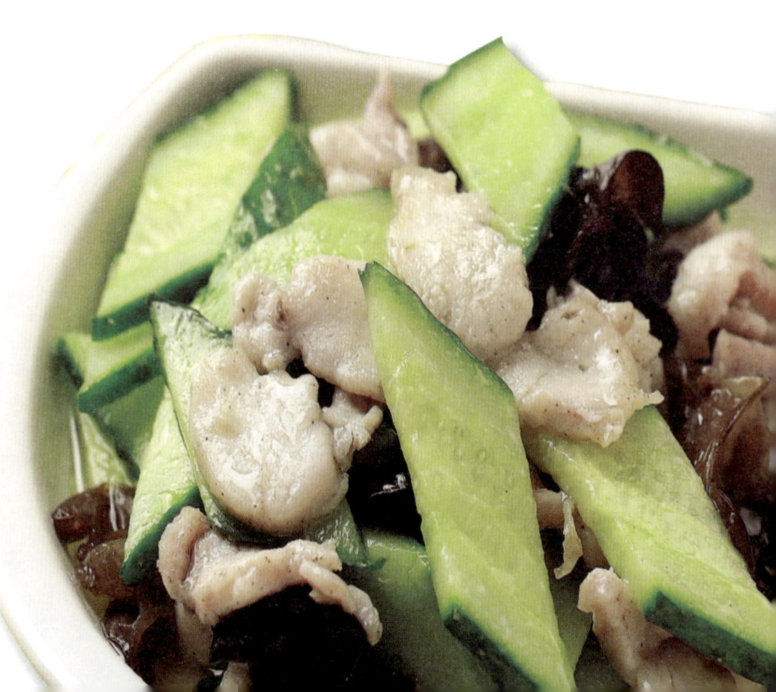

Q 兔肉和什么搭配食用比较好?

枸杞子：具有调节血脂，降血糖，降血压的功效，枸杞子和兔肉同食，对腰酸背痛、头昏耳鸣、两目模糊有疗效。健康的成年人每天食用枸杞子5~20克为宜。

红枣：富含维生素C和维生素P，对预防高血压、高脂血症、癌症有很好的作用。红枣和兔肉同食，可滋阴养血、补中益气。但红枣糖分丰富，糖尿病患者不宜吃。

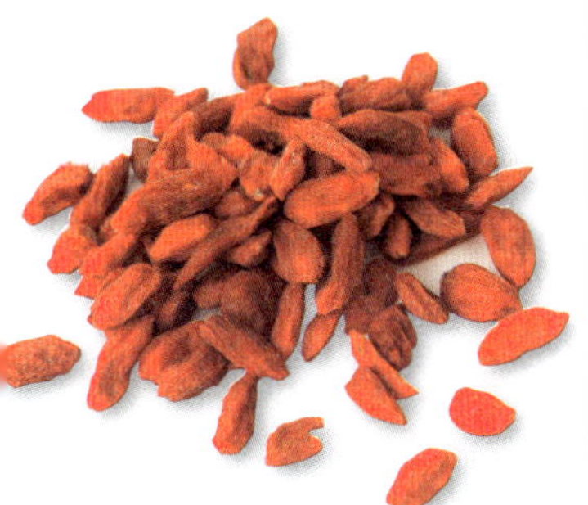

枸杞子

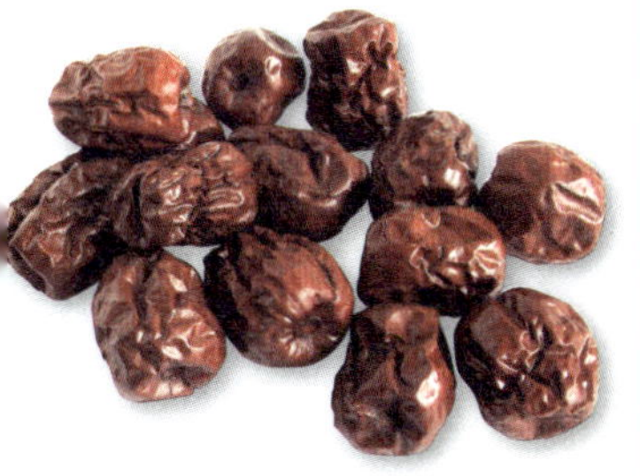

红枣

Q 怎么吃兔肉比较好？兔肉怎么挑选？

一年的兔肉肉质最好，适合煎、炒、炸、蒸，超过一年的兔肉则适合红烧、红焖、清炖。兔肉和其他食物一起烹调会附和其他食物的滋味，遂有“百味肉”之说。

兔肉性凉，宜在夏季食用，寒冬及初春季节一般不宜吃兔肉，脾胃虚寒的人也不宜食用兔肉。兔肉食用前用水泡去血水，大约一天时间，期间换水三到四次，直到兔肉泡至发白，这样吃起来没有土腥气。

挑选兔肉的时候应注意，优质鲜兔肉肌肉有光泽，红色均匀，脂肪洁白或黄色；劣质兔肉肌肉稍暗色，脂肪缺少光泽。

什么体质的人适合吃兔肉?

兔肉是可供所有人食用的肉食。老人、妇女更适合。也是肥胖者和肝病、心血管病、糖尿病患者的理想肉食。

适合这些人群吃

√ 肥胖

√ 肝病

√ 心血管病

√ 糖尿病

√ 老人

√ 女性

这些人群限制吃

! 脾胃虚寒

! 腹泻便溏

主食 你最离不开的

燕麦 富含可溶性膳食纤维 益肝和胃、抗氧化

燕麦性平，味甘，入肝、脾、胃经，具有益肝和胃、养颜护肤等功效，有降低血压、降低胆固醇、防治大肠癌、防治心脏疾病的医疗价值和保健作用。

燕麦中含有的可溶性膳食纤维 β-葡聚糖，能大量吸纳体内胆固醇，并促使其排出体外；燕麦中含有丰富的亚油酸，可降低血液中的胆固醇；燕麦是谷物中唯一含有皂苷的作物，可调节肠胃功能、降低胆固醇。

燕麦的营养成分：

燕麦含粗蛋白质、磷、铁、钙等元素，以及酚类、甾醇、维生素 E 等抗氧化物，有清除自由基、降低血清胆固醇和抑制低密度脂蛋白氧化等功能。

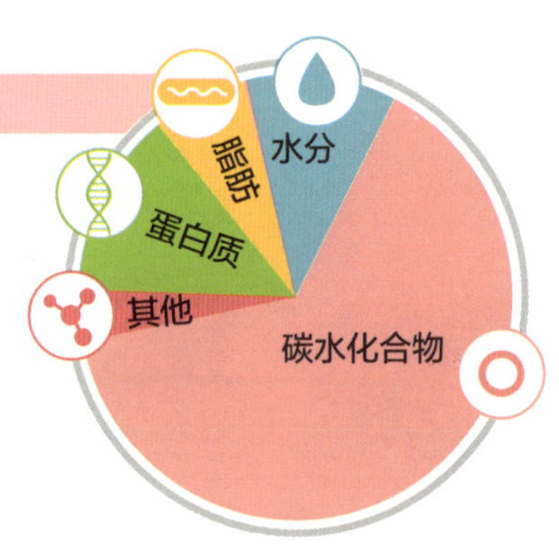

燕麦 150 克
含有丰富的膳食纤维，易引起饱腹感，具有减肥的功效。

玉米粒 100 克
玉米营养成分比较全面，且含纤维素，能帮助人体排出毒素。

黄瓜 50 克
能降低胆固醇，其中所含的丙醇二酸还有利于糖尿病患者。

彩椒 30 克
维生素综合含量居于蔬菜之首，还能促进血液循环。

燕麦沙拉

燕麦煮熟，加梨汁作为酱汁。玉米粒煮熟，加入黄瓜丁、彩椒丁，将燕麦酱汁淋在上面即可。

也可用沙拉酱代替梨汁。

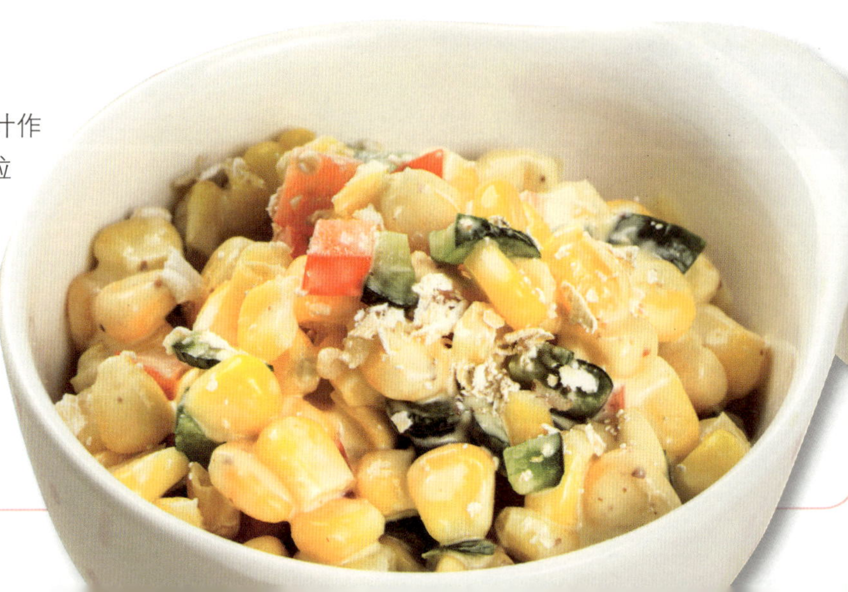

Q 燕麦和什么一起食用比较好？

山药：所含胆碱和卵磷脂有助于提高记忆力。山药和燕麦同食，可益寿延年，是糖尿病、高血压、高脂血症患者的佳肴。

南瓜：富含矿物质，其中钴的含量高于其他蔬菜。钴能活跃人体的新陈代谢，促进造血功能，并参与人体内维生素 B_{12} 合成，是人体胰岛细胞必需的微量元素，糖尿病患者宜多吃南瓜。南瓜和燕麦同食，可有效降低血压和血脂。

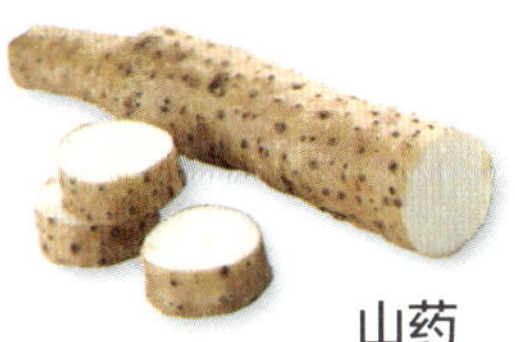
山药

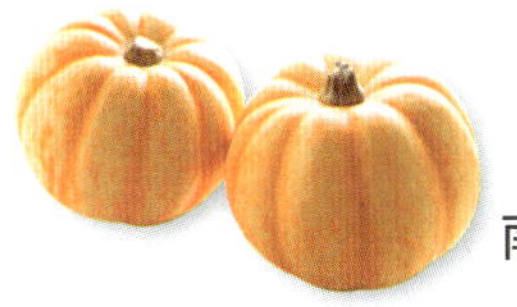
南瓜

Q 麦片并不是燕麦

麦片和燕麦不是同一种东西。纯燕麦片是由燕麦粒轧制而成，呈扁平状，直径约相当于黄豆粒，形状完整。经过速食处理的速食燕麦片有些散碎感，但仍能看出其原有形状。麦片则是多种谷物混合而成，如小麦、大米、玉米、大麦等，其中燕麦只占一小部分，甚至根本不含有燕麦。

Q 燕麦的健康吃法

在选择燕麦的时候要优先选择没有甜味的燕麦片。天然谷物是不含糖分的，市场中购买的燕麦片，为了增加其口感，往往添加一些甜味剂，使其含糖量明显增加。需要控制血糖的人要注意买纯燕麦片。

纯燕麦片味道清淡，口感黏稠，刺口。而速食燕麦片，大多加了糖分和糊精，让燕麦片有益预防心血管病的好处打折扣。

从健康角度来说，自己煮纯燕麦片最大限度地保留了燕麦本身含有的营养成分。并可以提供最大的饱腹感，血糖上升速度最慢。

什么体质的人适合吃燕麦？

适宜产妇、老年人以及空勤、海勤人员食用；适宜慢性病患者、脂肪肝、糖尿病、肥胖、水肿、习惯性便秘者食用；适宜体虚自汗、多汗、易汗、盗汗者食用；适宜高血压、高脂血症、动脉硬化者食用。

适合这些人群吃

√ 便秘

√ 糖尿病

√ 脂肪肝

√ 高血压

√ 动脉粥样硬化

√ 肥胖

这些人群限制吃

! 肠道敏感人群

玉米

含不饱和脂肪酸
降低胆固醇、降血脂

玉米性平，味甘、淡，入肾、肝、胆经，能降血脂、降胆固醇，且能刺激肠胃蠕动，对有肠胃不适症状的心肌梗死患者有好处。

玉米中富含不饱和脂肪酸，与玉米胚芽中的植物甾醇、维生素 E 协同作用，可降低血液胆固醇并防止其沉积于血管壁。因此，玉米对冠心病、动脉粥样硬化、高脂血症及高血压等都有一定的预防和治疗作用。玉米含有的玉米黄质可以抵御自由基侵害，并可预防视力下降。玉米是高膳食纤维的谷物，能刺激肠胃蠕动，加速粪便排泄。

玉米的营养成分：

玉米所含镁元素能够舒张血管，预防缺血性心脏病。所含亚油酸可抑制胆固醇吸收，对降低血压起辅助作用。所含烟酸也具降低胆固醇、软化血管等作用。

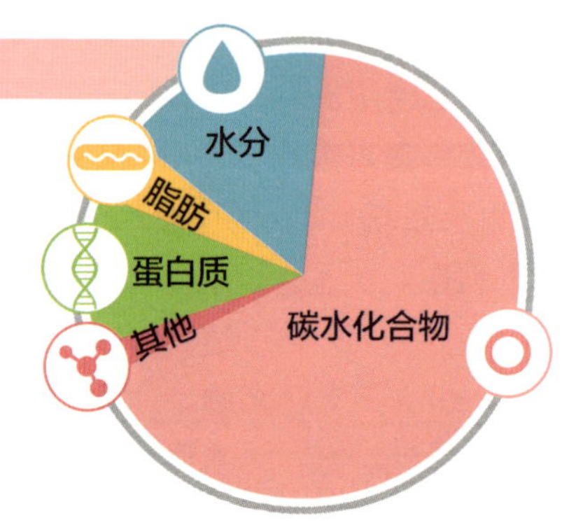

嫩玉米粒 30 克
可刺激肠胃蠕动，有利于有肠胃症状的心肌梗死患者。

鸡蛋 1 个
含有优质蛋白，饱和脂肪酸含量较少，对心脑血管病影响小。

青豆 30 克
含有止权酸、赤霉素和植物凝素等物质，有抗菌消炎的功效。

菠萝 60 克
含有一种菠萝朊酶，能溶解机体中的纤维蛋白和血凝块，改善炎症和水肿。

冰糖五彩玉米羹

蒸熟嫩玉米粒；菠萝洗净，切丁；豌豆洗净。锅中加水，放入菠萝丁、豌豆、玉米粒、冰糖，煮 5 分钟，用水淀粉勾芡。鸡蛋打散，入沸水锅内成蛋花，烧开后即可。

最好使用新鲜玉米，如果使用罐装玉米，最好提前焯一下。

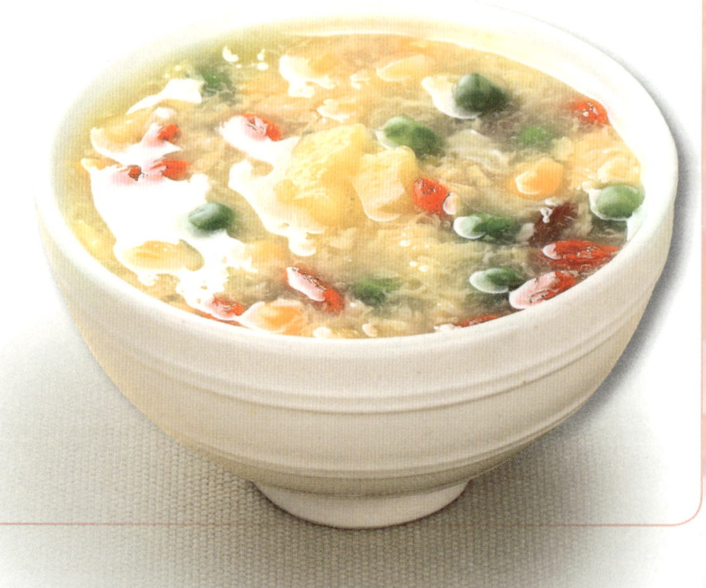

Q 玉米和什么搭配吃比较好?

洋葱：能清除体内氧自由基，增强新陈代谢能力，抗衰老，预防骨质疏松，是适合中老年人的保健食物。玉米和洋葱同食，生津止渴、降糖降脂。

松子：所含的不饱和脂肪酸和大量矿物质如钙、铁、磷等，能增强血管弹性，维护毛细血管的正常状态，降低血脂，预防心血管病；并能给机体组织提供丰富的营养。玉米和松子同食，能辅助治疗脾肺气虚。

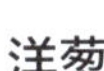
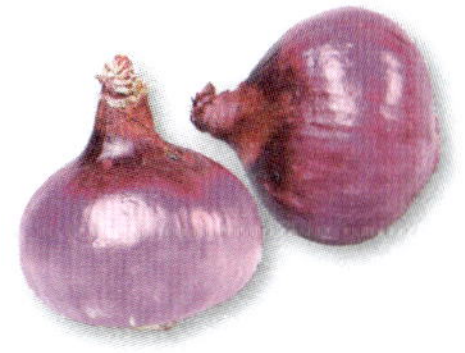
洋葱

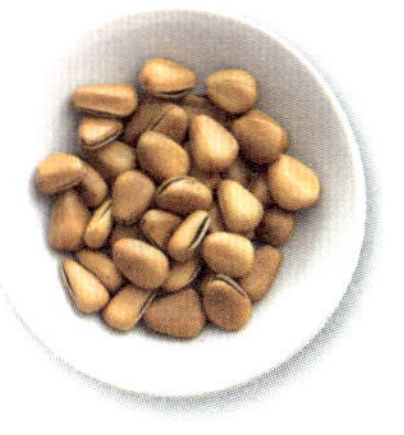
松子

Q 小小玉米须作用大

玉米须又称龙须，高脂血症、高血压、糖尿病患者喝了玉米须水，可以降血脂、降血压、降血糖。玉米须有利尿作用，可以增加钠排出量，所以对各种原因引起的水肿都有一定的疗效。玉米须对末梢血管有扩张作用，所以有降压效果。玉米须食用无禁忌，但不宜过量服用。

Q 玉米都有哪些品种？玉米可以怎么吃?

玉米主要分为常规玉米和特用玉米，常规玉米为普遍种植的黄玉米；特用玉米有甜玉米、糯玉米和爆裂玉米，爆裂玉米为做爆米花专用的玉米。新兴的特用玉米有高油玉米、优质蛋白玉米和紫玉米。可选用不同的玉米品种。

吃玉米前，要将玉米清洗干净，玉米须可以不除去。但不要使用洗涤剂清洗玉米，洗涤剂本身含有的化学成分容易残留在玉米上，对人体健康不利。最好的办法是使用盐水冲洗。但不要在水中浸泡过长时间，否则玉米内的维生素会悉数流失，使营养价值降低，而且溶解于水的农药有可能会反渗入玉米中。

什么体质的人适合吃玉米?

健康的人都可以吃玉米，但是肾有问题的人要注意不吃或少吃，消化不良者少吃。

适合这些人群吃

- √高血压
- √高脂血症
- √动脉粥样硬化
- √老年人习惯性便秘
- √慢性胆囊炎

这些人群限制吃

- ！干燥综合征
- ！腹胀
- ！肾有问题
- ！消化不良

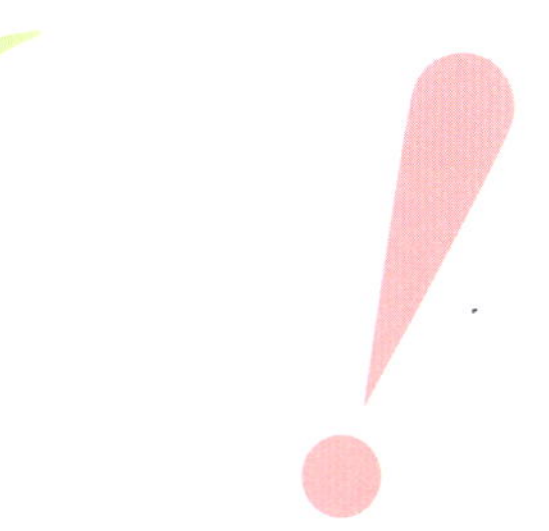

荞麦 扩张毛细血管壁 开胃宽肠，下气消积

荞麦性凉，味甘，入脾、胃、膀胱经，具有健胃、消积、止汗的功效，有抗菌、消炎、止咳、平喘、祛痰的作用，能调节心肌功能，软化血管，降低血清胆固醇。

荞麦中含有的维生素 P 成分可扩张毛细血管壁，抑制血压升高。荞麦中含有丰富的膳食纤维，可减少肠道对胆固醇的吸收，并促进其排出体外，从而消除多余脂肪。荞麦含有丰富的镁，既可降低血清胆固醇，又能防止游离钙在血管壁上沉积。烟酸具有扩张微血管和降低血液胆固醇的作用。

荞麦的营养成分：

荞麦中的蛋白为营养价值高、平衡性良好的植物蛋白质，它在体内不易转化成脂肪。荞麦还富含钾、镁、硒、铜、铁等矿物质。钾元素有助于降低血压。

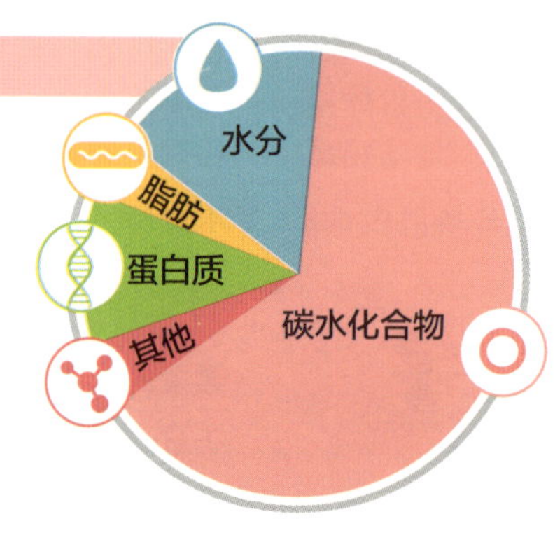

荞麦面粉 200 克
富含黄酮类化合物，能促进细胞增生和防止血细胞的凝集。

小麦面粉 150 克
富含蛋白质、碳水化合物、维生素和矿物质，有养心益肾功效。

鸡蛋 1 个
鸡蛋可补阴益气，除烦安神，补脾和胃，可改善血清脂质。

西葫芦丝 70 克
富含维生素 C、钙等，具有除烦止渴、润肺止咳的功效。

西葫芦荞麦饼

荞麦面粉、小麦面粉混合，打入鸡蛋，加入适量盐、水，搅成面糊，放入西葫芦丝搅匀，入锅，煎至两面金黄即可。

也可将水换成牛奶，口感更好。

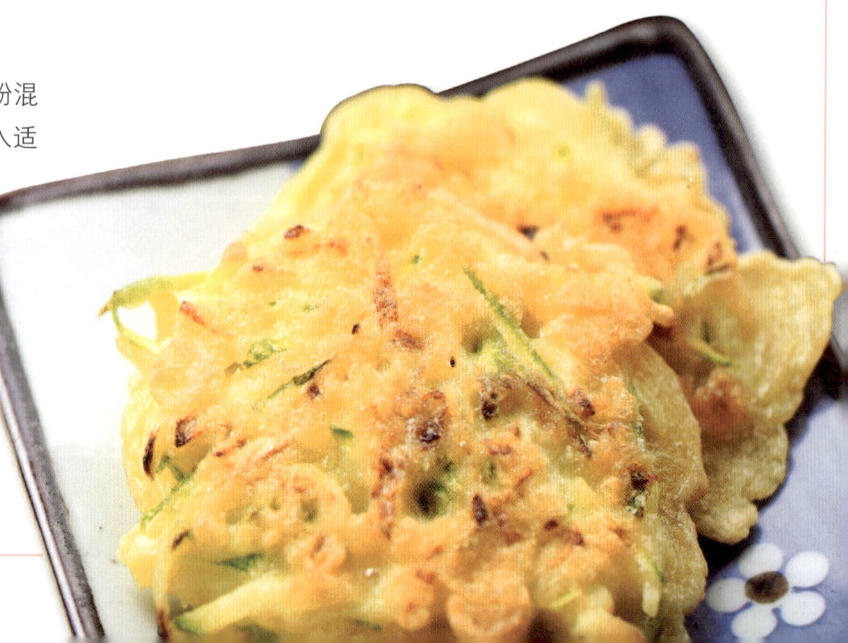

Q 荞麦和什么搭配食用比较好？

蜂蜜：所含的果糖和葡萄糖易吸收，常服蜂蜜对治疗心脏病、高血压有辅助作用。蜂蜜和荞麦同食，可以引气下降、止咳。

猪肉：能提供人体必需的脂肪酸。猪肉和荞麦同食既补充营养，又可延缓餐后血糖升高。

羊肉：富含蛋白质、脂肪、磷、铁、钙、维生素 B_1、维生素 B_2 和烟酸、胆甾醇等成分。羊肉和荞麦同食，可温中散寒、调节血糖。

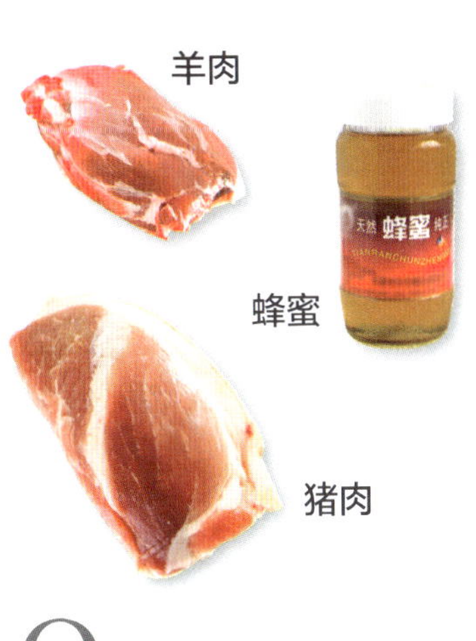

Q 荞麦壳的妙用

荞麦壳能清脑明目，失眠多梦、头晕耳鸣的人可以用荞麦壳做枕芯，不仅有助于睡眠，还能促进血液循环。挑选质量轻、柔韧度好的生荞麦壳填充枕头最佳。长期使用，对颈椎也很有好处。

Q 荞麦怎么吃比较好？如何选购荞麦？

荞麦米口感粗糙，不要单独食用，与大米、白面等细粮同食，可缓解粗糙的口感。而且荞麦中赖氨酸含量较低，而大米中赖氨酸含量较高，二者搭配可实现营养互补。另外，荞麦一次不可食用太多，否则易造成消化不良。

挑选荞麦时，要选择大小均匀、颗粒饱满的荞麦。同批次的荞麦应是大小均匀的，若发现大小不一的荞麦时，可能是好坏掺在一起销售的。挑选颗粒饱满，有光泽的荞麦。干瘪的则有可能是放了很长时间，或者是根本就没有发育好，这样的荞麦其营养是大打折扣的。

什么体质的人适合吃荞麦？

适宜食欲不振、饮食不香、肠胃积滞、慢性泄泻之人食用；同时适宜出黄汗之人和夏季痧症者、糖尿病患者多食。脾胃虚寒、消化功能不佳、经常腹泻、体质敏感之人不宜食用。

适合这些人群吃

√ 一般人群均可食用

√ 冠心病

√ 糖尿病

这些人群限制吃

! 脾胃虚寒

! 体质易过敏

! 腹泻

小米

抑制血管收缩
健脾和胃、补益虚损、和中益肾、除热解毒

小米性凉，味甘、咸，入肾、脾、胃经，具有健脾和胃、补益虚损、和中益肾、除热解毒的功效，可以防治消化不良。

小米可抑制血管收缩，降血压。小米富含的维生素 B_1、维生素 B_2，可改善消化不良、反胃呕吐。小米中所含的 B 族维生素、钙、磷、镁等营养成分能够抑制血管收缩，达到降压的目的。小米中的烟酸能够降低血液中的胆固醇和脂肪含量，减少人体对胆固醇和脂肪的吸收，起到控制血脂的作用。

小米的营养成分：

小米含有碳水化合物、脂肪、蛋白质、维生素 B_2、烟酸、钙、铁、膳食纤维等营养成分。蛋白质的含量比大米高。

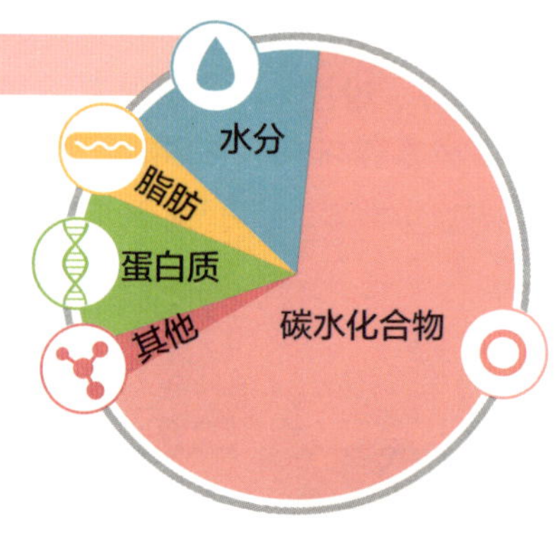

小米 50 克
小米含较多的铁和无机盐，具有滋阴养血的功效。

黑豆 15 克
能滋阴补肾、补血明目。含有尿激酶，能溶解血管中的血栓。

红豆 15 克
红豆中的纤维素和钾能将胆固醇和盐分排出体外。

花生碎 适量
花生有助于止血凝血，对多种出血性疾病有一定的止血作用。

双豆小米粥

黑豆、红豆提前泡好；锅中烧水，水烧沸后放入黑豆和红豆煮至开花，再倒入小米煮至粥成，加入花生碎即可。

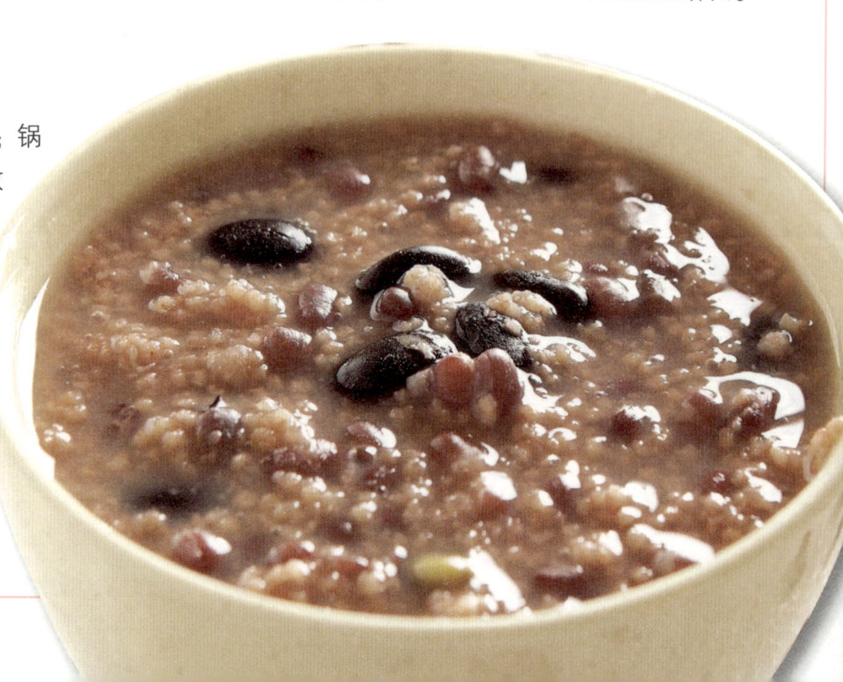

可以在粥里加入红枣和红糖食用。

Q 小米和什么搭配食用比较好？

桂圆：富含葡萄糖、蔗糖和蛋白质等，含铁量也较高，可促进血红蛋白再生。桂圆和小米同食，再加适量红糖，可补血养颜、安神益智。

黄豆：富含大豆脂肪，大豆脂肪可阻止胆固醇的吸收。黄豆和小米搭配食用，可以保健眼睛和滋养皮肤。

肉类：含有大量的氨基酸，和小米一起食用，可弥补小米中赖氨酸的不足，令营养更丰富、更合理。

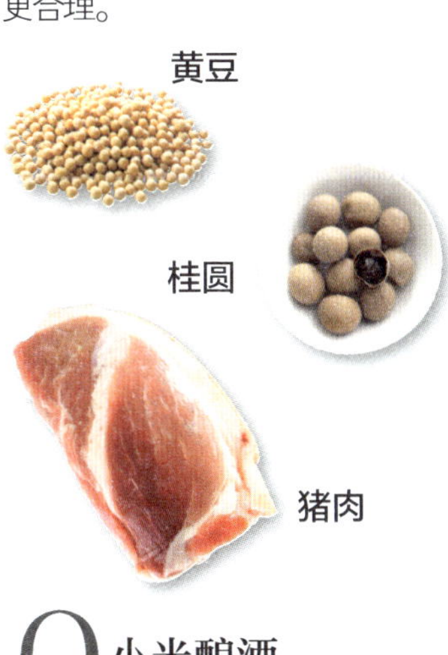

Q 小米酿酒

小米可以酿造酒、醋，南方人喜欢喝的小米黄酒，还有山西部分陈醋的主要原料就是小米。酿造小米酒（或称黄米酒）只能使用糯性小米才可以酿制。红色、黑色小米多为糯性小米，白色、黄色、紫色和橙色的小米多为粳性小米。

Q 小米可以怎么吃？怎样的小米比较好？

小米可蒸饭、煮粥，也可磨成粉后制作饼、发糕等食品，煮粥时可单独煮熬，亦可添加红枣、红豆、红薯、莲子、百合等，熬成风味各异的营养品。与黄豆或肉类食物混合食用，可令营养更丰富、更合理。小米除食用外，还可酿酒、制饴糖。

常见的小米颜色为淡黄色。优质小米米粒大小、颜色均匀，呈乳白色、黄色或金黄色，有光泽，少有碎米，无虫，无杂质。严重变质的小米，手捻易成粉状，碎米多。

取少量待测小米放于软白纸上，用嘴哈气使其润湿，然后用纸捻搓小米数次，观察纸上是否有轻微的黄色，如有黄色，说明待测小米中染有黄色素。

什么体质的人适合吃小米？

老人、产妇、患者宜用的滋补品。气滞者忌用。
素体虚寒、小便清长者少食。

适合这些人群吃

√ 老人
√ 产妇
√ 高血压
√ 高脂血症
√ 脑卒中
√ 肠胃病

这些人群限制吃

! 气滞
! 小便清长

薏米

降低胆固醇

利水消肿、健脾去湿、舒筋除痹、清热排脓

薏米性微寒，味甘、淡，入脾、胃、肾经，具有利水消肿、健脾去湿、舒筋除痹、清热排脓等功效，能促进体内血液和水分的新陈代谢，有利尿、消水肿的作用。

薏米中的氨基酸和膳食纤维有健脾养胃的功效，适宜脾胃虚弱的高血压患者食用。薏米中所含水溶性膳食纤维，能降低血液中胆固醇和甘油三酯，可预防高血压、高脂血症等疾病的发生。薏米油对细胞免疫、体液免疫有促进作用。薏米的营养价值很高，是盛夏消暑佳品。

薏米的营养成分：

薏米富含淀粉、蛋白质、多种维生素及人体所需的氨基酸。其中所含维生素 B_1、维生素 B_2 有使皮肤光滑，减少皱纹，消除色素斑点的功效。

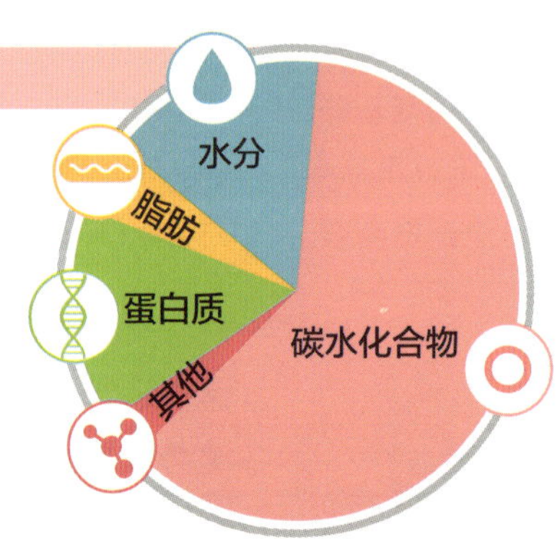

薏米 50 克

有扩张血管和降低血糖的作用，对降压、降糖有特殊功效。

山药 50 克

含有人体所必需的多种氨基酸，可增强人体免疫功能。

大米 50 克

富含钾、硒等多种矿物质，有利于预防心血管疾病的发生。

黑芝麻 适量

钾钠含量比例 40:1，是控制血压和保持心脏健康的食物。

山药薏米粥

薏米提前用凉水浸泡，山药切丁，放入水中浸泡；将薏米、山药和大米一同放入锅中，加适量水煮粥，撒上黑芝麻即可。

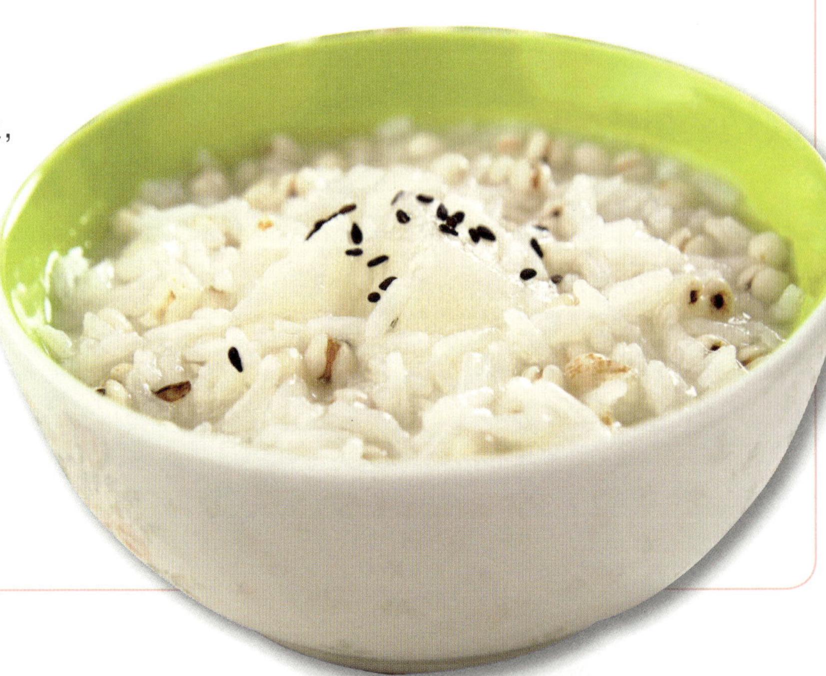

也可以加黄豆打成豆浆饮用。

Q 薏米和什么搭配吃比较好？

银耳：具有补脾开胃的功效，又有益气清肠、滋阴润肺的作用。既能增强人体免疫力，又可增强肿瘤患者对放疗、化疗的耐受力。银耳和薏米同食，可滋补生津，常食可防治脾胃虚弱、肺胃阴虚。

红豆：有滋补强壮，健脾养胃，利水除湿，和气排脓，清热解毒，通乳汁和补血的功能，可用于跌打损伤，瘀血肿痛。红豆和薏米同食，可预防贫血。

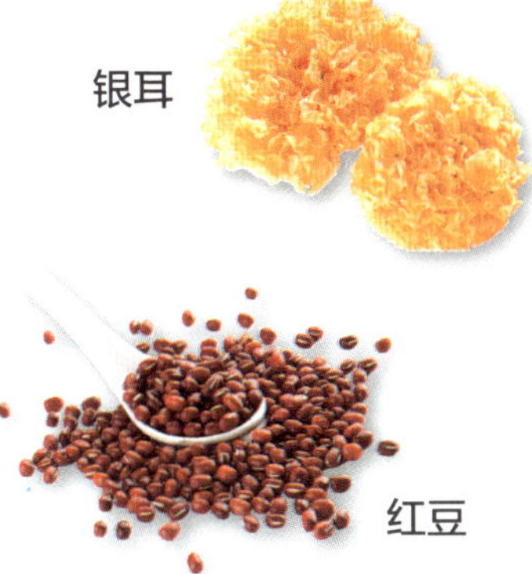

Q 储存薏米需要注意什么？

薏米夏季受潮极易生虫和发霉，故应储藏于通风、干燥处，储藏前要筛选出薏米中的粉粒、碎屑，以防止生虫和生霉，少量薏米可密封于缸中和坛中，对于少量已经发霉的薏米，可用水洗干净后再晒干，如发现生虫的薏米要和其他分开，以免虫害泛滥。

Q 薏米可以怎么吃？薏米怎么挑选？

淘洗薏米的时候要注意，先用冷水轻轻淘洗，不要用力揉搓，再用冷水浸泡一会儿。泡米用的水最好与米同煮，不要丢弃，这样可以避免薏米中所含的营养物质在浸泡中受到损失。

薏米较难煮熟，在煮之前需用水浸泡2~3小时，让它充分吸收水分后就很容易熟了。薏米可与其他食材煮粥或煲汤食用。与冬瓜、绿豆煮粥，有较好的降血脂和降暑利湿的功效。夏秋季用薏米和冬瓜煮汤，能清暑利湿。

选购薏米时，应挑选质硬有光泽，颗粒饱满的。颜色呈白色或黄白色较佳。坚实，多为粉性，且味甘淡或微甜者为上品。

什么体质的人适合吃薏米?

舌色发红，一般为阳盛或阴虚，这样的脾虚者可以用薏米；若舌苔发白，就是阳虚或阴盛，很可能是肾脾两虚，虽然薏米可利水渗湿、健脾止泻，但是可能会因寒凉作用，使小便清长，甚至失禁。

适合这些人群吃

√胃癌

√子宫颈癌

√水肿

√关节炎

这些人群限制吃

！孕早期女性

！消化功能较弱

绿豆 利尿降压 清热解毒、利尿下气

绿豆性寒，味苦，入脾、胃、心、肝经，有清热解毒、消暑、利尿、祛痘的作用，还可以降低血压和胆固醇，防止动脉粥样硬化。

绿豆可以清热解毒，兼具利尿下气功效，含有丰富的钾元素，能够促进体内多余钠的排出，防止钠引起的血压升高。绿豆中的膳食纤维能够促使胆固醇和脂肪排出体外，有降低胆固醇和降脂减肥的功效。绿豆中的植物固醇可减少肠道对胆固醇的吸收，阻止胆固醇合成，降低血清胆固醇含量，适合血脂异常患者食用。

绿豆的营养成分：

绿豆富含蛋白质、膳食纤维、碳水化合物、钙、铁、磷、钾、镁等营养成分。能够促进体内多余钠的排出，防止钠引起的血压升高，维持稳定的血压。

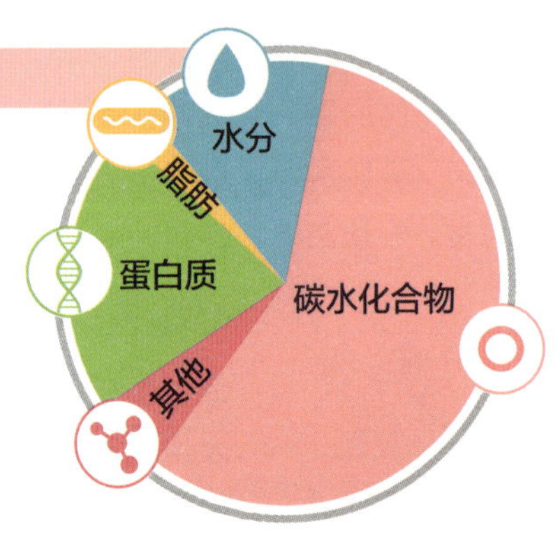

绿豆粉 50 克

清热解毒，利尿，降血压，是高血压、糖尿病患者的好食物。

小米粉 30 克

有健脾和胃的功效，能抑制血管收缩，起到降血压的作用。

鸡蛋 1 个

鸡蛋可补阴益气、除烦安神、补脾和胃，改善血清脂质。

调味品 适量

调味品包括植物油、大酱或腐乳酱、葱花、黑芝麻等。

绿豆鸡蛋煎饼

绿豆粉、小米粉加水和成面糊，平底锅擦植物油，将面糊摊平，待薄饼凝固时，打上鸡蛋，用刮板摊平，撒黑芝麻。将饼翻面，刷大酱，撒葱花，卷起即可。

可以在煎饼里加入生菜、卷心菜等蔬菜食用。

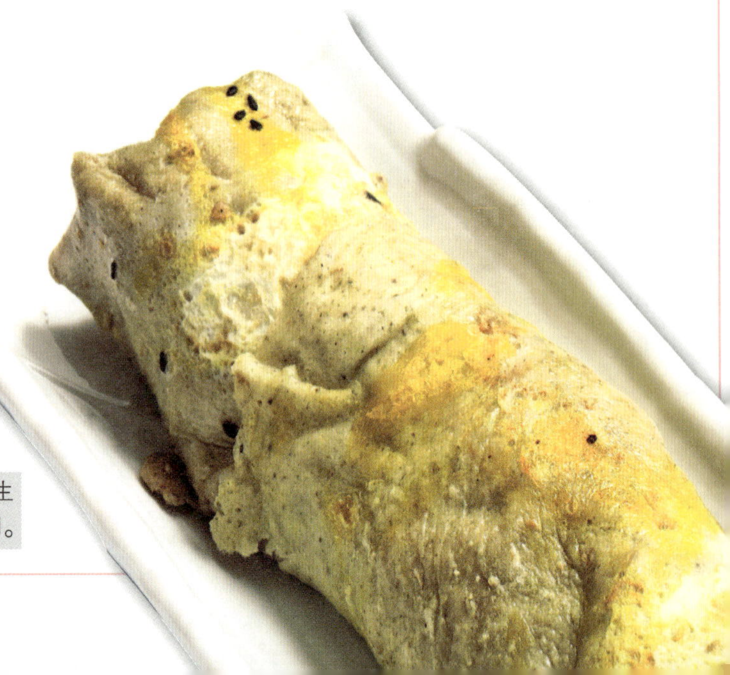

Q 绿豆和什么搭配食用比较好？

南瓜：含有果胶，能黏结和消除体内细菌毒素。南瓜和绿豆同食，对夏季伤暑心烦、身热口渴等症有一定疗效。

薏米：有健脾养胃的功效，适宜脾胃虚弱的高血压患者食用。薏米和绿豆同食，可改善肤质，治疗脚气病。

海带：具有降血脂、降血糖、调节免疫、抗凝血、抗肿瘤、抗氧化等功效。海带和绿豆同食，可以加大降血脂的功效。

南瓜

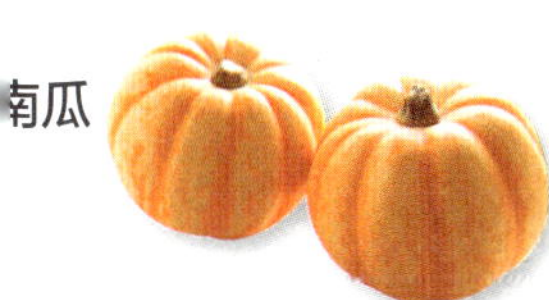

薏米

海带

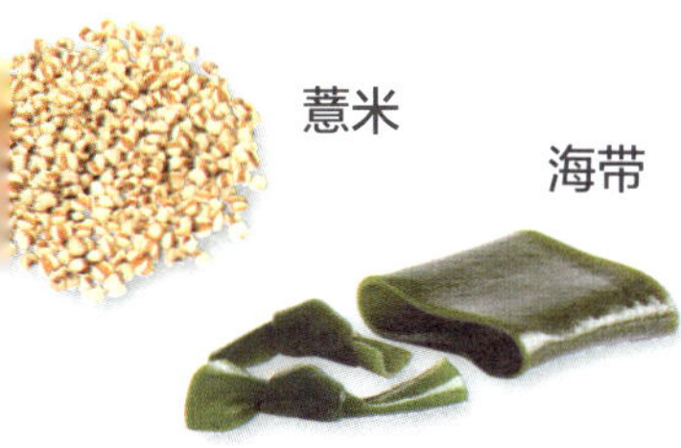

Q 绿豆如何储存？

在夏季闷热的气候下，绿豆容易生虫，买回的绿豆可以存放在塑料壶或者塑料瓶里，当年夏天吃不完的绿豆也可以这样存放，可以保存到第二年的夏天。也可以放在大瓶可乐的瓶子里，再放到冰箱里面保存。

Q 怎么吃绿豆比较好？怎么挑选绿豆？

绿豆与槐花、荷叶煮粥食用，可去脂降压、清热解毒，非常适合血压高、血脂异常人群食用。但绿豆忌用铁锅煮，因为绿豆中含有元素单宁，在高温条件下遇铁会生成黑色的单宁铁，喝了以后会对人体有害。

优质绿豆外皮蜡质，子粒饱满、均匀，很少破碎。要挑选无霉烂、无虫口、无变质的。新鲜绿豆为鲜绿色，老的绿豆发黄。看绿豆是否被污染，一看是否干瘪有皱纹，二闻是否有刺激性气味。大小匀称，无杂质和虫眼的绿豆为佳；劣质绿豆里含沙石等杂质，且水分偏大，易受潮生霉，用手伸进绿豆口袋有潮湿感。

什么体质的人适合吃绿豆？

绿豆能清热解毒、消暑除烦、止渴健胃。寒凉体质的人，例如有四肢冰凉、腹胀、腹泻便稀等症状者，不适宜太频繁饮用绿豆汤，吃了绿豆反而会加重症状，甚至引发其他疾病。

适合这些人群吃

√ 高血压

√ 高脂血症

√ 糖尿病

√ 上火

√ 冠心病心绞痛

这些人群限制吃

! 脾胃虚弱

! 腹泻

! 腹胀

黑豆

清洁血管
补肾益阴、健脾利湿、除热解毒

黑豆性平、微寒，味甘，入脾、胃经，具有补肾益阴、健脾利湿、除热解毒的功效，能清洁血管，促进血液流通。

黑豆中的钾能够促进排除人体多余的钠，皂苷可清洁血管，促进血液循环，对高血压、高脂血症患者很有益。黑豆中的钙、镁等矿物质能缓解内脏平滑肌，扩张血管，缓解高血压症状。黑豆中的不饱和脂肪酸不会沉积在血管壁上，还可降低血液中胆固醇和甘油三酯的含量。黑豆中的植物固醇，可抑制人体吸收胆固醇，降低血液中胆固醇含量。

黑豆的营养成分：

黑豆含蛋白质、脂肪、维生素、微量元素等，同时又具有多种生物活性物质。黑豆的蛋白质含量丰富，相当于肉类的 2 倍，鸡蛋的 3 倍。

黑豆 50 克
黑豆能清洁血管，促进血液流通，适合心脑血管病患者食用。

母鸡 1 只
鸡肉能降低低密度脂蛋白胆固醇，具有降低血脂的作用。

莲藕 1 节
生食能凉血散瘀；熟食能补心益肾、滋阴养血。

红枣适量
红枣具有益气补血、健脾和胃、祛风的功效，可养颜补血。

黑豆藕鸡汤

黑豆用水泡过，大火干炒至豆皮裂开后洗去浮皮。鸡肉加料酒氽去腥味，之后放开水锅里，加葱段、姜片、黑豆、红枣、莲藕块及盐，大火煮开后改小火炖 90 分钟。

可以在汤中加入杏鲍菇，味道更鲜美。

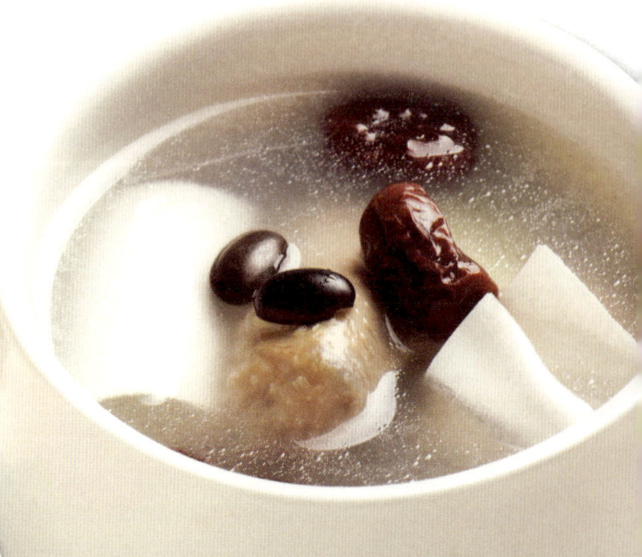

Q 黑豆和什么搭配吃比较好？

海带：研究发现，海带能降血脂、降血糖。且海带和黑豆一起食用，有活血、利水、解毒的功效。

红糖：保留了较多甘蔗的营养成分，容易被人体消化吸收，能快速补充体力、增加活力。红糖和黑豆配合食用，能滋补肝肾、活血行经，常吃有美容乌发的作用。

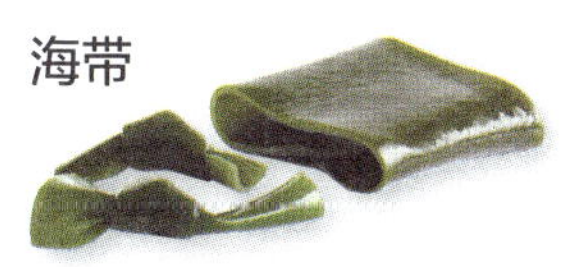
海带

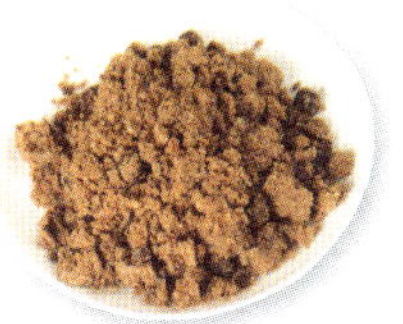
红糖

Q 如何用水泡黑豆？

黑豆所含的酶不耐热，加热会使酶失活，流失有效成分。因此，将黑豆浸泡在冷水中，例如用矿泉水、纯净水泡黑豆后饮用，能很好地吸收黑豆的有效成分。浸泡黑豆所需时间较长，建议大家提前5个小时浸泡。如果冬天水温太低，可适度增加水温，这样能使浸泡的速度加快，但不可加热水。

Q 黑豆可以怎么吃？怎么挑选黑豆？

黑豆可榨豆浆。可作为粮食直接煮食，也可磨成豆粉食用。黑豆用于菜肴，适用于多种烹调方法，宜于多种口味，还可制成各种小吃，如炒货、点心等。同时，黑豆还是炸油、制酱、制豉、制豆腐等上好的原料。

选购黑豆时，以豆粒完整、大小均匀、颜色乌黑者为好。由于黑豆表面有天然蜡质，会随存放时间长短而逐渐脱落，所以，表面有研磨般光泽的黑豆不要选购。

黑豆去皮后有黄仁和绿仁两种，黄仁的是小黑豆，绿仁的是大黑豆，现在有很多在网上卖的是黑芸豆，里面是白仁的，并不是真正的黑豆。

什么体质的人适合吃黑豆？

有关节炎的人不能吃。黑豆虽然是补肾的，但是有严重肾病的患者不能吃黑豆，吃了会对肾有负担。有严重胃病的人也不能吃，因为黑豆蛋白质含量多，吃了不容易消化。

适合这些人群吃

√ 动脉粥样硬化

√ 高脂血症

√ 高血压

√ 糖尿病

√ 便秘

这些人群限制吃

! 儿童

! 肠胃功能不良

! 腹胀

! 关节炎

! 严重肾病

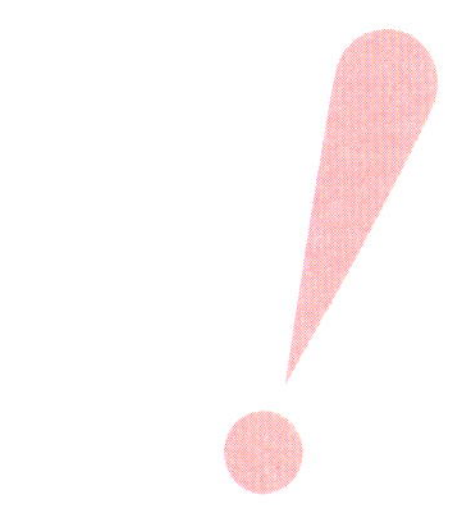

红薯

促进胆固醇排泄
补脾益胃、通便、益气生津、润肺滑肠

红薯性平，味甘，入脾、胃、大肠经，具有补脾益胃、通便、益气生津、润肺滑肠的功效。

红薯所含的黏蛋白，能够保护黏膜，促进体内胆固醇排泄，维持血管壁弹性，降低血压。红薯富含膳食纤维，能抑制胆汁在小肠的吸收，胆汁对胆固醇有消化作用，从而降低血液中的胆固醇。红薯中的胡萝卜素是一种抗氧化剂，可降低胆固醇，预防高脂血症。

红薯的营养成分：

红薯含有膳食纤维、胡萝卜素等多种维生素以及钾、铁等矿物质。红薯中蛋白质组成比较合理，必需氨基酸含量高，特别是赖氨酸，含量十分丰富。

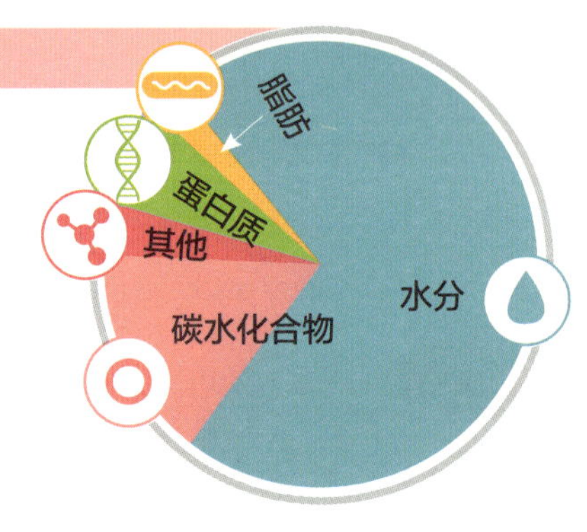

红薯 100 克
红薯可降低体内的胆固醇含量，预防高脂血症。

排骨 200 克
排骨能补肾养血，滋阴润燥，可改善贫血，强筋健骨，增强体力。

栗子 50 克
栗子有补肾、活血功效。富含膳食纤维，可降低胆固醇。

葱段、姜片 各适量
煮汤时放入葱段、姜调味，可去腥提鲜。

红薯栗子排骨汤

排骨洗净，放沸水中焯一下；红薯去皮、洗净，切块；栗子去皮。将三者一同放入锅中，加葱段、姜片和水，炖 2 小时，加盐调味。

也可以用红薯和栗子煮成红薯栗子糖水。

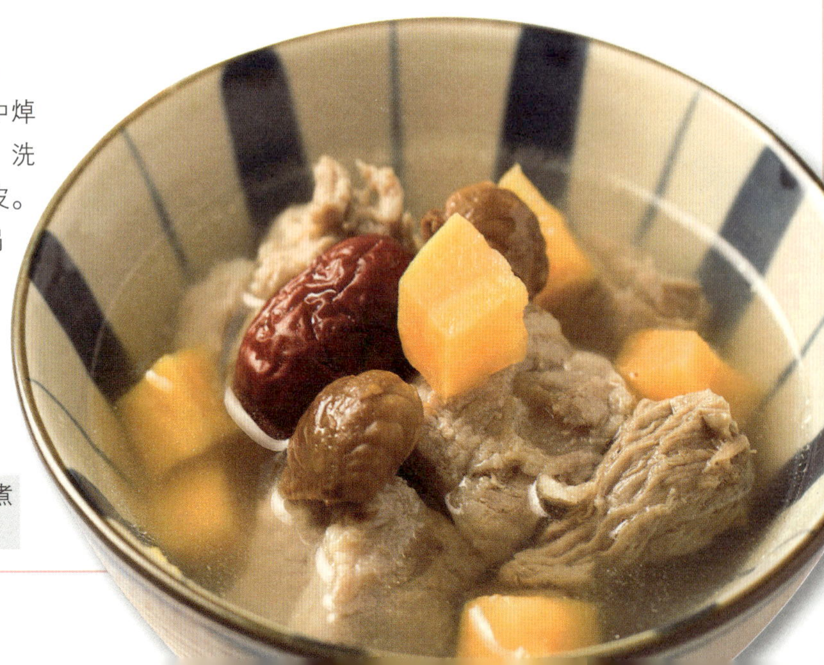

Q 红薯和什么搭配食用比较好?

莲子：莲子和红薯搭配，非常适宜大便干燥、习惯性便秘、慢性肝病、癌症患者等食用。

排骨：富含蛋白质和脂肪，为人体提供优质蛋白质和必需脂肪酸，可以补充人体所需的营养。红薯可去除油腻感，和排骨一起食用，易于入口，为人体提供充足的膳食纤维。

芹菜：芹菜和红薯一起食用，有利于加强降血压的效果。

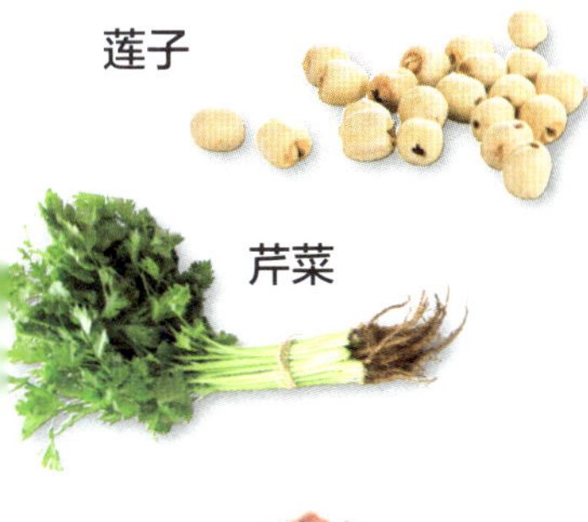

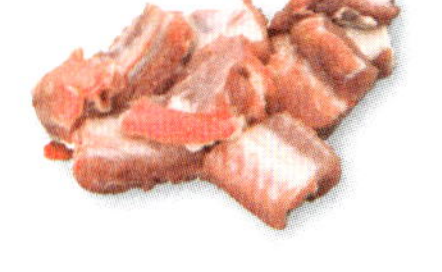

Q 红薯如何存储?

储存红薯应保持干燥，不宜用塑料袋，可放在纸箱中，注意通风，避免空气湿度过大。红薯不宜与土豆放在一起，土豆适宜贮在1~4℃条件下，而红薯却应存储在15℃左右的地方。温度高于5℃，土豆开始生芽，温度低于9℃，红薯会僵心、霉烂。因此，它们很难在相同温度下储存。

Q 红薯怎么吃比较好？怎么挑选红薯?

红薯可通过各种烹调方法做成美味食物。可以蒸、煮、炸，烤红薯、拔丝红薯、红薯干、红薯粥都是很美味的吃法。红薯中膳食纤维含量高，可弥补大米、白面中的营养缺失，适合与主食搭配。

红薯容易使胃肠道里产生大量二氧化碳气体，如果吃太多，会让人腹胀、打嗝。挑选红薯时，要优先挑选纺锤形状的红薯。表面看起来光滑，闻起来没有霉味，不要买表皮呈黑色或有褐色斑点的红薯。烂红薯有毒不要买。发霉的红薯含酮毒素，不可食用。发芽的红薯虽不似马铃薯有毒，但口感较差。

什么体质的人适合吃红薯?

一般人群均可食用红薯，但一次不宜吃过多，以免出现烧心、吐酸水、肚胀排气等不适。肠胃功能较差者不宜吃红薯，因为红薯很难消化。湿阻脾胃、气滞食积者应慎食红薯。

适合这些人群吃

√糖尿病

√高脂血症

√高血压

√便秘

这些人群限制吃

!肠胃功能较差

!气滞食积

!空腹

蔬菜 放心食用保健康

芹菜 降低血压 平肝清热、祛风利湿、润肺止咳、健脑镇静

芹菜性平，味甘，入肺、肝、胃经，中医认为，芹菜具有降低血压、平肝清热、祛风利湿、润肺止咳、健脑镇静的功效。常吃芹菜，尤其是吃芹菜叶，对预防高血压、动脉硬化等都十分有益。

芹菜所含芹菜素可对抗肾上腺素的升压作用，舒张血管、降血压，对原发性、妊娠性及更年期高血压均有效；芹菜素还可预防动脉粥样硬化。芹菜中的钾，可将体内多余的钠排出，以防止钠引起的血压上升。芹菜富含膳食纤维，可阻止胆固醇被肠道吸收，防治高脂血症。

芹菜的营养成分：

芹菜富含多种维生素、微量元素和膳食纤维。芹菜叶茎中还含有药效成分的芹菜苷、佛手苷内酯和挥发油，具有降血压、降血脂、防治动脉粥样硬化的作用。

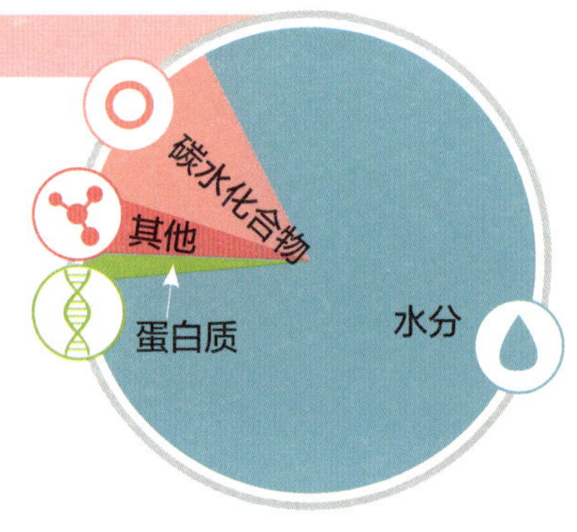

苹果 200 克

苹果热量低，营养成分可溶性大，易被人体吸收，是美容佳品，既能减肥，又可滋润皮肤。

柠檬 20 克

柠檬富含维生素C和维生素P，能增强血管弹性和韧性，可预防和治疗高血压和心肌梗死。

芹菜 100 克

常吃芹菜，可以预防高血压和动脉硬化。

蜂蜜 适量

蜂蜜能改进血液的成分，常食用对心血管病患者很有好处。

苹果柠檬芹菜汁

苹果、芹菜洗净切块（段），芹菜鲜嫩的叶子可以保留下来。柠檬洗净，去皮切块，与苹果、芹菜一起放入料理机打碎。加适量水，调入适量蜂蜜调味饮用。

1 周喝两三次较适宜。

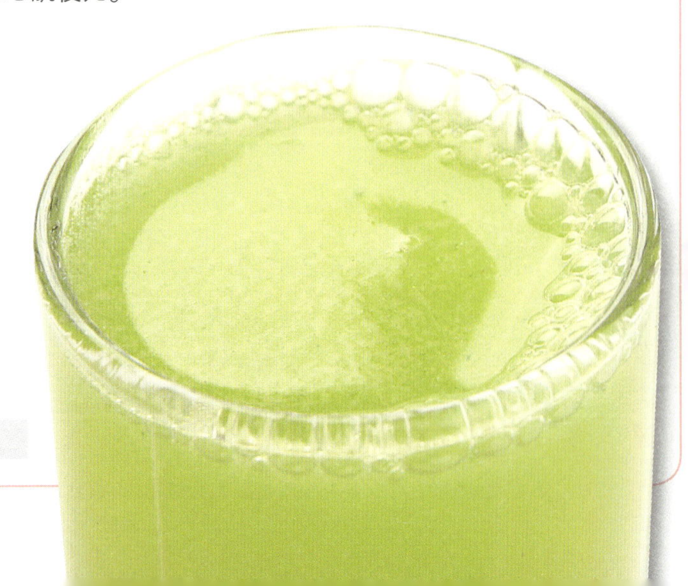

Q 芹菜和什么搭配吃比较好?

核桃仁：富含较多的蛋白质及人体必需的不饱和脂肪酸，能滋养脑细胞，增强脑功能。核桃仁和芹菜一起食用，可润发、明目、养血。

牛肉：脂肪和胆固醇含量比较低，适合高血压、冠心病、肥胖者食用。芹菜和牛肉搭配食用，可降压、利尿、降胆固醇，营养价值高。

苹果：所含热量低，吃完易产生饱腹感，和芹菜配合食用，可降压、瘦身、通便。

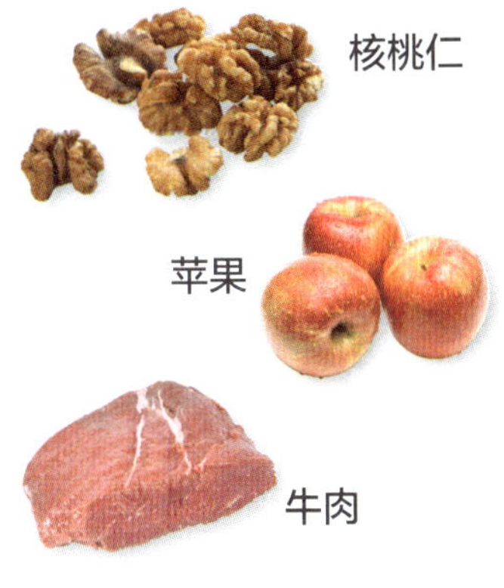

Q 芹菜叶不要扔

在食用芹菜时，很多人喜欢择去叶，只留取茎段用来炒食或凉拌，殊不知芹菜的叶比茎更有营养。叶中的胡萝卜素含量是茎中的 88 倍、维生素 B_1 是茎的 17 倍、蛋白质是茎的 11 倍，芹菜叶的营养不容忽视。可以煮汤喝，亦可与胡萝卜丝、黄瓜丝、海带丝一起凉拌食用。

Q 怎么吃芹菜比较好？芹菜应该怎么挑选？

市场上的芹菜主要有青芹、黄心芹、白芹和西芹四种；青芹味浓；黄心芹味浓，口感较嫩；白芹味淡，不脆；西芹味淡，口感脆，可以根据需要来选择。芹菜可凉拌、炒食、做汤、煮粥或榨汁，可做配料，也可作馅心，用来包饺子、馄饨或包子等。

选购芹菜时，梗不宜太长，20~30 厘米为宜，短而粗的为佳，菜叶要翠绿、不枯黄。新鲜的芹菜叶是平直的，而存放时间久的芹菜，叶子尖端会翘起，发软，甚至会发黄、起锈斑。另外，叶色浓绿的芹菜不宜买，因为粗纤维多，口感老。挑选芹菜时，可掐一下芹菜的茎部，易折断的为嫩芹菜，不易折的为老芹菜。

什么体质的人适合吃芹菜?

芹菜性凉质滑，故脾胃虚寒者、肠滑不固者、血压偏低者、婚育期男士应少吃芹菜。

适合这些人群吃

√ 动脉粥样硬化
√ 高血压
√ 高脂血症
√ 偏头痛
√ 脑卒中
√ 心肌梗死
√ 心律失常
√ 冠心病

这些人群限制吃

! 低血压
! 备孕男性

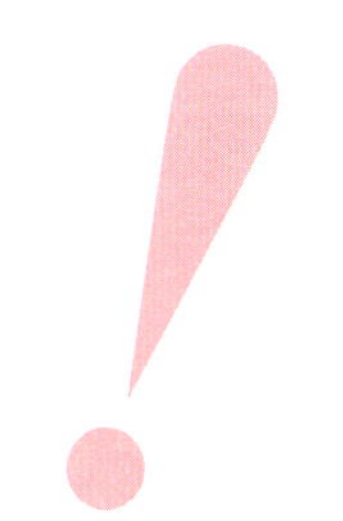

菠菜

改善血脂状况

活血脉、补血止血、利五脏、调中气

菠菜性凉，味甘，入大肠、胃经，中医认为，菠菜可活血脉、补血止血、利五脏、调中气，能增强血管弹性、改善血脂状况。

菠菜富含多种维生素和矿物质，其中的维生素C可降低胆固醇和甘油三酯，对高血压有预防作用。菠菜所含的膳食纤维可增强肠道蠕动，降低血脂，其中的胡萝卜素有助于修复血管内皮细胞，有抗氧化作用；叶酸可降低血液中的同型半胱氨酸水平，预防动脉粥样硬化；钾可将体内多余的钠排出，以防止钠引起的血压上升。

菠菜的营养成分：

菠菜富含维生素C及矿物质，人体造血元素铁的含量也比其他蔬菜多，对缺铁性贫血有较好的辅助治疗作用。维生素C可增强血管弹性，促进胆固醇排泄。

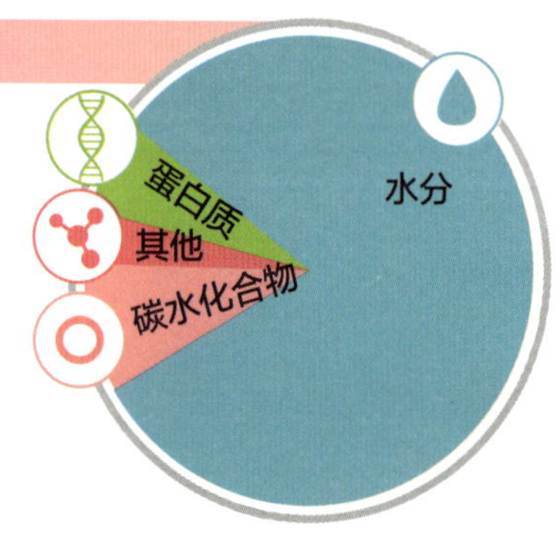

鲤鱼 1条	菠菜 100克	调味品 适量
鲤鱼含不饱和脂肪酸，能降低胆固醇，防治动脉硬化、冠心病。	菠菜中的膳食纤维可排出肠道内多余脂肪，降血压，降血脂。	调味品包括植物油、葱段、姜片、盐、料酒等。

菠菜鱼片汤

鲤鱼切片，菠菜洗净切段。锅入植物油烧热，入姜片、葱段爆香，下鱼片略煎，加水、料酒，大火煮沸。改小火焖20分钟，入菠菜段，放盐即成。

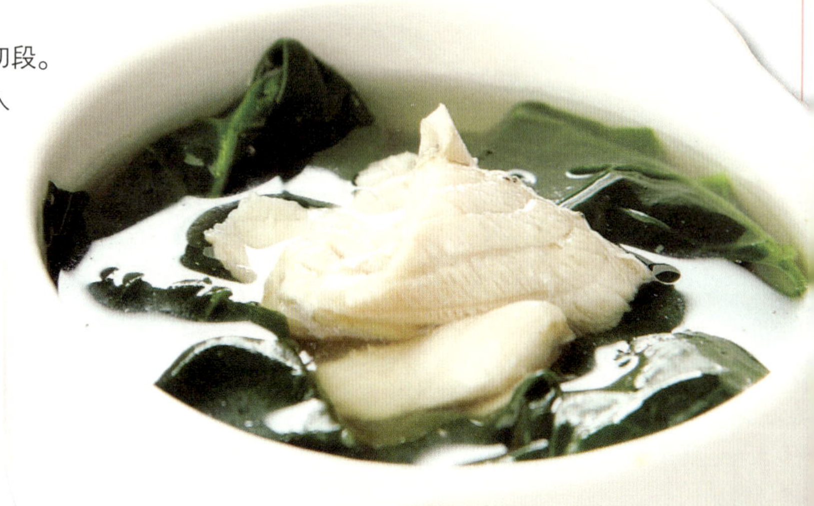

最好选择鲜嫩而刺少的鱼。

Q 菠菜和什么搭配吃比较好?

鸭血：含铁量较高，以血红素铁形式存在，易被人体吸收利用。鸭血和菠菜一起吃，有助于人体达到钙与磷摄取平衡。

大蒜：可抗菌消炎，保护肝脏，调节血糖，保护心血管，抗高血脂和动脉硬化，抗血小板凝集。与菠菜同食，能消除疲劳。

鸡蛋：可温中益气、补肾填精、养血乌发、滋润肌肤。鸡蛋和菠菜同食，有利于健脑护眼，提高维生素 B_{12} 的吸收。

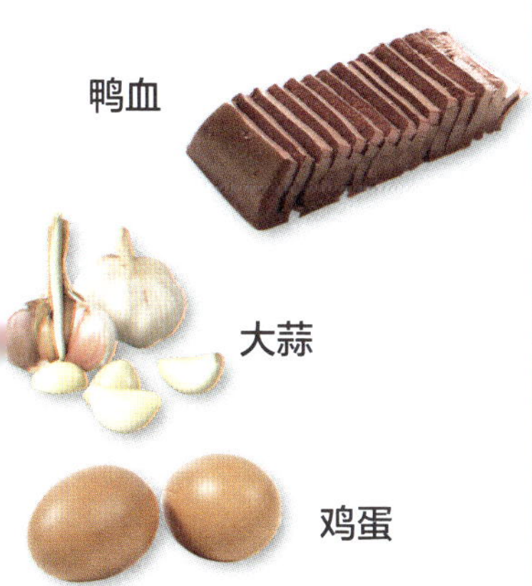

Q 小心草酸!

菠菜含有草酸，草酸与钙质结合易形成草酸钙，它会影响人体对钙的吸收。因此食用菠菜时，先将菠菜用开水烫一下，可除去 80% 的草酸，然后再炒、拌或做汤就好。除了菠菜，其他蔬菜也有的含草酸，最简单辨别含有草酸的方法就是尝一下，涩味比较重就表示草酸含量比较高，如甜菜、西芹。

Q 怎么吃菠菜比较好? 菠菜应该怎样挑选?

菠菜因含草酸，所以最好不要生食。焯烫后，可做汤，可涮火锅，还可与牛肉、鱼等动物性食品一起烹饪。此外，菠菜最好在快要烹制时洗，这样叶子不会软。为了避免菠菜氧化，应尽量用玻璃器皿或不锈钢厨具。烹制时间不宜过久，否则菠菜会变成棕色。

选购菠菜的时候应首先看菠菜的叶子：叶子宜厚，伸张得很好，且叶面宽，叶柄短，无烂叶和萎叶，无虫害和无农药残留的鲜嫩、翠绿的菠菜为佳。其次要看菠菜的根：根部肥满挺直的为首选。菠菜的季节性很强，一般以冬至到立春的菠菜为最佳，此时的菠菜营养成分更高一些。

什么体质的人适合吃菠菜?

菠菜煮软后易消化，适合高血压、便秘、贫血等患者食用。但因其草酸含量较高，一次不宜食用过多，脾虚便溏者也不宜多食。

适合这些人群吃

√高血压

√贫血

√糖尿病

√夜盲症

√皮肤粗糙、过敏、松弛

这些人群限制吃

!尿路结石

!肠胃虚寒

!大便溏薄

!肾功能虚弱

!肾炎和肾结石

黄瓜

防止血压上升
除热、利水利尿、清热解毒

黄瓜性温，入肺、肝、脾经，具有除热、利水利尿、清热解毒的功效。黄瓜中所含的葡萄糖苷、果糖等不参与通常的糖代谢，故糖尿病患者以黄瓜代淀粉类食物充饥，血糖非但不会升高，甚至会降低。

黄瓜热量很低，且含有丙醇二酸，可抑制糖类物质转化为脂肪，对高血压、血脂异常以及肥胖症有预防作用。黄瓜富含钾，可将体内多余的钠排出体外，以防止钠引起的血压上升。黄瓜中含有丰富的水分和水溶性维生素，可预防唇炎和口角炎，美容护肤。黄瓜中的苦味主要来自葫芦素C，有抗肿瘤、治疗慢性肝炎的作用。

黄瓜的营养成分：

黄瓜富含糖类、维生素 B_2、维生素C、维生素E、胡萝卜素、烟酸、钙、磷、铁等营养成分。黄瓜含有的烟酸可促使末梢血管扩张，并降低血液中的胆固醇。

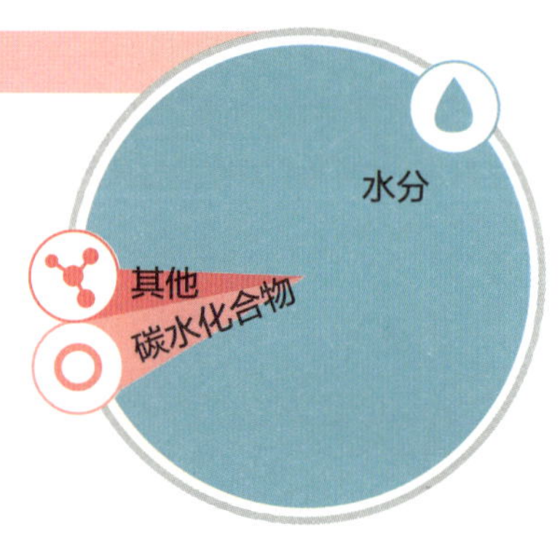

黄瓜 150克

黄瓜中所含的丙醇二酸，可抑制糖类物质转变为脂肪，是减肥佳品。

紫菜 5克

紫菜富含碘，脂肪含量低，且富含胆碱和钙、铁，能增强记忆。

虾米 10克

虾米较咸，最好提前用水浸泡一下。

调味品 适量

调味品包括清汤、盐、酱油、香油等。

紫菜黄瓜汤

将黄瓜洗净，切片，紫菜、虾米洗净。锅内加清汤，烧沸后，放黄瓜、虾米、盐、酱油，煮沸后撇浮沫。下紫菜略煮，出锅前淋上香油即成。

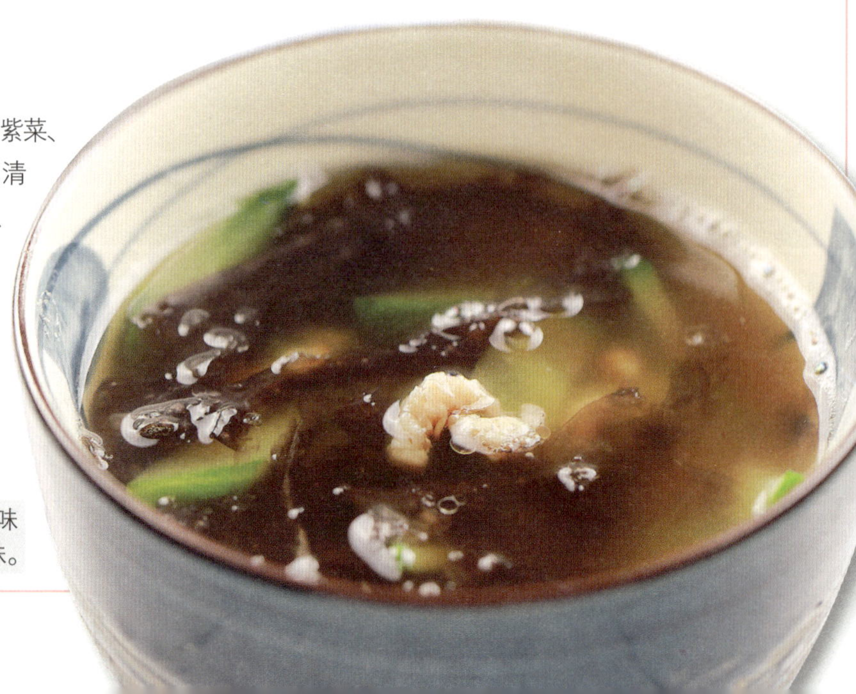

提前将黄瓜片用调味料腌制一下，更入味。

Q 黄瓜和什么搭配吃比较好？

大蒜：可促进胰岛素的分泌，降低体内血糖水平。大蒜和黄瓜同食，可抑制体内的糖类转为脂肪，降低胆固醇，有助于减肥。

山楂：可降血脂、降血压、强心、抗心律不齐等，还可健脾开胃、消食化滞。山楂和黄瓜同食，可除热、解毒、利水、减肥。

紫菜：脂肪含量低，且含有多种维生素，B 族维生素的含量与蔬菜相比毫不逊色。紫菜和黄瓜一起，能清热去火、消脂瘦身。

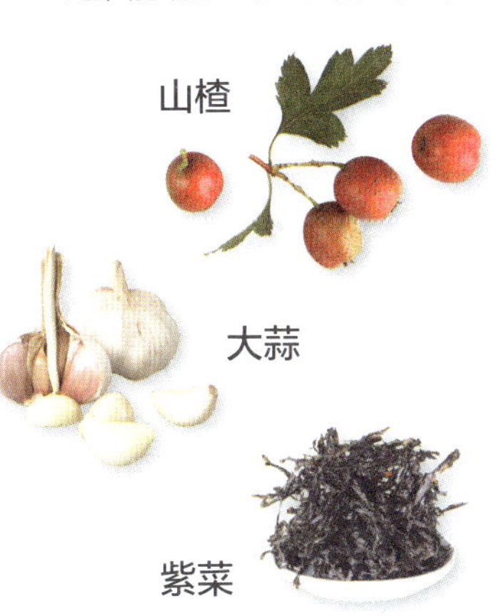

Q 植物生长调节剂不等于避孕药

据传，冬季大棚内的黄瓜，生长靠激素，更有甚者说黄瓜是涂了避孕药的。其实这是错误的说法。为了加快黄瓜生长，会涂抹植物生长调节剂。植物生长调节剂是指用于调节植物生长、发育的一类物质，但只对植物起作用，与动物避孕药在结构、作用靶标和机理方面完全不同，对人和动物的毒性甚微。

Q 怎么吃黄瓜比较好？黄瓜怎么挑选？

黄瓜尾部含有较多的苦味素，苦味素有抗癌的作用，所以不要把黄瓜尾部全部丢掉。黄瓜比较适合凉拌，凉拌黄瓜时可放适量蒜末和醋，有降压、降脂功效。

直接将黄瓜煮食，虽口味上略逊炒制的，但营养价值却可很好的保留，且能缓解夏季水肿。煮黄瓜最合适在晚饭前吃，在其他饭菜前食用就能把后来吸收的食物脂肪、盐分等一同排出体外。此外，黄瓜煮汤也是不错的选择。

挑选时应选择新鲜水嫩、有弹力、深绿色、硬挺，表面有光泽、带花、整体粗细一致的。

什么体质的人适合吃黄瓜？

黄瓜适宜肥胖、高血压、高脂血症、水肿、癌症、嗜酒者多食；并是糖尿病患者首选食品之一；但脾胃虚弱、腹痛腹泻、肺寒咳嗽者应少吃，因黄瓜性凉，胃寒患者食之易致腹痛泄泻。

适合这些人群吃

√ 高血压
√ 高脂血症
√ 糖尿病
√ 冠心病
√ 热病
√ 肥胖
√ 水肿
√ 癌症

这些人群限制吃

! 脾胃虚弱
! 腹痛腹泻
! 肺寒咳嗽
! 腹寒痛经
! 胃寒

番茄

降低胆固醇

生津止渴、健胃消食、清热解毒、补血养血、增进食欲

番茄性微寒，味甘、酸，入肝、胃、肺经，番茄具有生津止渴、健胃消食、清热解毒、补血养血和增进食欲的功效。

番茄中的番茄红素可降低血清总胆固醇和低密度脂蛋白胆固醇，并能降低收缩压，对抗心肌缺血、防御冠心病。番茄中的维生素C、叶酸、果酸及膳食纤维，可抵抗自由基，降低胆固醇，预防动脉粥样硬化及冠心病。番茄富含钾、钙等碱性矿物质，能促进钠盐排出，可降压、利尿、消肿。番茄籽周围黄色汁液具有对抗血小板凝聚功效，可防治脑血栓。

番茄的营养成分：

番茄富含胡萝卜素、维生素C和B族维生素，其维生素P的含量为蔬菜之冠。番茄中的烟酸可促进红细胞形成，保持血管壁弹性，预防高血压。

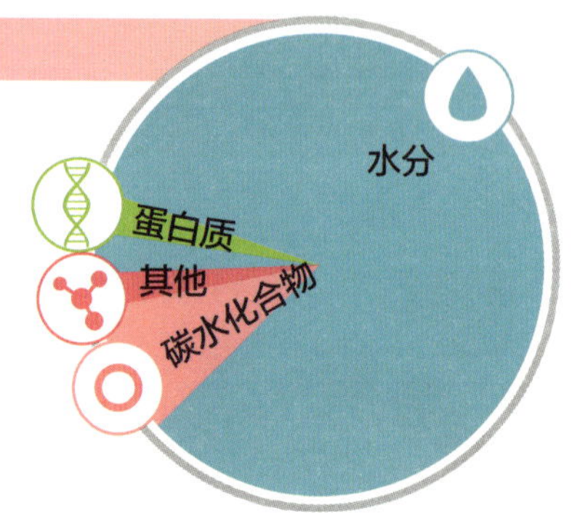

鲤鱼 1200克

鲤鱼含不饱和脂肪酸，能降低胆固醇，可防治动脉硬化、冠心病。

番茄 2个

番茄中的番茄红素，可防止低密度脂蛋白受到氧化。

豆腐 500克

豆腐无胆固醇，适宜"三高"及动脉硬化、冠心病患者食用。

辅料 适量

包括大葱、大蒜、姜等。

番茄鱼

锅内热油，放大葱、姜、大蒜煸炒至微黄，下番茄块炒至出汁，放入豆腐块添水炖煮3分钟，加入腌好的鲤鱼片煮6分钟即可。

用筷子将鱼片夹起放入锅中，以免倒入腌鱼汤汁。

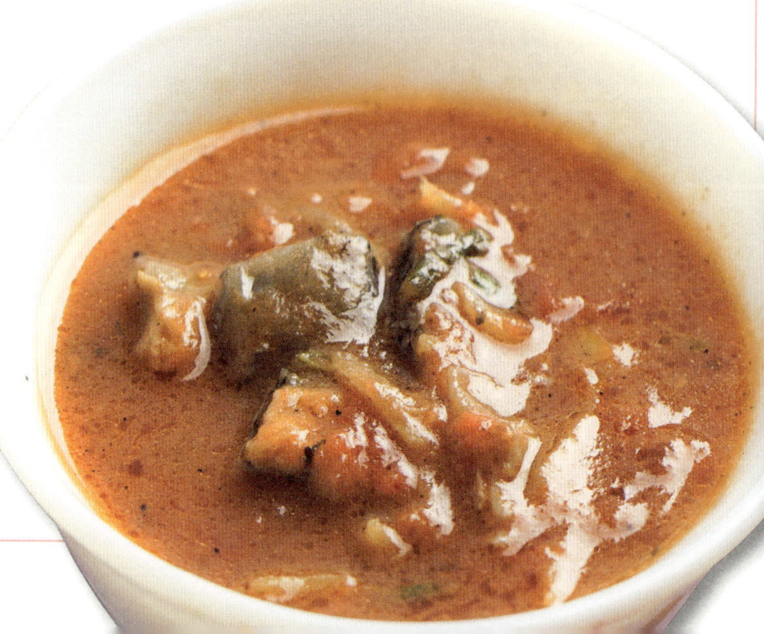

Q 番茄和什么搭配吃比较好?

白糖：凉拌番茄是一道家常菜，番茄加白糖放冰箱里冰镇，清凉可口，且白糖和番茄搭配可开胃增食、降血压。

芹菜：可降血压，清血脂，适合高血压患者食用。芹菜和番茄同食，可降压通便、健胃消食。

花椰菜：含水量高，热量低，易产生饱足感，有助于消除水肿，且可改善便秘，增强抵抗力，防癌。花椰菜和番茄同食，可降压降脂。

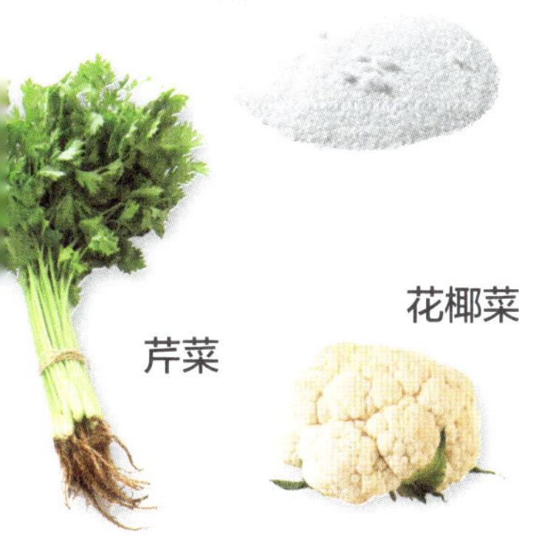

Q 巧切番茄不流汁

切番茄时若处理不当，大量的番茄汁会流出来，导致水分和营养流失。但只要仔细观察番茄底部凹槽，依照凹槽位置切下去就能使番茄的种子与果肉不分离，而且不会流汁。如果不着急下锅烹制，也可以将番茄先放入冰箱冻十分钟然后拿刀切成片或者块，这样营养也不会流失。

Q 怎么吃番茄比较好？番茄应该怎么挑选？

番茄可生食、凉拌、煲汤、炒食，烧煮时稍加些醋，就能破坏其中的有害物质番茄碱。其中的番茄红素遇热能被人体更好地吸收。

挑选番茄时，要选择蒂部圆润，没有棱角的，不要挑选分量很轻的。顶部带尖的和茎部呈黑色的，这些都是经过催熟剂作用而早熟的番茄。未成熟的番茄含有龙葵素，多食会导致中毒。如果蒂部带着淡淡的青色就是成熟得刚好的番茄了。

什么体质的人适合吃番茄?

一般人群均可食用。适宜发热、口渴、食欲不振、习惯性牙龈出血、贫血、头晕、心悸、高血压、急慢性肝炎、急慢性肾炎、夜盲症和近视患者食用。急性肠炎、菌痢及处在溃疡活动期的患者不宜食用。

适合这些人群吃

- √ 心悸
- √ 脑卒中
- √ 心力衰竭
- √ 风湿性心脏病
- √ 高脂血症
- √ 动脉粥样硬化
- √ 胃热口渴
- √ 前列腺癌

这些人群限制吃

- ! 低血压
- ! 偏头痛
- ! 急性肠炎
- ! 菌痢

油菜

降低胆固醇
活血化瘀、清脂肪、降血脂

油菜性温，味辛，入肺、肝、脾经。中医认为油菜能活血化瘀，用于治疗疖肿、丹毒，具有去脂肪、降血脂的作用。

油菜属于低脂肪蔬菜，且富含膳食纤维，能与胆酸盐和食物中的胆固醇及甘油三酯结合，并随粪便排出，从而减少脂肪的吸收，有降血脂的作用。油菜中含有的维生素C、胡萝卜素是人体黏膜及上皮组织维持生长的重要营养物质，常食具有美容作用。油菜还有助于增强机体免疫能力。

油菜的营养成分：

油菜富含钙、铁和维生素C，胡萝卜素也很丰富，是人体黏膜及上皮组织维持生长的重要营养源。油菜中富含钾、铁和钙，可降血压，其中铁还可预防贫血。

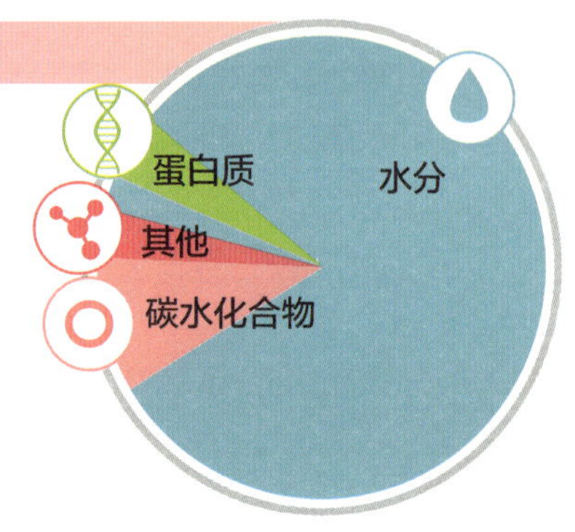

油菜 400克

油菜可促进血液循环，增强肝脏的排毒功能，可治疗皮肤疮疖、乳痈。

香菇 10朵

香菇是高蛋白、低脂肪的食品，其中所含脂肪酸，对降低血脂有益。

大蒜 3瓣

大蒜有杀菌、改善肠胃功能的作用。

调味品 适量

调味品包括蚝油、生抽、淀粉、盐等。

香菇油菜

香菇泡发切块，大蒜切粒；油菜加盐焯熟摆盘；热油爆香蒜粒，加香菇翻炒，加生抽、蚝油和适量水，待香菇熟后加水淀粉搅拌即可。

将油菜根切下来先烹饪，让油菜根也变得鲜嫩可口。

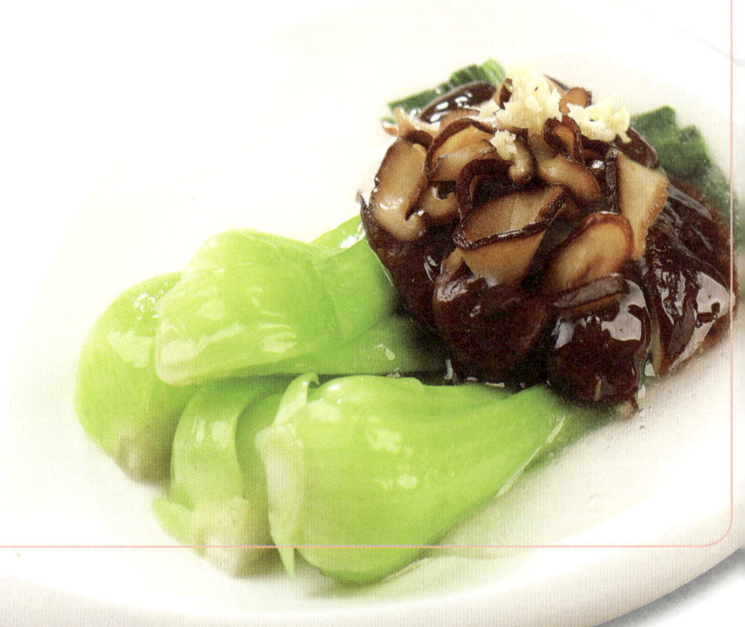

Q 油菜和什么一起吃比较好？

鸡肉：所含胶原蛋白具有降低血压的作用。鸡肉和油菜同食，可强化肝脏，美化肌肤。

虾仁：对心脏活动具有调节作用，能保护心血管系统，可减少血液中胆固醇含量，防止动脉硬化，有利于预防高血压及心肌梗死。虾仁和油菜同食，可提供丰富的维生素和钙质，还能消肿散瘀、清热解毒。

香菇：香菇和油菜一起吃，可以健骨、提高免疫力。

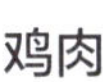
鸡肉

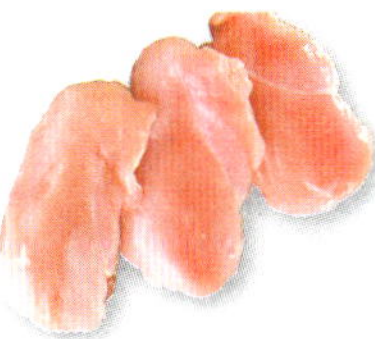

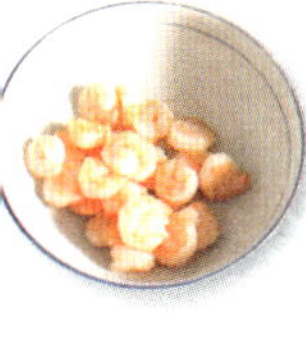
虾仁

香菇

Q 油菜多用

油菜未开花，叶子可作蔬菜；油菜花具有很高的观赏价值，形成了很多观赏旅游区；花朵凋谢后，油菜籽可以榨油，菜籽油中含有多种维生素，如维生素 A、维生素 D 和维生素 E，是人体脂溶性维生素的重要来源。油菜的菜梗洗净晾干可以用来制作酵素。

Q 怎么吃油菜比较好？油菜应该怎么挑选？

油菜的食用方法较多，可炒、烧、炝、扒，油菜心可做配料。油菜可炒食，宜用大火快炒，这样既可保持鲜脆，又可使其营养成分不被破坏。食用油菜时要现做现切，切好后不宜放置时间过长，以免营养元素流失。

吃剩的熟油菜过夜后就不要再吃了，因其性寒凉易伤脾胃，也易产生亚硝酸盐沉积。

购买时要挑选新鲜、油亮、无虫、无黄叶的嫩油菜，用两指轻轻一掐即断者为佳。叶短、淡绿色最佳。

什么体质的人适合吃油菜？

油菜适宜患口腔溃疡、口角湿白、齿龈出血、牙齿松动、瘀血腹痛、癌症患者，痧痘、目疾、小儿麻疹后期、疥疮、狐臭等慢性病患者要少食。

适合这些人群吃

√ 腔溃疡
√ 口角湿白
√ 齿龈出血
√ 牙齿松动
√ 瘀血腹痛
√ 癌症
√ 骨质疏松

这些人群限制吃

! 孕早期妇女
! 小儿麻疹后期

西蓝花

清理血管

补肾填精、健脑壮骨、补脾和胃

西蓝花性凉，味甘，入肾、脾、胃经。中医认为，西蓝花可补肾填精、健脑壮骨、补脾和胃。

西蓝花中含有的类黄酮成分，能够清理血管，减少胆固醇氧化，防止血小板凝结成块，对高血压和心脏病有一定的预防作用。西蓝花所含的叶黄素和槲皮素，能够阻止低密度脂蛋白胆固醇氧化后粘在血管壁上，从而降低动脉粥样硬化发生的概率。西蓝花富含钙、钾，有利于舒张血管，帮助降压。

西蓝花的营养成分：

西蓝花中营养成分主要包括蛋白质、碳水化合物、脂肪、矿物质、维生素C和胡萝卜素等。西蓝花富含的膳食纤维，能平稳控制血糖。

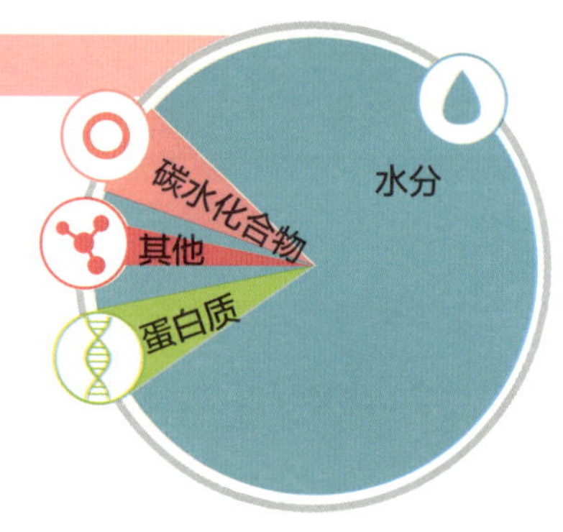

西蓝花 300 克

西蓝花中的类黄酮物质，对高血压、心脏病有调节和预防的功用。

口蘑 4 朵

口蘑富含植物纤维，可防止便秘，促进排毒、预防糖尿病等。

香菇 4 朵

香菇的水提取物对体内的过氧化氢有一定的消除作用。

调味品 适量

调味品包括蚝油、鸡汤、盐、淀粉。

西蓝花烧双菇

西蓝花切小朵，口蘑切片，香菇切十字刀花。锅内放适量蚝油和鸡汤，下入全部原料。小火煨5分钟，用盐调味，再用淀粉勾芡即成。

可以加入胡萝卜，口感甜脆。

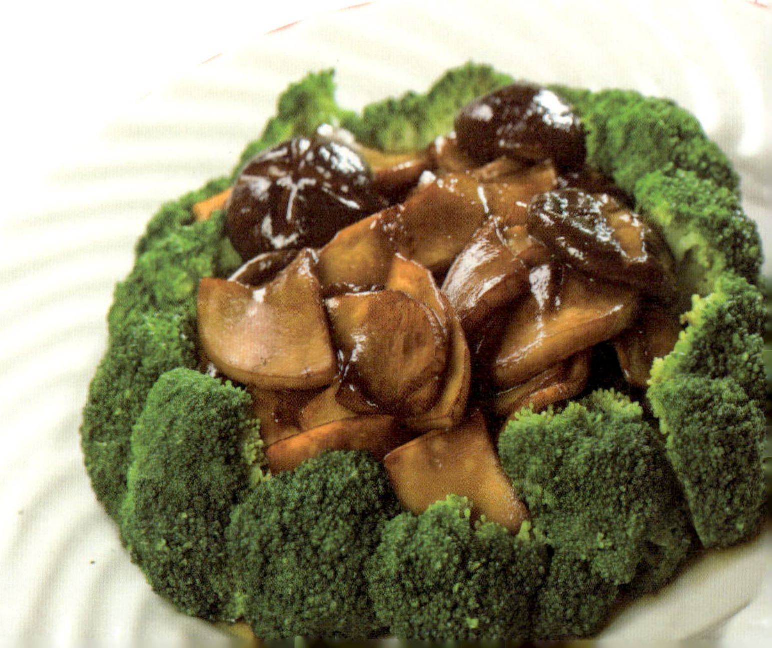

Q 西蓝花和什么搭配吃比较好?

猪肉：蛋白质含量低，脂肪含量高，心脑血管病患者若食用，最好选择瘦肉，但也要少吃。猪肉和西蓝花同食，能美白肌肤、消除疲劳、提高免疫力。

糙米：富含维生素、矿物质与膳食纤维，被视为一种绿色的健康食品。糙米和西蓝花同食，能护肤、防衰老、抗癌。

香菇：和西蓝花搭配食用，有良好的降血脂功效，适合糖尿病合并血脂异常者食用。

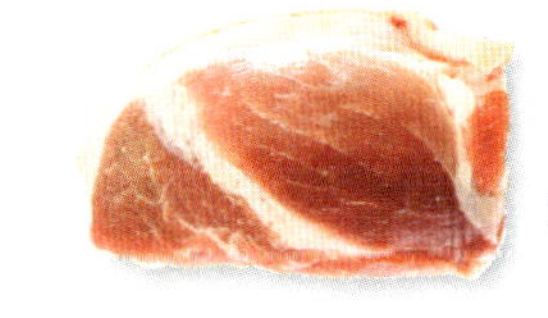
猪肉

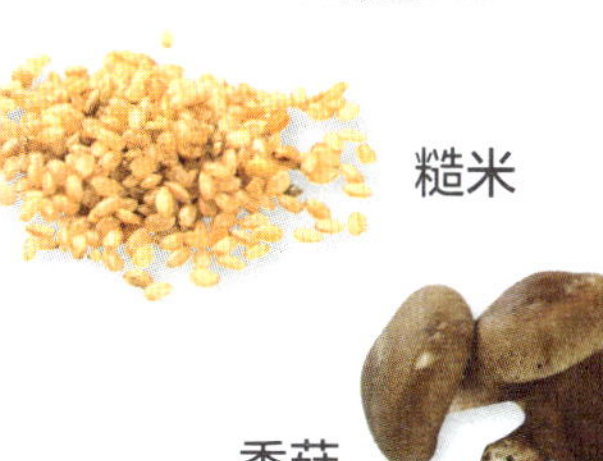
糙米

香菇

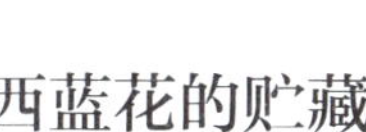

Q 西蓝花的贮藏

西蓝花不耐贮藏，购买后最好尽快食用。西蓝花在贮藏期间有一定量的乙烯释放出，这种气体在贮藏环境中积累起来，会加速花蕾衰老变化，所以应注意适时通风换气，温度不宜高于4.5℃，否则小花蕾会很快黄化。

Q 怎么吃西蓝花比较好？西蓝花应该怎么挑选？

西蓝花焯水后可做沙拉或食物摆盘，炒食时大火快炒可减少西蓝花中维生素和抗癌物质的损失。在制作前，将西蓝花撕成小朵，浸泡在盐水中约5分钟，去除菜上的灰尘及虫害，再用水冲洗、沥干，放入滚盐水中烫熟，捞出晾干后可直接烹调。

西蓝花切好后在室温中放置6小时，抗癌成分的损失率很高。如果烹调，尽量选择短时间加热，断生之后马上盛出。西蓝花的品质要求为色泽深绿，质地脆嫩，叶球松散，无腐烂，无虫伤。挑选西蓝花以茎株亮丽、花蕾紧密结实的为佳；花球表面无凹凸，整体有隆起感的为佳品。

什么体质的人适合吃西蓝花?

一般人群均可食用。西蓝花质地细嫩，味甘鲜美，食后极易消化吸收，其嫩茎纤维，烹炒后柔嫩可口，适宜于中老年人、小孩和脾胃虚弱、消化功能不良者食用。

适合这些人群吃

√ 身体虚弱

√ 消化功能弱

√ 癌症

√ 高脂血症

√ 高血压

√ 糖尿病

这些人群限制吃

! 皮肤病患者

! 甲状腺肿大患者

芦笋

扩张血管

清热解毒、生津利水、止咳散结、杀虫止痒

芦笋性微温，味甘、辛、苦，入肺经。中医认为，芦笋具有清热解毒、生津利水、止咳散结、杀虫止痒的功效。

芦笋中含有的天门冬酰胺和天门冬氨酸具有扩张血管的作用，可降低血压，对心血管病、水肿等症均有疗效。另外，芦笋中的钾元素可降低体内钠的含量，从而起到降低血压的作用。芦笋所含蛋白质、碳水化合物、多种维生素和微量元素的质量均优于普通蔬菜，而热量含量较低。

芦笋的营养成分：

芦笋富含多种氨基酸和维生素，芦笋中的天门冬酰胺和微量元素硒、钼、铬、锰含量高于其他蔬菜。芦笋是低糖、低脂肪、高纤维素和高维生素的食物。

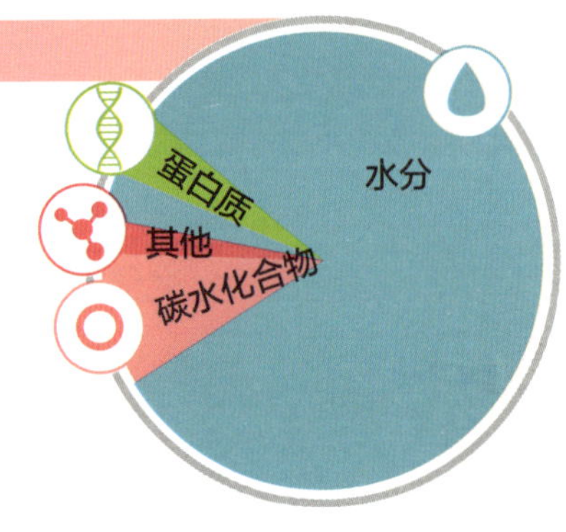

牛肉 100 克

牛肉富含蛋白质、氨基酸。能提高人体抗病能力，促进组织修复。

芦笋 200 克

芦笋鲜美芳香，烹制后柔软可口，能增进食欲，帮助消化。

大蒜 3 瓣

大蒜能防止心脑血管中脂肪沉积，降低胆固醇，抑制血栓形成。

调味品 适量

调味品包括橄榄油、黑胡椒、盐。

黑椒芦笋牛肉粒

牛肉切粒；芦笋切段，焯烫后沥干。油锅烧热，下蒜粒煸炒出香味，下牛肉粒翻炒，再下芦笋，加黑胡椒、盐，炒熟即可。

牛肉提前腌渍会更入味。

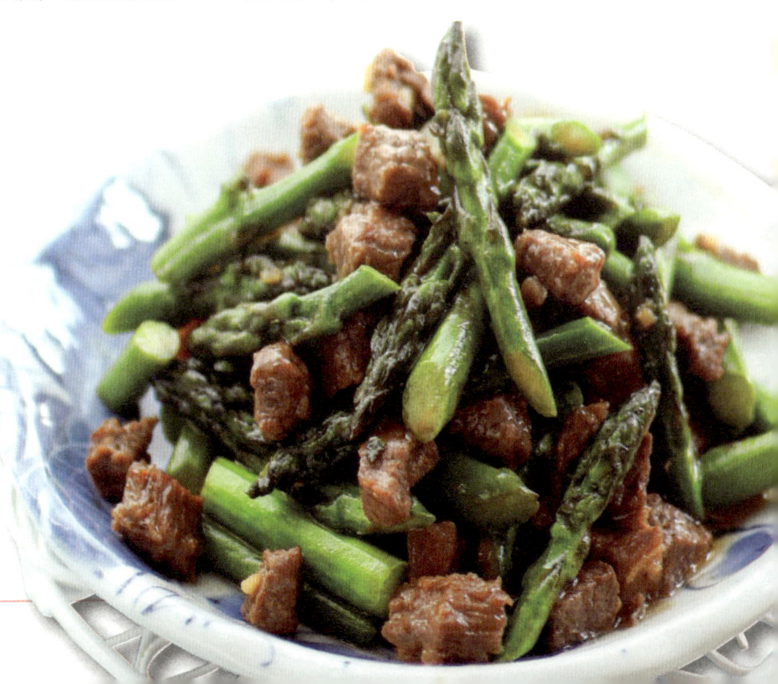

Q 芦笋和什么搭配吃比较好？

海参：可提高记忆力、延缓生腺衰老，防止动脉硬化以及抗中瘤。海参和芦笋同食，能防止癌细胞扩散，芦笋也可抗癌，二者搭配，可增加抗癌功效。

苦瓜：可清热祛暑、明目解毒、降压降糖、利尿凉血、解劳清心、益气壮阳，能减少体内脂肪，控制高脂血症患者体重。苦瓜中的膳食纤维和果胶，可降低胆固醇含量。苦瓜和芦笋同食，能防治贫血、缓解疲劳。

海参

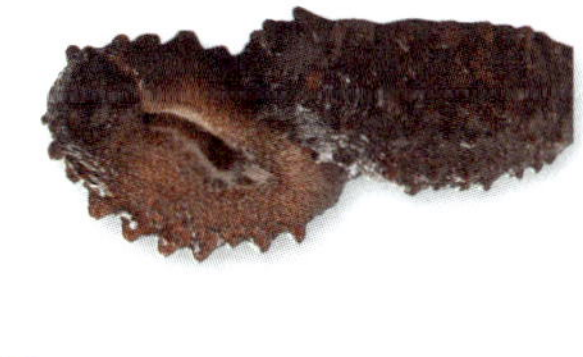

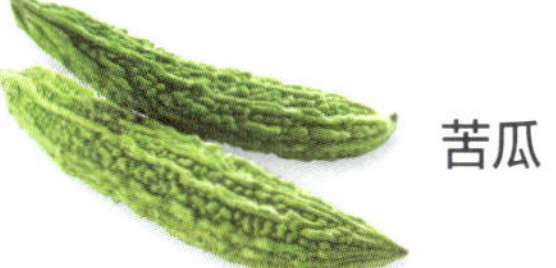

苦瓜

Q 芦笋的储存

新鲜芦笋的鲜度下降很快，且会失去大量营养素，所以不宜久藏。若不能马上食用，应放在低温避光处保存。用保鲜膜卷包，置于冰箱冷藏室，可保存 2~3 天。另外，用浓度约 5% 的盐水烫煮 1 分钟后，捞置于冷水中，使之冷却后放在冰箱中，也可保存 2~3 天。但最好现买现吃。

Q 怎么吃芦笋比较好？芦笋怎么挑选？

芦笋以嫩茎供食用，质地鲜嫩，风味鲜美，柔嫩可口，烹调时切成段或薄片，炒、煮、炖、凉拌均可。芦笋可炒食、煲汤等，也可焯熟后拌凉菜食用。

芦笋挑选的总体原则就是要新鲜。以鲜嫩整条，长 12~16 厘米，粗 1.2~3.8 厘米，尖端紧密，无空心、无开裂、无泥沙者质佳。选购芦笋时，要挑选全株形状正直、笋尖鳞片紧密、不开芒，未长腋芽，没有水伤腐臭味，表皮鲜亮不萎缩，细嫩粗大者。

什么体质的人适合吃芦笋？

痛风、尿酸代谢异常和脾胃虚寒者不宜食用。因为芦笋中的嘌呤含量相对较高，会加重尿酸的代谢障碍。

适合这些人群吃

√ 高血压

√ 高脂血症

√ 癌症

√ 动脉粥样硬化

这些人群限制吃

! 痛风

! 尿酸代谢异常

! 脾胃虚寒

土豆

保护心肌细胞

补脾益气、缓急止痛、通利大便、和胃健中、解毒消肿

土豆性平，味甘，入大肠、胃经。中医认为，土豆能补脾益气、缓急止痛、通利大便、和胃健中、解毒消肿，具有解毒、消炎等功效。

土豆富含膳食纤维，可保护心肌细胞，促进胃肠蠕动。土豆中的钾能够帮助人体排出多余的钠，以达到防止血压升高的目的。土豆中的维生素C可促进胆固醇的分解，有效降低胆固醇和甘油三酯水平。土豆中蛋白质营养价值高，且易消化吸收。

土豆的营养成分：

土豆富含蛋白质、碳水化合物、铁、B族维生素和维生素C等物质。土豆的蛋白质含有多种氨基酸，包括人体不能合成的各种必需氨基酸。

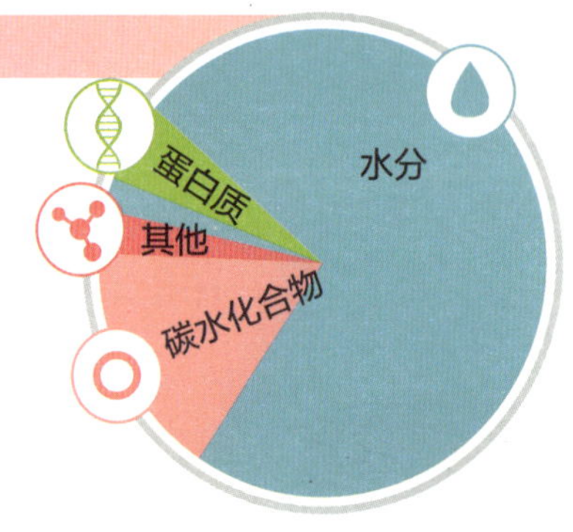

土豆 1个

土豆可作为蔬菜或主粮，是所有粮食作物中维生素含量最全的。

牛肉 100克

牛肉的脂肪含量较低，比起其他肉类相对不易发胖。

洋葱 半个

洋葱能降低外周血管阻力，降低血黏度。

番茄 2个

番茄中的番茄红素，可防止低密度脂蛋白受到氧化。

番茄土豆炖牛腩

牛肉焯水，切块，下锅，加料酒、葱段、姜片和胡椒粉，下番茄块，加水没过食材，大火煮开，转中火炖半小时，倒土豆块、洋葱，炖至熟烂，加盐。

若番茄味道不够浓郁，可加适量番茄酱。

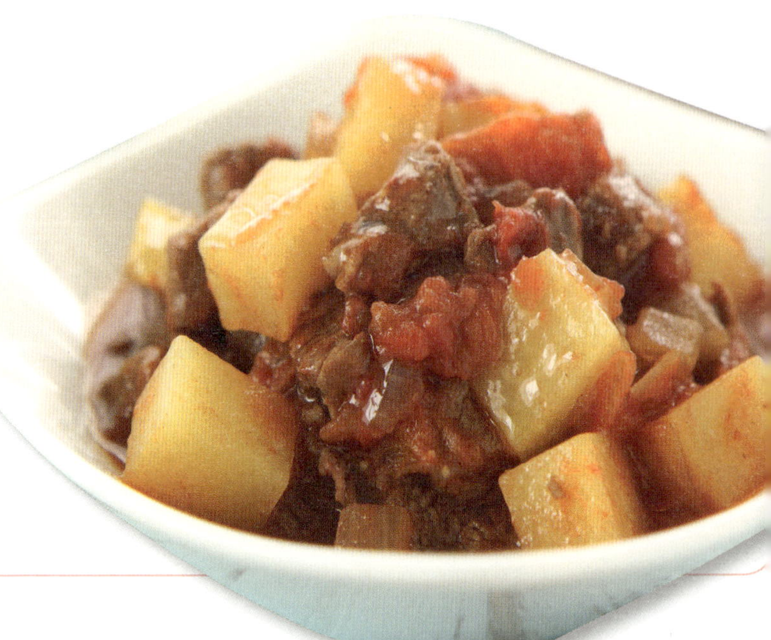

Q 土豆和什么搭配吃比较好？

豆角：蛋白质含量较高，富含各种维生素和矿物质，可益气健脾、消暑化湿和利水消肿。豆角和土豆同吃，能调理消化系统，消除胸闷胀满，防治急性肠胃炎。

牛奶：牛奶富含活性钙，是人类最好的钙源之一。牛奶中的乳糖能促进人体肠壁对钙的吸收，吸收率很高。牛奶和土豆同吃，可营养互补。

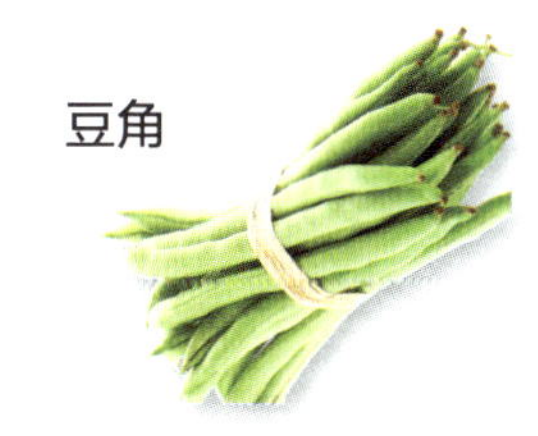
豆角

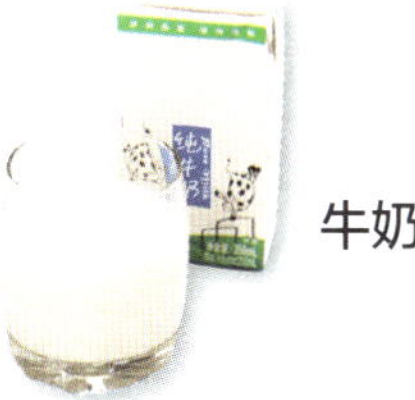
牛奶

Q 土豆的储存

土豆较易储存。长期存放可将土豆与苹果放一起，因成熟的苹果会释放出乙烯，土豆和苹果放在一起时，苹果产生的乙烯会抑制土豆芽眼处的细胞产生生长素，生长素积累不到足够的浓度，自然不会发芽，已经长芽的土豆禁止食用，大量食用会引起急性中毒。

Q 怎么吃土豆比较好？土豆应该怎么挑选？

土豆可凉拌、烹炒。但在食用时要去皮，有芽眼的地方一定要深挖去除干净，以免中毒。要用小火煮烧，才能均匀地熟烂。

新土豆适合炖煮，老土豆适合烹炒。若用来烘烤或炸薯条，可选形状长圆，外皮较粗糙的土豆，这些土豆淀粉含量比较高。若想做炖肉的配菜，沙拉或煮浓汤，则选皮薄而光滑的土豆，这种土豆淀粉含量低，水分和糖分较高。秋到冬季是盛产土豆的季节，应挑选形状丰满，表面无伤痕、深纹的为佳，不可挑选外皮呈绿色或发芽的土豆。

什么体质的人适合吃土豆？

动脉硬化、胆结石症患者或者是肥胖者和孕妇最适合吃土豆了，但是有皮肤瘙痒或者是眼部有充血病症的患者是不可以吃土豆的。

适合这些人群吃

√动脉硬化

√高血压

√便秘

√胆结石症

√肥胖

这些人群限制吃

！皮肤瘙痒

！眼部有充血

！腹胀

苦瓜

防治动脉粥样硬化
清热祛暑、明目解毒、降压降糖

苦瓜性寒，味苦，入脾、胃、心、肝经。中医认为，苦瓜具有清热祛暑、明目解毒、降压降糖、利尿凉血、解劳清心、益气壮阳之功效。

苦瓜中含有的苦瓜苷能刺激胰腺细胞分泌胰岛素。苦瓜是高血糖、2 型糖尿病患者很好的保健蔬菜。苦瓜富含维生素 C，可保持血管弹性，防止动脉粥样硬化，保护心脏。

苦瓜中的钾元素可以保护心肌细胞，降低血压。苦瓜能够减少体内脂肪，控制高脂血症患者体重。苦瓜中的膳食纤维和果胶，可降低胆固醇含量。

苦瓜的营养成分：

苦瓜所含蛋白质、脂肪、碳水化合物等在瓜类蔬菜中较高，特别是维生素 C 含量高。苦瓜还含有膳食纤维、胡萝卜素、苦瓜苷、磷、铁等多种矿物质和氨基酸。

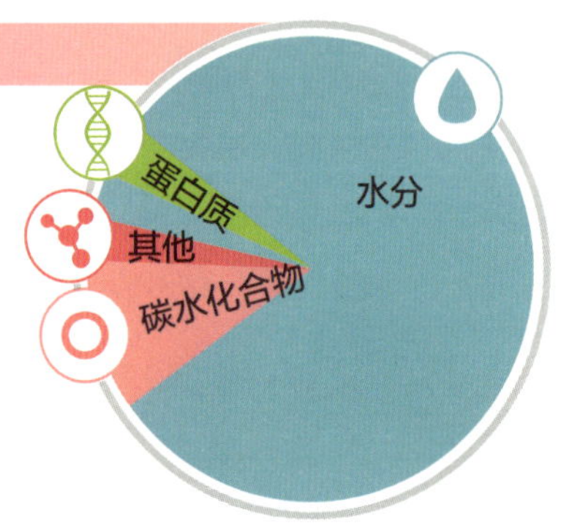

苦瓜 200 克

苦瓜具有降脂、降糖的功效。食用时去掉内层的白瓤可以减少苦味。

茄子 200 克

茄子含有胆碱，可降低胆固醇，从而帮助高血压患者舒张血管。

青椒、红椒 各 1 个

彩椒颜色丰富，常作配菜，有解热、镇痛、防癌和增加食欲的功效。

调味品 适量

调味品包括大蒜、生抽、蚝油、盐等。

苦瓜炒茄子

原料洗净切条。茄子切条，用盐腌。蒜切末，在热油中爆香，加茄子炒至半透明，加苦瓜炒软，加青椒、红椒翻炒至熟透，加盐，调入生抽、蚝油炒匀即可。

可在菜中加豆角，但一定要炒熟后再食用。

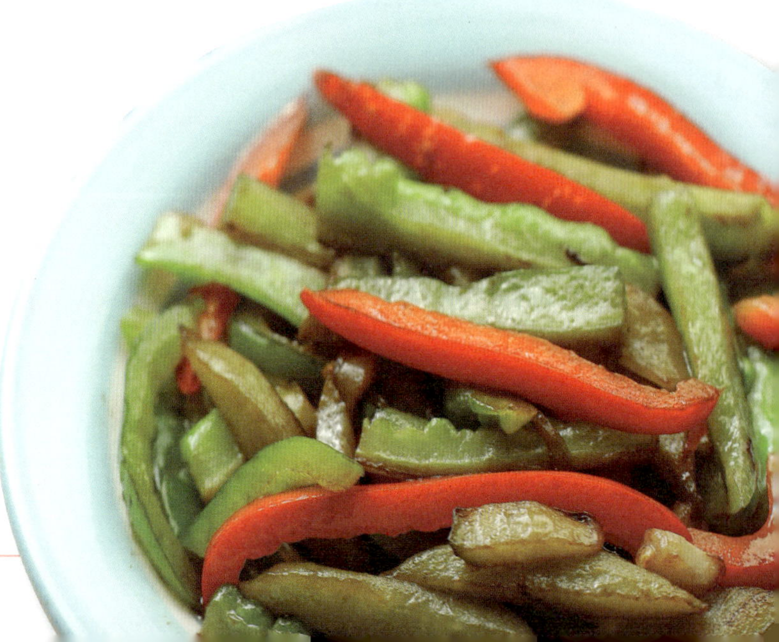

Q 苦瓜和什么搭配吃比较好?

鸡蛋：可补阴益血、除烦安神、补脾和胃，和苦瓜同食，能保护骨骼、牙齿及血管，使铁质吸收得更好，有健胃的功效。

青椒：能增强人的体力，缓解因工作、生活压力造成的疲劳。其特有的味道和所含的辣椒素有刺激唾液和胃液分泌的作用，能增进食欲，帮助消化，促进肠蠕动，防止便秘。青椒和苦瓜一起食用，能起到抗衰老的作用。

鸡蛋

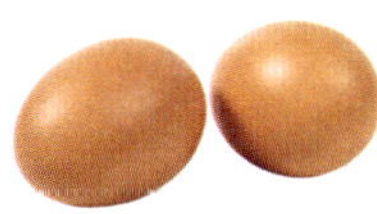

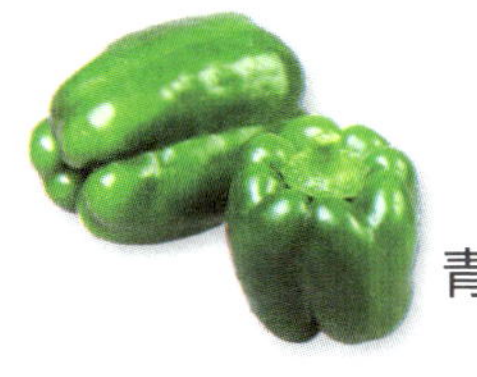

青椒

Q 苦瓜虽好，但不宜多吃

苦瓜富含草酸，会与食物中的钙质相结合，生成不溶性的草酸钙，人体无法吸收。这会导致钙质流失，如果长期大量食用苦瓜，会引起钙质缺乏症。苦瓜性寒，食用时应注意不要损伤脾肺之气，并且最好搭配辛味的食物，有助于补益肺气。

Q 怎么吃苦瓜比较好？怎么挑选苦瓜?

苦瓜洗净，可炒食、凉拌、做茶饮或榨汁饮用，榨汁时也可以加入猕猴桃或是番茄。苦瓜煮水擦洗皮肤，可清热止痒祛痱。

如果苦瓜发黄，就表示已经过熟，口感会不佳。挑苦瓜时，要观察苦瓜表面，果瘤、颗粒越大越饱满，表示瓜肉越厚，颗粒越小则瓜肉越薄。看苦瓜的外观是否表皮完整、有无病虫害、果形是否直立。挑翠绿色外皮的苦瓜，再称其重量，挑选的时候选择较沉并且较直的苦瓜。

什么体质的人适合吃苦瓜?

苦瓜性凉，平素脾胃虚寒伴大便溏稀、小便清长、纳差怕冷、面色皖白、舌淡脉沉的人不宜常吃苦瓜，否则容易出现胃脘不适、腹胀腹痛，甚至呕吐、腹泻等症状。

适合这些人群吃

√ 病毒性心肌炎
√ 高血压
√ 糖尿病
√ 高脂血症
√ 口干烦渴

这些人群限制吃

! 低血压
! 孕妇
! 脾胃虚寒

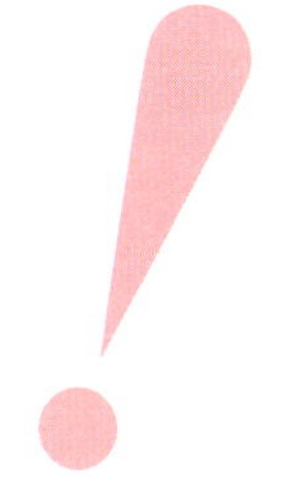

胡萝卜

降低胆固醇，降血脂
补脾消食、利肠道、补肝明目、清热解毒、下气止咳

胡萝卜性平，味甘，入肺、脾经。中医认为，胡萝卜能补脾消食、利肠道、补肝明目、清热解毒、下气止咳。

胡萝卜中含有丰富的槲皮素、山柰酚、琥珀酸钾等成分。琥珀酸钾有助于防止血管硬化、降低胆固醇的作用。槲皮素、山柰酚能增加冠状动脉血流量，降低血脂，促进肾上腺素的合成分泌，还有降压强心作用，是高血压、冠心病患者的食疗佳品。胡萝卜含有极其丰富的果胶酸酯，可促进胆固醇排泄，从而起到降低胆固醇、预防冠心病的作用。

胡萝卜的营养成分：

胡萝卜富含蔗糖、葡萄糖、淀粉、胡萝卜素以及钾、钙、磷等。胡萝卜中的槲皮素、山柰酚可增加冠状动脉血流量，可降压、强心，能促进肾上腺素合成。

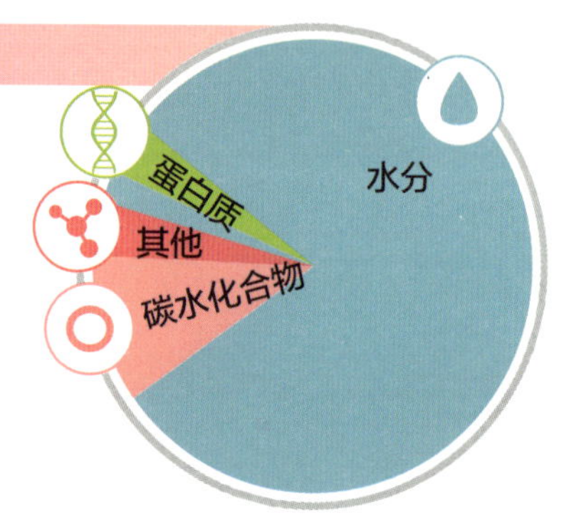

胡萝卜 200 克

胡萝卜所含膳食纤维有助于食物消化，帮助排出肠道内多余脂肪。

鲜香菇 3 朵

香菇含有六大酶类的40多种酶，可以纠正人体酶缺乏症。

鲜虾仁 50 克

虾仁肉质松软，易消化，适宜身体虚弱以及病后需要调养的人食用。

调味品 适量

调味品包括盐、胡椒粉、淀粉、鸡汤等。

胡萝卜糕

香菇切丝，虾仁切丁，煮熟。胡萝卜打成糊，加淀粉拌匀，冷却，切成方形，放油煎至金黄色，捞出，撒香菇丝、虾仁丁。锅内放入盐、胡椒粉、鸡汤等勾芡，浇在胡萝卜糕上即成。

可加紫薯泥或红薯泥，更香甜。

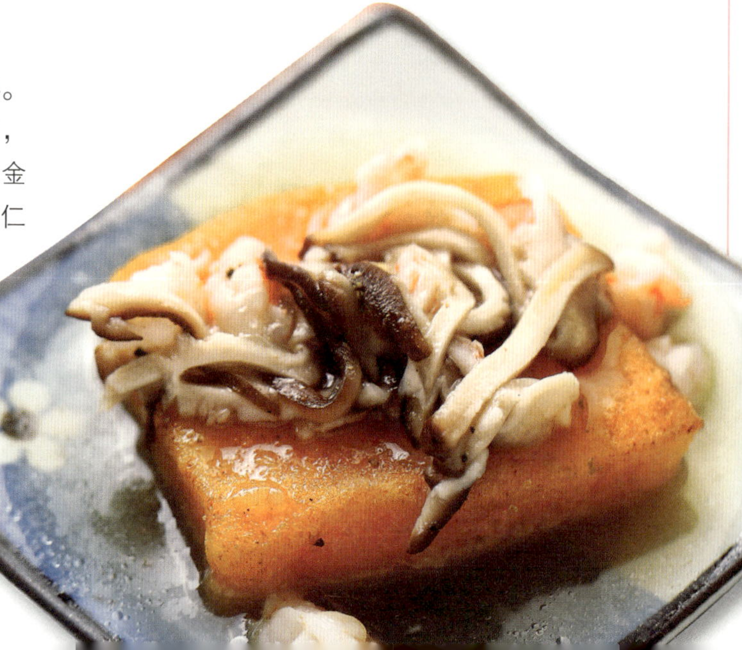

Q 胡萝卜适合和什么搭配食用？

菠菜：富含胡萝卜素、维生素C、钙、磷、铁、维生素E，及芸香苷、辅酶Q_{10}等有益成分。菠菜和胡萝卜同食，能保持脑血管畅通，降低脑卒中的发生概率。

黄豆：富含蛋白质、人体必需的氨基酸，可滋补养心、祛风明目、清热利水、活血解毒。黄豆和胡萝卜同食，有利于骨骼的发育。

小米：小米中的营养成分能够抑制血管收缩。小米和胡萝卜同吃，能保健眼睛、滋养皮肤。

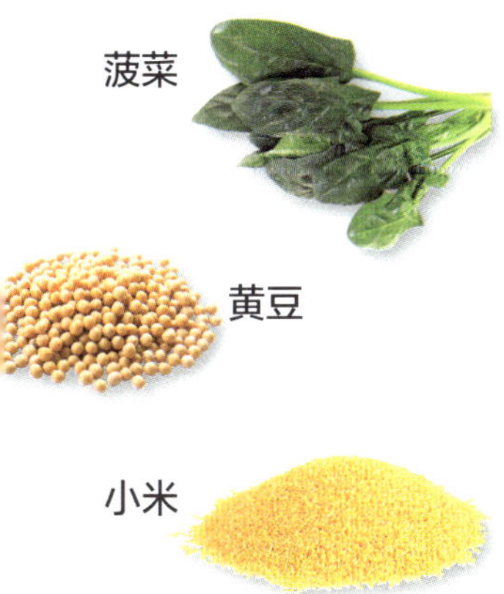

Q 胡萝卜不是萝卜

胡萝卜和白萝卜就差一个字，口感差距却很大。萝卜的保健功能人尽皆知，很多人对白萝卜情有独钟，却对胡萝卜敬而远之。其实胡萝卜和白萝卜并非属同类，胡萝卜属于伞形科胡萝卜属，而白萝卜属于十字花科萝卜属，是完全不同的属，所以口感相差很大。但胡萝卜同样具有很高的营养价值。

Q 怎么吃胡萝卜比较好？胡萝卜应该怎么挑选？

胡萝卜可炒食、炖汤、煮粥、凉拌或做配菜。胡萝卜与大米同煮粥，适合高血压和高脂血症患者做早晚餐食用。也可榨汁食用。

胡萝卜素是脂溶性维生素，必须在油脂中才能被消化吸收和转化。若生吃只能起到通便和降低胆固醇的作用。烹制时不要放醋，以免胡萝卜素遭到破坏。

胡萝卜以形状坚实，颜色为浓橙色，表面光滑的为佳。挑选时应选择表皮肉质和心柱均呈橘红色，且心柱细的。此外，粗细整齐、大小均匀、不开裂的胡萝卜口感较好。

什么体质的人适合吃胡萝卜？

适合便秘、高脂血症、高血压患者多食；脾虚泄泻、血糖高者慎食或少食；阳虚偏寒体质者、脾胃虚寒者不宜多食；胃及十二指肠溃疡、慢性胃炎、单纯甲状腺肿、黄疸等患者忌食。

适合这些人群吃

√ 高血压
√ 冠心病
√ 动脉粥样硬化
√ 高脂血症
√ 风湿性心脏病
√ 脑卒中
√ 胆结石

这些人群限制吃

! 限制糖分者
! 黄疸

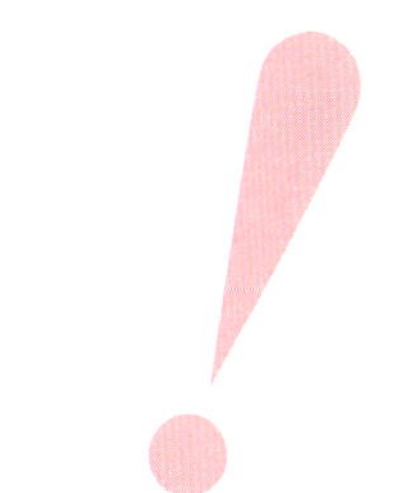

白萝卜

排出胆固醇和脂肪
清热生津、凉血止血、化痰止咳、利小便、解毒

白萝卜性凉，味辛、甘；熟者性平，味甘。入脾、胃经。白萝卜能清热生津、凉血止血、化痰止咳、利小便、解毒；熟者偏于益脾和胃、消食下气。

白萝卜中含有淀粉酶等多种酶类，有利于促进新陈代谢和分解致癌物。白萝卜中所含的芥子油可促进胃肠蠕动，有助于胆固醇和脂肪随体内的废物排出。白萝卜中含有的核黄素和钙、铁、磷，可预防动脉粥样硬化。白萝卜富含膳食纤维，能缓解便秘，排毒。

白萝卜的营养成分：

白萝卜含芥子油、淀粉酶、膳食纤维、维生素 C 等。白萝卜中含有的维生素 C 可以防止体内有害物质侵害体内动脉血管细胞，有助于降低血压。

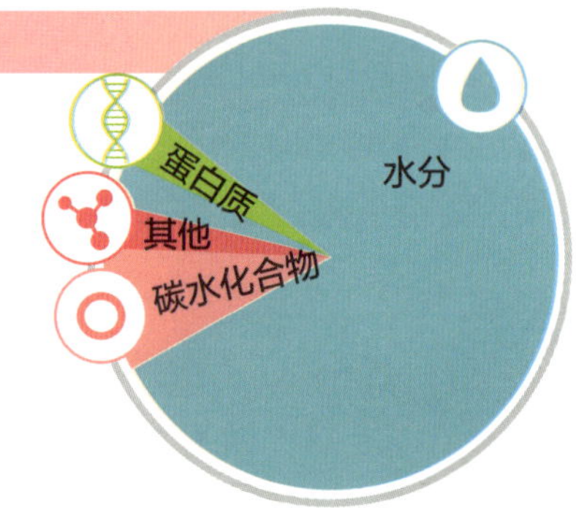

排骨 400 克	白萝卜 100 克	海带 100 克	盐 适量
排骨可以补中益气，滋养脾胃。	白萝卜可清热生津、凉血止血、下气宽中、消食化滞、顺气化痰。	海带可降血脂、降血糖、调节免疫、抗凝血、排铅解毒和抗氧化。	汤宜清淡，少放盐。

海带萝卜排骨汤

排骨洗净，汆去血水；海带、白萝卜洗净，切片。将排骨、海带、白萝卜放入砂锅中，加温水大火煮开后转小火炖熟。煮至排骨熟烂即可，加盐调味。

若正在服用参类滋补药物，则忌食白萝卜。

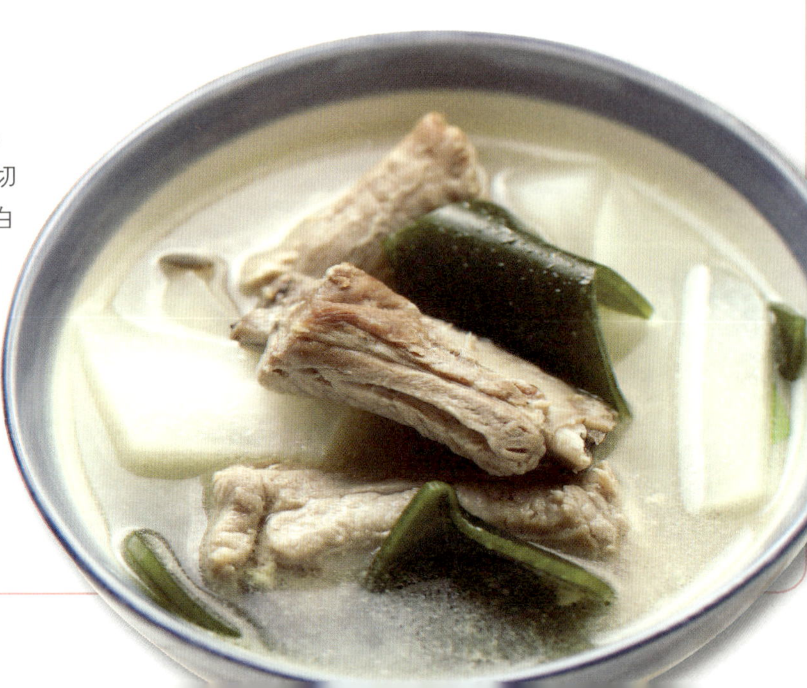

Q 白萝卜和什么搭配吃比较好？

豆腐：含铁、镁、钾、烟酸、铜、钙、锌、磷、叶酸、维生素 B_1、卵磷脂和维生素 B_6。豆腐和白萝卜一起煲汤，可健脾养胃、下食除胀。

牛肉：富含蛋白质、B 族维生素、胆甾醇等成分，可强筋壮骨、补虚养血、化痰熄风。牛肉和白萝卜一起吃，可以健脾消食。

莲藕：补脾益血，促进新陈代谢，防止皮肤粗糙。莲藕和白萝卜同食，可缓解肺热。

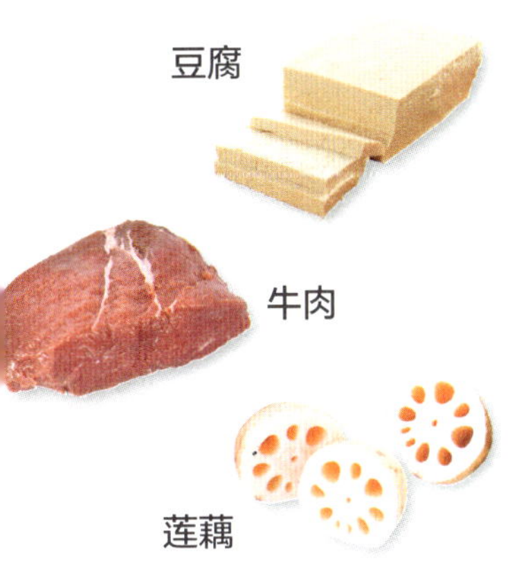

Q 做一杯萝卜叶茶吧！

白萝卜营养价值高，可保健和美白，但很多人并不喜欢吃白萝卜。不妨做一杯白萝卜叶茶吧！将 20~30 克干萝卜叶切碎代茶叶，用沸水适量冲泡，加盖闷 15 分钟，代茶频饮。

Q 怎么吃白萝卜比较好？白萝卜应该怎么挑选？

白萝卜可生食也可炒食或煲汤。白萝卜含糖多，质地脆，做凉拌菜口感好。另外，将白萝卜切片或丝，加白糖凉拌或热炒，可化痰平喘。距萝卜顶 3~5 厘米处维生素 C 的含量最多。

选购时可以“一看二掂三看四弹”：先看外表，白萝卜以根茎圆整，表皮光滑，大小均匀，无开裂、分叉、抽薹现象，根部要呈直条状，带缨，无黄烂叶的为佳；掂重量，用手掂感觉沉甸甸的是好白萝卜；再看表皮，不能挑选有半透明斑块和表皮发暗的；弹萝卜，不好的萝卜用手指弹动会发出“梆梆”的声响。

什么体质的人适合吃白萝卜？

白萝卜性偏寒凉而利肠，脾虚泄泻者慎食或少食；胃溃疡、十二指肠溃疡、慢性胃炎、单纯甲状腺肿、先兆流产、子宫脱垂等患者忌吃。

适合这些人群吃

√ 高血压
√ 糖尿病
√ 高脂血症
√ 上火
√ 大便秘结
√ 小便不畅

这些人群限制吃

! 脾虚泄泻
! 胃溃疡
! 十二指肠溃疡
! 慢性胃炎
! 子宫脱垂

茄子 保持血管壁弹性 清热止血、消肿止痛

茄子性凉，味甘，入脾、胃、大肠经。中医认为，茄子具有清热止血、消肿止痛的功效。

茄子富含维生素 P，可保持血管壁弹性和生理功能，保护血管，增强毛细血管弹性，防止微血管破裂出血，使心血管保持正常功能。茄子富含可溶性膳食纤维，可以阻碍胆固醇的吸收，润滑肠道，改善便秘。茄子中的皂苷可降低血液中胆固醇含量，控制血脂水平。

茄子的营养成分：

茄子含有蛋白质、脂肪、碳水化合物、维生素，以及钙、磷、铁等多种营养成分。茄子中还有胆碱，可有效降低胆固醇，从而帮助高血压患者舒张血管。

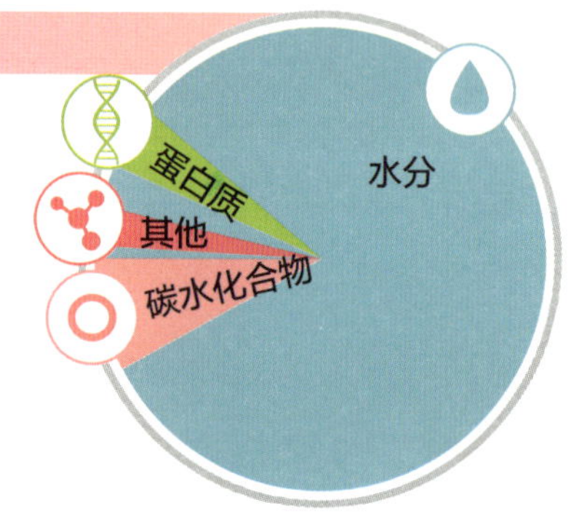

茄子 300 克

茄子含有蛋白质、脂肪、碳水化合物、维生素以及钙、磷、铁等。

番茄 200 克

番茄含有丰富的胡萝卜素、维生素 C 和 B 族维生素。

青椒 100 克

青椒含有丰富的维生素 C，适合高血压、高脂血症患者食用。

调味品 适量

调味品包括葱花、姜丝、盐、生抽、白糖、蚝油等。

番茄烧茄子

原料切块，茄子块过油。锅中倒油，下葱花、姜丝略炒，倒番茄块，放生抽、白糖，炒至糊状。倒茄子块、青椒块翻炒，加蚝油、盐即可。

茄子切块后，用盐腌出水，挤干再炒，不油腻。

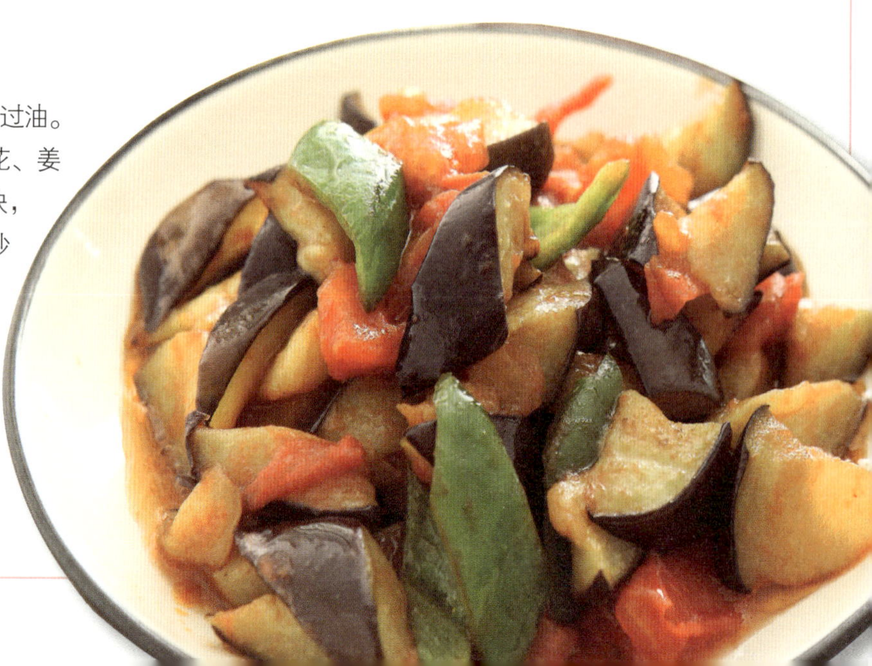

Q 茄子和什么搭配吃比较好？

辣椒：能刺激口腔黏膜，引起胃的蠕动，促进唾液分泌，增强食欲，促进消化。辣椒和茄子一起吃，可提高茄子中所含芦丁的吸收率，抗压，美白。

猪肉：和茄子搭配，能最大程度的发挥二者的营养价值。但猪肉的胆固醇和脂肪含量较高，不宜多食。

苦瓜：清热解毒，和茄子同食，能缓解心脑血管病，对糖尿病、高血压等都有保健作用。

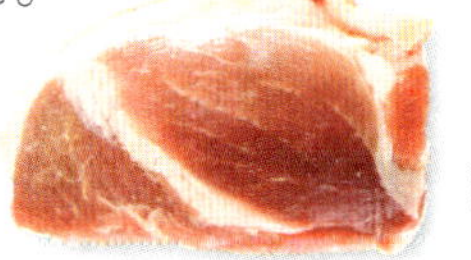

猪肉

辣椒

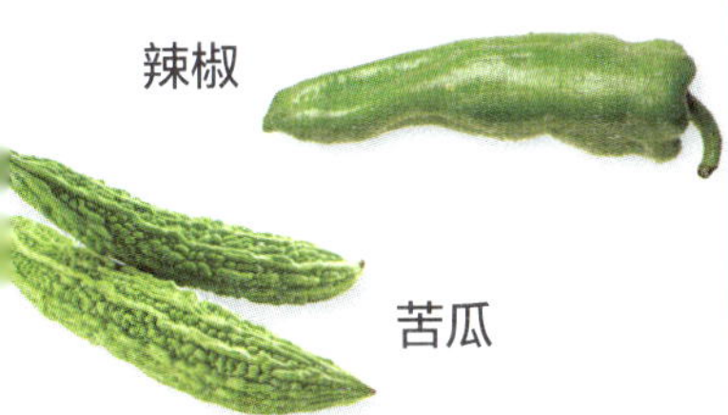

苦瓜

Q 茄子的储存

茄子的表皮覆盖着一层蜡质，它不仅使茄子发出光泽，而且具有保护茄子的作用，一旦蜡质层被冲刷掉或受机械损害，就容易受微生物侵害而腐烂变质。因此，要保存的茄子绝对不能用水冲洗，保护好表皮的蜡质，还要防雨淋，防磕碰，防受热，并存放在阴凉通风处。

Q 怎么吃茄子比较好？茄子应该怎么挑选？

茄子切开后很容易遇空气氧化变黑，切开的茄子可用水浸泡，烹制前再捞出来，这样可以防治茄子变黑。凉拌茄子热量和脂肪含量低，口感也好，很适合高脂血症、糖尿病患者食用。

茄子，以果形均匀周正，老嫩适度，无裂口、腐烂、锈皮、斑点，皮薄，子少，肉厚，细嫩的为佳品。嫩茄子颜色发乌暗，皮薄肉松，重量少，子嫩味甜，子肉不易分离，花萼下部有一片绿白色的皮。老茄子颜色光亮皮光滑，皮厚而紧，肉紧子实，子容易分离，子黄硬，重量大，有的带苦味。

什么体质的人适合吃茄子？

茄子可清热解暑，对于易长痱子、生疮疖的人尤为适宜；脾胃虚寒、哮喘者不宜多吃；体弱、血压低者、便溏者不宜多食。

适合这些人群吃

√ 高血压

√ 动脉粥样硬化

√ 风湿性心脏病

√ 冠心病

√ 高脂血症

√ 口舌生疮

√ 便秘

这些人群限制吃

! 低血压

! 哮喘

! 手术前

! 胃寒

豌豆苗

提供优质蛋白
温中益气、补虚填精、健脾胃

豌豆苗性平，味甘，入脾、胃经。豌豆苗为豆科植物豌豆的嫩苗，供食部位是嫩梢和嫩叶，营养丰富，有利尿、止泻、消肿、止痛和助消化等作用。

豌豆苗中的铬，可帮助体内脂肪代谢，预防高血压和动脉粥样硬化。豌豆苗中的钾，可将体内多余的钠排出体外，以防止钠引起的血压上升。豌豆苗中所含的膳食纤维可促进大肠蠕动，使体内胆固醇和甘油三酯随大便排出体外，从而达到降低血脂的目的。

豌豆苗的营养成分：

豌豆苗中富含维生素 C 和胡萝卜素，每 100 克豌豆苗含 2667 毫克胡萝卜素，有利于修复血管内皮、降脂、抗氧化、提高免疫力。发芽的豌豆营养价值倍增。

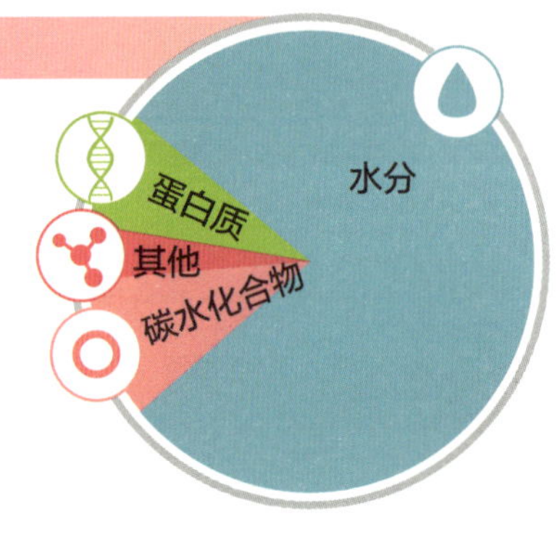

豌豆苗 120 克

豌豆苗营养价值高，吃起来清香滑嫩。

红椒 适量

红椒能增强食欲，杀菌。富含胡萝卜素、维生素 C。

花椒 适量

花椒能温中行气。有预防血栓形成的作用，还能抗凝血，止血。

干辣椒 适量

辣椒能缓解动脉粥样硬化的发展，防止血液中脂蛋白的氧化。

炝拌豌豆苗

豌豆苗洗净，焯烫，放凉；红椒切丝。油锅烧热，加入花椒和适量干辣椒段炒香。将花椒粒、辣椒连同油淋入豌豆苗中，放入红椒丝，加盐拌匀即可。

可以加适量芝麻油调味。

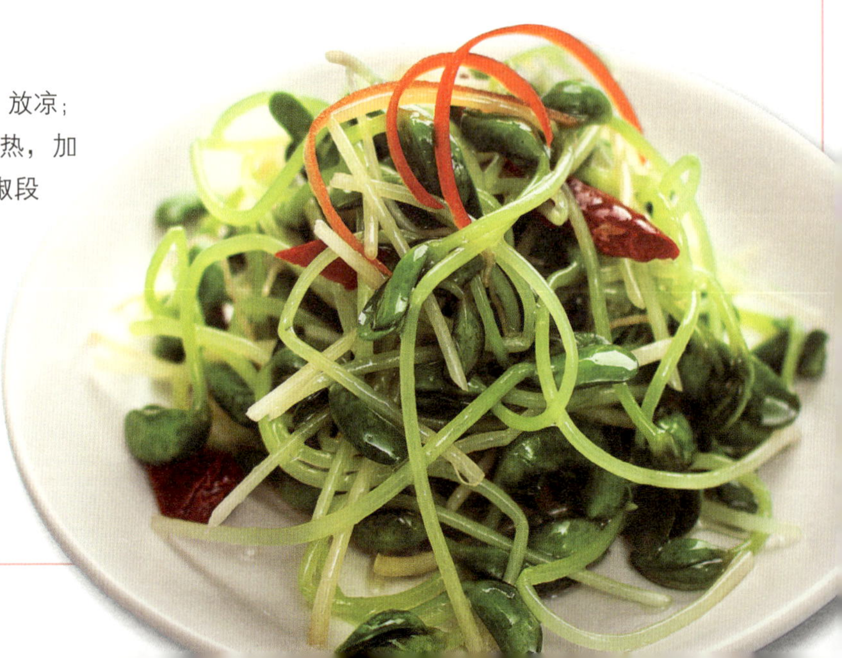

Q 豌豆苗和什么搭配吃比较好？

猪瘦肉：比肥肉更容易消化，和豌豆苗一起吃，可以健脾益气、利尿降压。但猪瘦肉不宜食用过量，若将其作为日常膳食结构中主要的食物来源，会增加发生高脂血症、动脉粥样硬化等心血管病的危险。

豆干：营养丰富，含有大量蛋白质、脂肪、碳水化合物等，豆干和豌豆苗一起吃，可以使营养均衡、消脂减肥。

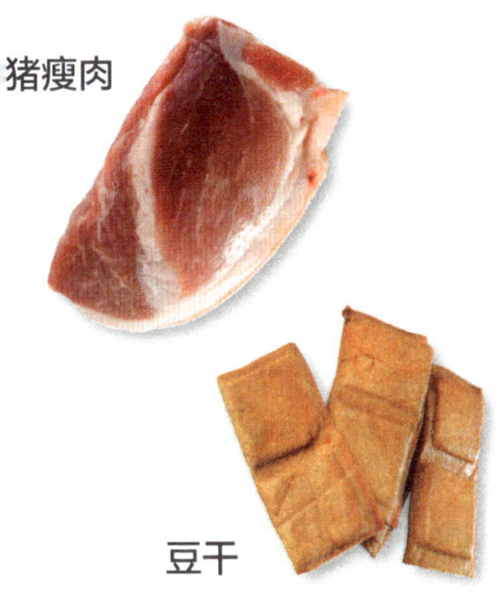

猪瘦肉

豆干

Q 自发豌豆苗

干豌豆可用于自发豌豆苗。豌豆浸泡一晚，加水至豌豆一半高，盖上湿布。第二天，豌豆根就冒出来了。继续盖湿布，半天换一次水。也可直接喷水。泡的水一定要充足又不能把豌豆淹没。当根长到 2 厘米左右就可以去掉湿布了，每天喷上两三次水，移植到沙土中即可长出豌豆苗。

Q 怎么吃豌豆苗比较好？豌豆苗应该怎么挑选？

豌豆苗味道清香，最适宜煲汤食用。用来热炒、做汤、涮火锅都不失为餐桌上的上乘蔬菜。豌豆苗不易保存，建议现买现食，或放入已打洞的透气保鲜袋，放冰柜内作短暂储存。

挑选豌豆苗时，宜选苗茎长白、叶身鲜嫩呈深绿色，呈小巧形状的豌豆苗。

豌豆苗水分比较多，不便保存，最好现买现吃，如果一次吃不完，要控干豌豆苗表面水分，放入保鲜袋中，在保鲜袋表面扎几个孔保存。

什么体质的人适合吃豌豆苗？

豌豆苗含有丰富的钾，尤其对于高血压病患者非常适宜。它还能美白肌肤，使肌肤清爽不油腻。豌豆苗和猪瘦肉同食，对预防糖尿病有较好的作用，因此，高血压患者和糖尿病患者可以适当食用。

适合这些人群吃

√ 便秘
√ 痈肿
√ 脾胃不适
√ 呃逆呕吐
√ 高血压
√ 糖尿病

这些人群限制吃

！胃溃疡
！胃炎
！大便便溏

洋葱

减少外周血管和心脏冠状动脉的阻力
润肠、理气和胃、健脾进食、发散风寒

洋葱性温，味甘、微辛，入肝、胃、肺经。中医认为，洋葱具有润肠、理气和胃、健脾进食、发散风寒、温中通阳、散瘀解毒的功效。

洋葱中所含的前列腺素，是一种较强的血管扩张剂，能减少外周血管和心脏冠状动脉的阻力，可对抗人体内儿茶酚胺等物质的升压作用，又可以促进钠盐排泄，使血压下降。洋葱富含挥发油，其主要成分为含硫化合物，可杀菌、降血糖、降血脂、抗血栓、防治动脉粥样硬化和心肌梗死。

洋葱的营养成分：

洋葱中的营养成分丰富，不仅富含钾、维生素 C、叶酸、锌、硒、膳食纤维等营养素。还含有二烯丙基二硫化物的挥发油，可降低血脂，防治动脉粥样硬化。

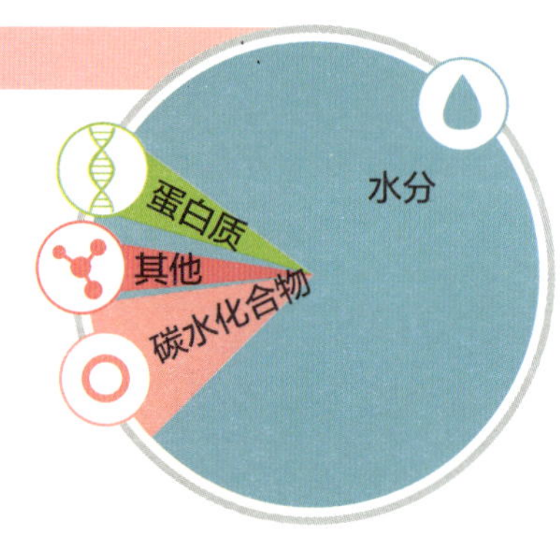

木耳 50 克

木耳能有效预防血栓、动脉粥样硬化以及冠心病。

洋葱 1 个

洋葱能清除体内氧自由基，增强新陈代谢能力，抗衰老，预防骨质疏松。

调味品 适量

调味品包括盐、生抽、白糖、醋和香油。

洋葱拌木耳

木耳泡发，洗净，撕成小朵，焯熟后过凉，沥干；洋葱切片。所有食材混合，加入盐、生抽、白糖、醋和香油拌匀即可。

如果觉得洋葱辛辣，可以焯水过凉再凉拌。

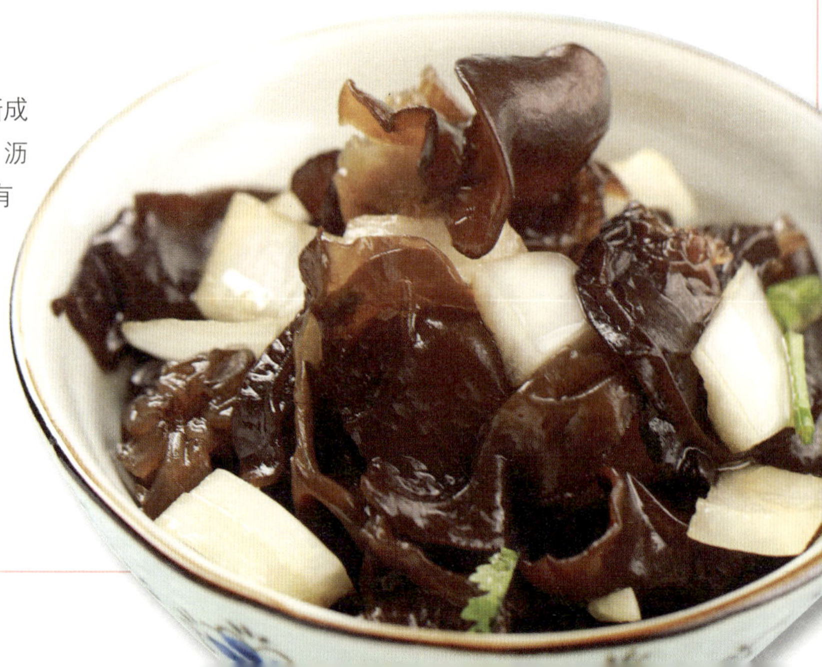

Q 洋葱和什么搭配吃比较好？

茶叶：茶叶中的儿茶素可亢氧化、抗炎、降血脂。茶叶和洋葱同吃，可抗氧化，减少冠心病的发病率。

大蒜：能促进新陈代谢。大蒜和洋葱同食，有利于充分发挥两者功效，能降低胆固醇，降低血压，减少心脏病的发病率。

木耳：能够疏通肠胃，润骨肠道，对高血压患者也有帮功。木耳和洋葱同食，可降糖降脂、润肠理气。

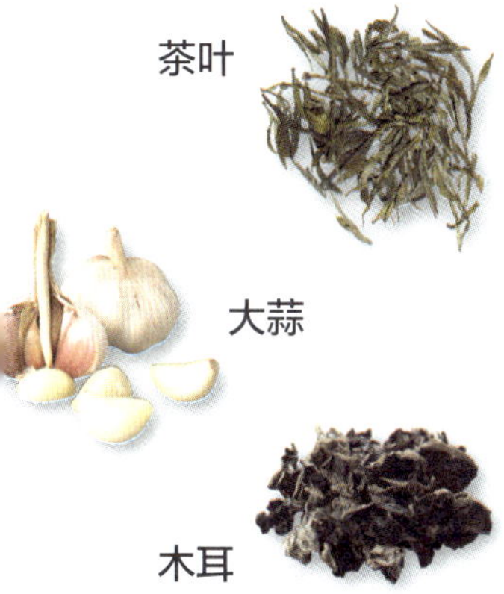

Q 切洗洋葱要注意

洋葱所含香辣味对眼睛有刺激作用，患有眼疾、眼部充血时，不宜切洋葱。切洋葱前把刀放在冷水中浸一会儿，再切洋葱就不会刺激眼睛了。洗洋葱时，千万注意不要把洋葱切开才洗，切开的洋葱若放在水中浸泡，残留的农药会随水进入果实内部，造成更严重的污染。

Q 怎么吃洋葱比较好？洋葱应该怎么挑选？

炒洋葱时，在切好的洋葱中拌入少量的面粉，可避免洋葱发软，且色泽金黄，质地脆嫩。烹制时加上适量白葡萄酒，不仅可防止洋葱焦煳，且味道更鲜美。洋葱易熟，不宜炒制时间过长。

选购洋葱的时候，表皮越干越好，包卷度越紧越好，最好可以看出透明表皮中带有茶色的纹理。洋葱有橘黄色皮和紫皮两种，橘黄色皮的洋葱每层比较厚，水分比较多，口感比较脆。紫皮的洋葱水分少，每层比较薄，易老。

什么体质的人适合吃洋葱？

洋葱适宜糖尿病、癌症、急慢性肠炎、痢疾患者以及心血管病、消化不良者食用，患有皮肤瘙痒性疾病、眼疾以及胃病、肺胃发炎者少吃。洋葱辛温，热病患者应慎食。

适合这些人群吃

- √ 高血压
- √ 高脂血症
- √ 动脉粥样硬化
- √ 糖尿病
- √ 急慢性肠炎
- √ 痢疾
- √ 肾炎、膀胱炎

这些人群限制吃

- ！皮肤瘙痒性疾病
- ！眼疾
- ！胃病
- ！热病

牛蒡

扩张血管、降血压
清热解毒、疏风利咽、消肿

牛蒡性寒，味辛、苦，入肺经。中医认为，牛蒡具有清热解毒、疏风利咽、消肿的功效。

牛蒡果实中含有的牛蒡苷，有扩张血管、降血压、降血糖、抗菌的作用。牛蒡根中所含的膳食纤维，可吸附肠道内多余的钠，并使其随粪便排出体外，从而达到降血压的目的。还可以降低体内胆固醇，减少毒素、废物在体内的积存，防止血脂升高。

牛蒡的营养成分：

牛蒡含膳食纤维、蛋白质、钙、磷、铁等人体所需的多种营养成分，还含有菊糖及挥发油、牛蒡酸、多种多酚物质及醛类，并富含氨基酸。

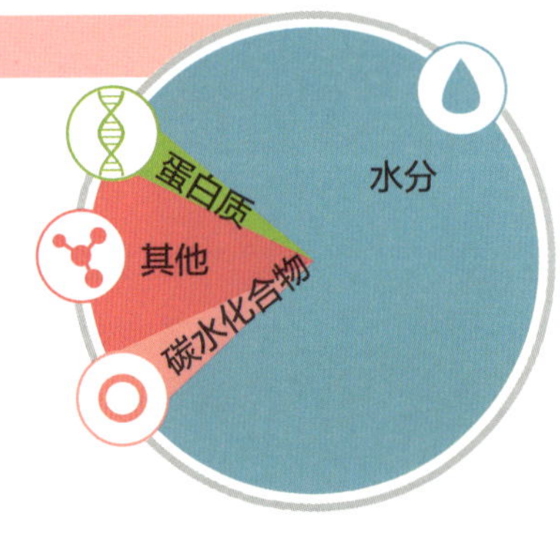

牛蒡 1 根

牛蒡可降血糖、降血压、降血脂，还可治疗失眠，提高人体免疫力。

胡萝卜 1 根

胡萝卜所含的琥珀酸钾，有助于防止血管硬化，降低胆固醇。

青椒 1 个

青椒能增强人的体力，缓解因工作、生活压力造成的疲劳。

调味品 适量

调味品包括大葱、大蒜、酱油、白糖和盐等。

牛蒡三丝

牛蒡去皮，切成细丝；胡萝卜、青椒分别洗净，切细丝；大葱、大蒜切片。热锅倒入适量植物油，加葱片、蒜片翻炒，倒入所有蔬菜翻炒均匀，再倒入适量酱油，继续翻炒，加盐和白糖调味即可。

牛蒡去皮后容易变黑，可以将它放在醋水中浸泡。

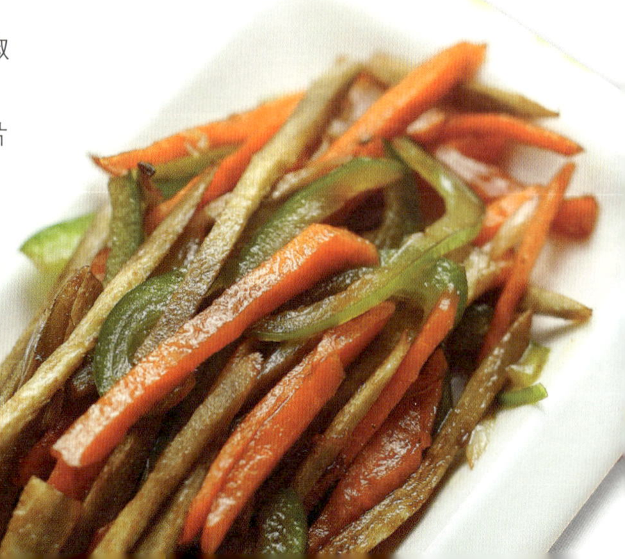

Q 牛蒡和什么搭配吃比较好？

猪肠：不像猪肚那样厚，含有适量脂肪，主要营养成分为肝素、胰泌素、胆囊收缩素、抑胃肽等。猪肠和牛蒡一起吃，能润肠燥、消肿毒。但内脏中胆固醇含量较高，平时要少吃。

莲藕：能凉血、散瘀，含黏液蛋白和膳食纤维，能与人体内胆酸盐，食物中的胆固醇及甘油三酯结合，使其从粪便中排出，而减少脂类的吸收。莲藕和牛蒡搭配吃，能促进排毒。

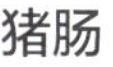
猪肠

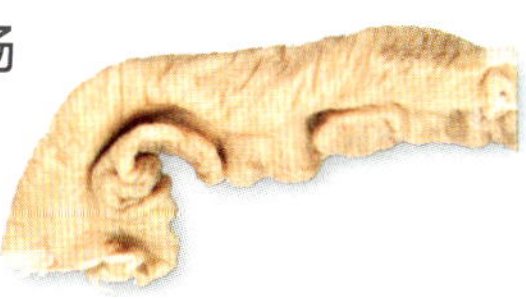

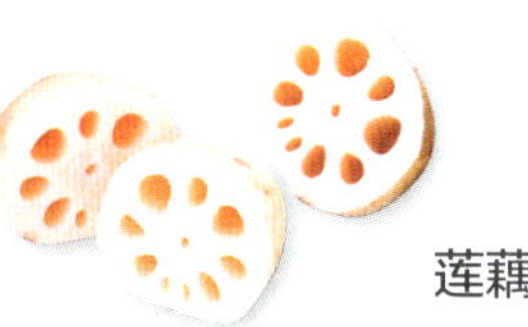
莲藕

Q 牛蒡的储存

牛蒡含有大量的铁质，只要暴露在空气中就会氧化成黑褐色，为了避免变色，切好的牛蒡要立刻放入水中浸泡才不会氧化，也可将处理好的牛蒡泡入浓度 3% 的醋水中 15 分钟，一来可使牛蒡的色泽更加洁白，二来也可保有牛蒡本身的特殊香气。

Q 怎么吃牛蒡比较好？牛蒡应该怎么挑选？

牛蒡食用方法很多，可做菜或煲汤食用，也可入药，亦可作茶饮用。将牛蒡丝泡在水里，当水变成铁锈色时，必须再换水，否则不能保持牛蒡的原色。

牛蒡以长度在60厘米以上、直径约为1元硬币大小、形态笔直无分叉、整体粗细均匀一致者较佳。表皮长须根，质地粗糙的不新鲜。手握牛蒡较粗一段，如牛蒡自然弯曲下垂，表示此牛蒡十分新鲜细嫩，口感上佳。

什么体质的人适合吃牛蒡?

牛蒡对肾虚体弱者、高脂血症、糖尿病、类风湿和肥胖等人群有益。牛蒡碱性很强，患接触性皮炎或湿疹的人，最好少用。牛蒡较寒，所以孕妇、产妇、经期中的女性，或体质较虚寒者，不宜大量食用。

适合这些人群吃

√ 高血压
√ 高脂血症
√ 糖尿病
√ 肾虚
√ 体弱
√ 类风湿

这些人群限制吃

! 经期中女性
! 体质虚寒

荸荠

降血压

清热解毒、凉血生津、利尿通便、化湿祛痰、消食除胀

荸荠性微寒，味甘，入肺、胃经。中医认为，荸荠性寒，具有清热解毒、凉血生津、利尿通便、化湿祛痰、消食除胀的功效。

荸荠中的磷含量是所有茎类蔬菜中含量最高的，磷元素可以促进人体发育，同时可以促进体内的糖类、脂肪、蛋白质三大物质的代谢，调节酸碱平衡。荸荠中含有荸荠英，对降低血压有一定效果。荸荠对预防癌症也有一定作用。

荸荠的营养成分：

荸荠富含淀粉、蛋白质、膳食纤维、钙、磷、铁、维生素 B_1、维生素 B_2、维生素 C 等。还含有抗癌、降低血压的有效成分——荸荠英。

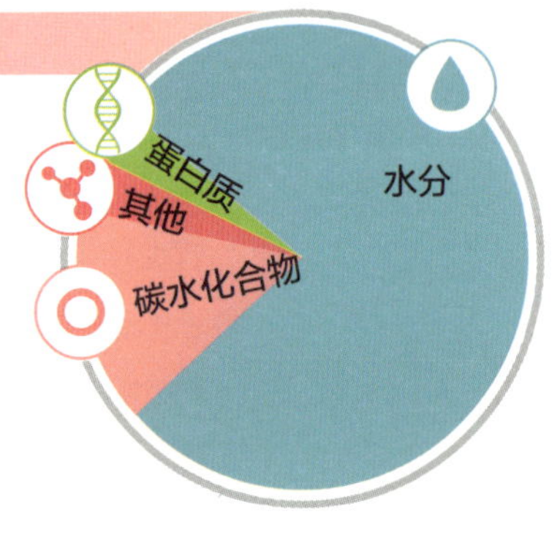

荸荠 200 克

荸荠既可做水果生吃，又可做蔬菜食用。

虾仁 200 克

虾营养丰富，能增强人体的免疫力，补肾壮阳，抗早衰。

鸡蛋 1 个

鸡蛋含优质蛋白质，饱和脂肪酸含量较少，对心脑血管病影响不大。

调味品 适量

调味品包括料酒、淀粉、盐、核桃芝麻粉等。

荸荠虾球

荸荠洗净去皮，切丁。虾仁洗净剁泥，加荸荠丁、料酒、淀粉、蛋清、盐、核桃芝麻粉制成丸子；将丸子放入油锅中，炸至金黄色捞出；将虾球复炸一下，捞出即可。

如果不喜欢油炸食物，也可将荸荠和虾仁炒熟食用。

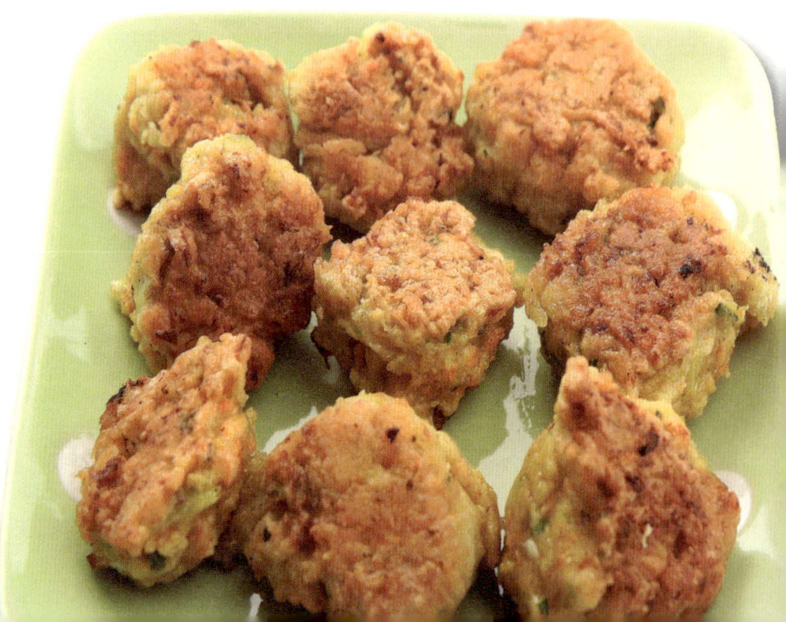

Q 荸荠和什么搭配吃比较好?

木耳：可防治缺铁性贫血。木耳和荸荠同吃，能补气强身，对高血压患者有一定的帮助。

香菇：是具有高蛋白、低脂肪、多糖、多种氨基酸和多种维生素的菌类食物，可提高机体免疫力，延缓衰老，具有降血压、降血脂、降胆固醇的功效。香菇和荸荠搭配，能益胃助食。

核桃：能补肾助阳，补肺敛肺，润肠通便。荸荠和核桃一起吃，有利于消化。

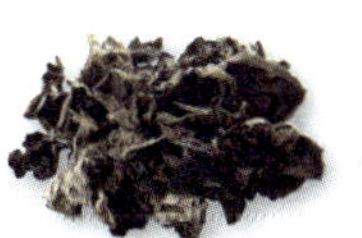

木耳

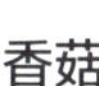

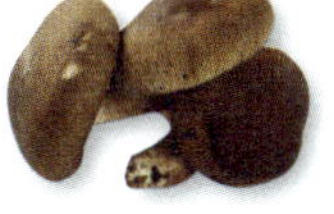

香菇

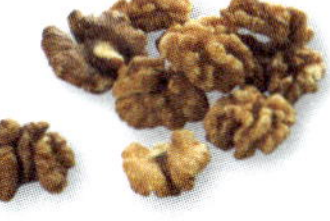

核桃

Q 快速去荸荠皮

用比较有摩擦力又透水的袋子，放在水里使劲搓，这样比较容易洗干净，之后再用小刀削皮。买的时候，一定要挑芽比较短的，鲜甜且容易去皮，先削中间和底部，最后削芽口，如果挑的都是芽最短的，上面只有平平的一点，用削皮刀一下就削掉了。

Q 怎么荸荠比较好？荸荠应该怎么挑选?

荸荠不宜生吃，因荸荠生长在泥中，外皮和内部都有可能附着较多的细菌和寄生虫，烹制前必须洗净、去皮，最好用开水烫一下。熟食多用于做配料，也可用于炒、烧或做馅心。

荸荠的上市季节在冬春两季，选购时，应选个体大的，外皮呈深紫色且芽短粗的。选荸荠时，可以闻一闻荸荠的味道，如有刺鼻的味道或别的异味，就不要购买，可能是被浸泡处理过。在挑选荸荠时，要注意观察有无变质、发软、腐败等状况，还可用手挤荸荠的角，若浸泡过，手上会沾上黄色的汁液。

什么体质的人适合吃荸荠?

荸荠对于高血压、便秘、糖尿病、小便淋漓涩痛、尿路感染患者均有一定功效，而且还可预防流脑及流感的传播。荸荠不适宜消化力弱、脾胃虚寒、有血瘀者食用。

适合这些人群吃

√高血压

√便秘

√糖尿病

√发热

√麻疹

√流行性脑膜炎

这些人群限制吃

！消化功能弱

！脾胃虚寒

！血瘀

南瓜

降血糖

润肺益气、化痰排脓、驱虫解毒

南瓜性温，味甘，入脾、胃经。中医认为，南瓜能润肺益气、化痰排脓、驱虫解毒、治咳止喘、润肠通便，并有利尿、美容等作用。

南瓜中含有丰富的矿物质，而且钠元素的含量很低，有利于高血压患者预防血压升高。南瓜所含的果胶能和体内多余的胆固醇结合，减少胆固醇的吸收，使血液中胆固醇浓度下降，预防动脉粥样硬化。南瓜脂肪含量很低，是很好的低脂蔬菜。

南瓜的营养成分：

南瓜含有淀粉、蛋白质、胡萝卜素、B 族维生素、维生素 C 和钙、磷等成分。其所含果胶可保护胃肠道黏膜，免受粗糙食品刺激，促进溃疡面愈合，适宜胃病患者。

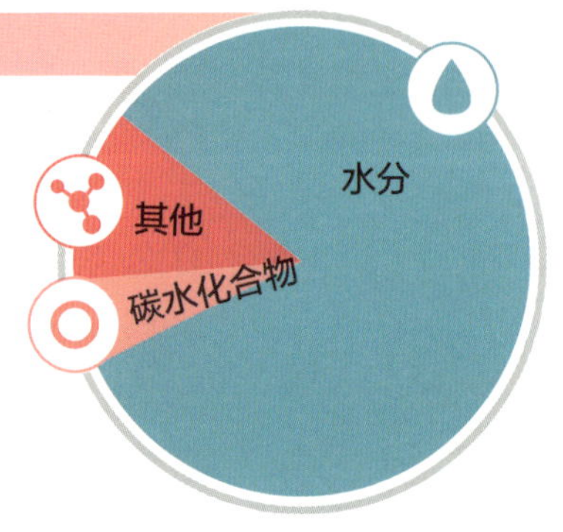

玉米粒 200 克	南瓜 50 克	山药 50 克	调味品 适量
玉米富含亚油酸，它和胚芽中的维生素 E 可降低血液胆固醇浓度。	南瓜含有果胶，果胶吸附性佳，能黏结和消除体内细菌毒素。	山药可滋养强壮，助消化，敛虚汗，止泻。	调味品包括淀粉、白糖、盐等。

南瓜山药玉米饼

南瓜、山药去皮，蒸熟，压泥；玉米粒中加南瓜泥、山药泥，加调味品拌匀，做成小饼备用；油锅烧热，放入小饼，用小火煎至金黄即成。

也可将山药蒸熟后再去皮，更方便。

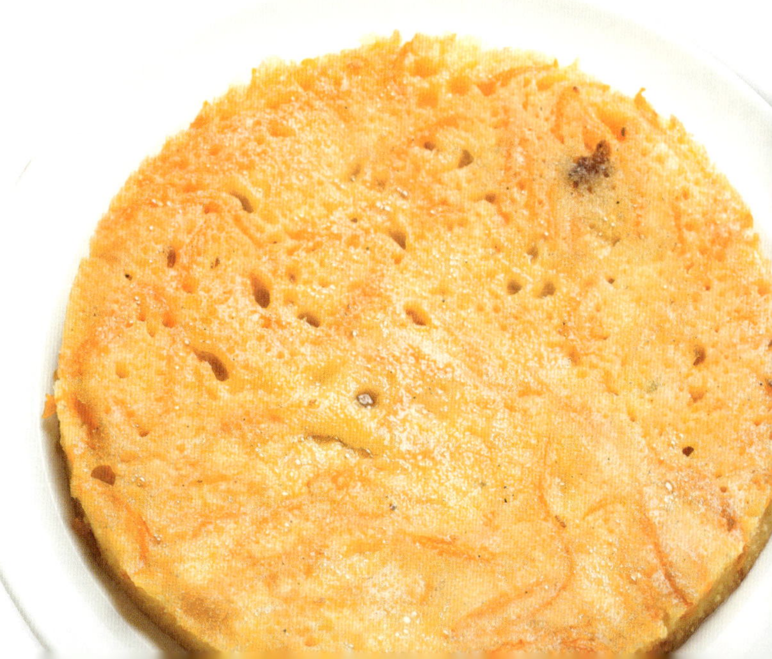

Q 南瓜和什么搭配吃比较好?

红枣：富含维生素，有“天然维生素丸”的美誉，可滋阴补阳，补血。南瓜和红枣同食，能补脾益气、解毒止痛。

猪肝：是理想的补血佳品之一。猪肝和南瓜同吃，可补中益气、养肝、明目。但内脏中胆固醇含量较高，平时要少吃。

糙米：糙米中米糠和胚芽部分的B族维生素和维生素E，能提高人体免疫功能，促进血液循环。糙米和南瓜同食，可防治贫血。

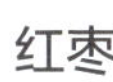
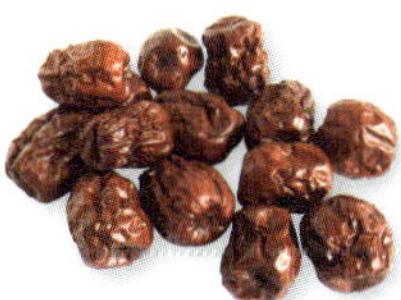
红枣

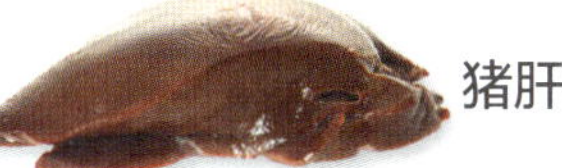
猪肝

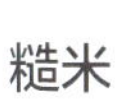
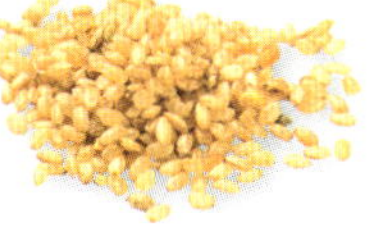
糙米

Q 南瓜子可食

南瓜食用价值很高，南瓜子亦可炒食。炒制南瓜子，以香脆为度，不可炒太久。到市场一定要选购质量好的南瓜子，生熟均可，要选购个大、籽粒饱满、无霉烂变质、无虫蛀的南瓜子，购回之后要进行筛选，清除杂质，防止“病从口入”。

Q 怎么吃南瓜比较好？南瓜应该怎么挑选？

南瓜既当菜又代粮。嫩南瓜水分多，瓜肉薄而脆；老南瓜则较面较甜，可蒸熟食用，也可煮成南瓜粥食用。

选购时，同样大小的南瓜，要挑选分量较重的。购买已经切开的南瓜，则选择果肉厚，新鲜水嫩不干燥的。

什么体质的人适合吃南瓜?

南瓜尤其适宜肥胖者、糖尿病患者和中老年人食用；南瓜性温，胃热炽盛者、气滞中满者、湿热气滞者少吃；患有脚气、黄疸、气滞湿阻病者忌食。

适合这些人群吃

√肥胖

√糖尿病

√高血压

√胃病

这些人群限制吃

!胃热炽盛

!气滞中满

大葱

促进血液循环

发表通阳、解毒调腻、发汗抑菌、舒张血管

大葱性温，味辛，入肺、胃经。大葱具有发表通阳、解毒调腻、发汗抑菌和舒张血管的作用。大葱可降低坏胆固醇的堆积，经常吃大葱的人，即便脂多体胖，其胆固醇并不会增高，而且体质强壮。

大葱所含的苹果酸和磷酸糖能兴奋神经，可防止血压升高所致的头晕，使大脑保持灵活，并可预防阿尔茨海默病。大葱的挥发油和辣素，能祛除腥膻等油腻厚味菜肴中的异味，产生特殊香气，如果与蘑菇同食还可以起到促进血液循环的作用。

大葱的营养成分：

大葱含有挥发性油、脂肪、糖类、胡萝卜素、B 族维生素、维生素 C、烟酸、钙、镁、铁等成分。葱叶部分比葱白部分含有更多的维生素 C 及钙。

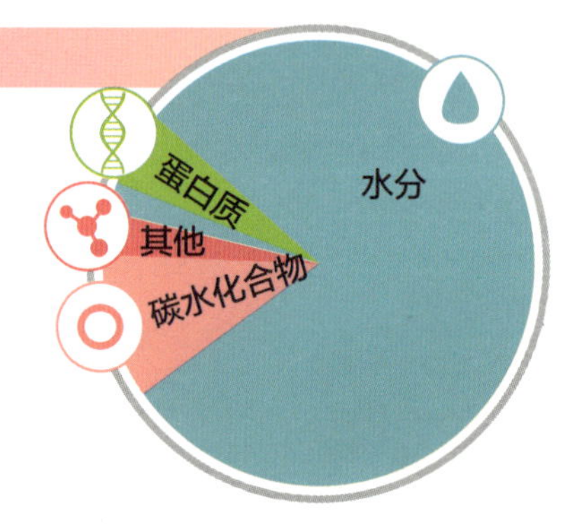

大葱	樱桃萝卜	白萝卜	黄瓜
大葱富含维生素 C，可促进血液循环，防止血压升高所致的头晕。	樱桃萝卜能促进肠胃蠕动、增进食欲、帮助消化，还能抗菌。	白萝卜可清热生津、凉血止血、下气宽中、消食化滞、顺气化痰。	黄瓜中所含的丙醇二酸，可抑制糖类物质转变为脂肪，能减肥。

蘸酱菜

樱桃萝卜、白萝卜、大葱和黄瓜、生菜洗净，将白萝卜、大葱和黄瓜切成条，生菜撕片。准备一份大酱，蘸酱吃。

如果选择小白菜等绿叶菜，也可以焯一下再食用。

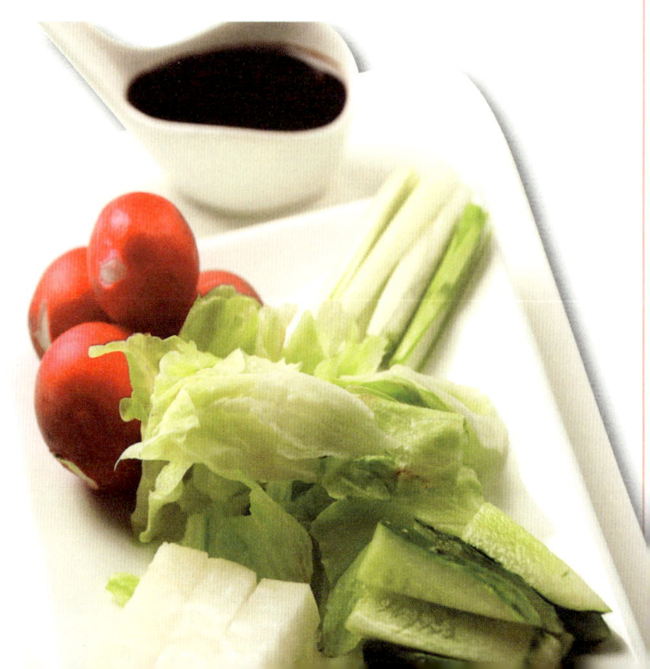

Q 大葱和什么搭配吃比较好？

蚕豆：蛋白质含量丰富，可补中益气，健脾益胃，清热利湿，止血降压，涩精止带。蚕豆和大葱搭配吃，可以增加蛋白质的吸收。

蘑菇：蘑菇中的有效成分可增强T淋巴细胞功能，从而提高机体抵御各种疾病的免疫功能。蘑菇口味鲜，与其他食品一起烹饪时，风味极佳，和大葱一起吃，有促进血液循环的作用。

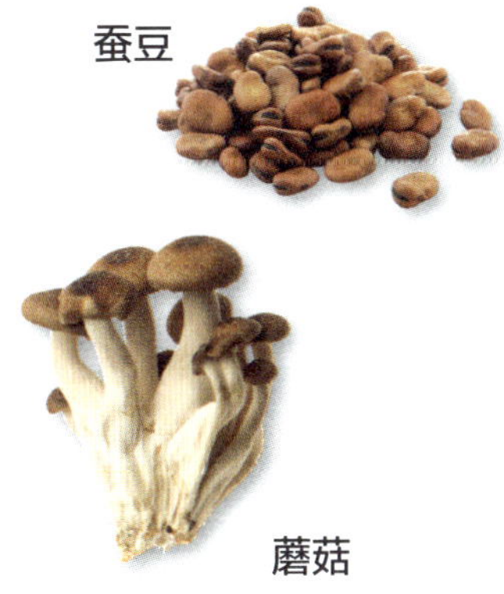

Q 巧用大葱

大葱除食用外，还有些小用途：不小心煮煳了饭，马上取一根较粗的大葱，洗净切成散段，趁饭还热着将鲜葱插入饭中，立即盖上锅盖。过10分钟后揭锅而闻，你会惊喜地发现煳焦味没了；水饺容易煮破，别担心，水开前往锅里放些大葱段，开后再下饺子，不仅不破，盛在碗里也不易粘连。

Q 怎么吃大葱比较好？大葱应该怎么挑选？

大葱可生吃，也可凉拌当小菜食用。作为调料，多用于去除荤、腥、膻，以及其他有异味的菜肴、汤羹，对没有异味的菜肴、汤羹也起增味增香作用。

大葱因上市时间不同而分鲜葱和干葱两种。鲜葱秋季上市，干葱经贮藏后冬季上市。鲜葱新鲜青绿，无枯、焦、烂叶，葱株粗壮匀称、硬实，无折断，扎成捆葱白长，管状叶短、无泥水，根部不腐烂。好的干葱葱株粗壮均匀，无折断破裂，叶干燥。

什么体质的人适合吃大葱？

大葱对于脑力劳动者更宜；患有胃肠道疾病特别是溃疡病的人不宜多食；另外大葱对汗腺刺激作用较强，有腋臭的人在夏季应慎食；表虚、多汗者也应忌食；过多食用大葱还会损伤视力。

适合这些人群吃

√高血压

√肥胖

√老年人

这些人群限制吃

！胃肠道有溃疡

！腋臭

！多汗者

大蒜

抑制血小板凝聚
温脾暖胃、解毒杀虫、消肿止痛、止泻止痢

大蒜性温，味辛，入脾、胃、肺经。大蒜具有温脾暖胃、解毒杀虫、消肿止痛、止泻止痢、驱虫的功效，有助于消除疲劳，帮助集中注意力，同时具有延缓衰老的效果。

大蒜中所含的大蒜素能抑制血小板凝聚，而这种抑制剂本身还能抑制胆固醇的合成。大蒜中的类黄酮能抑制血管中的胆固醇氧化粘在血管上。大蒜能抑制胆固醇吸收，具有明显的降血脂及预防冠心病的作用。另外，大蒜可帮助保持体内某种酶的适当数量而避免出现高血压，是天然的降压药物，可减少心脑血管栓塞。

大蒜的营养成分：

大蒜含多种维生素、蛋白质、碳水化合物、蒜素、柠檬醛以及硒和锗等微量元素。含有磷、钾以及多种氨基酸成分，有很好的降血压、降血糖作用。

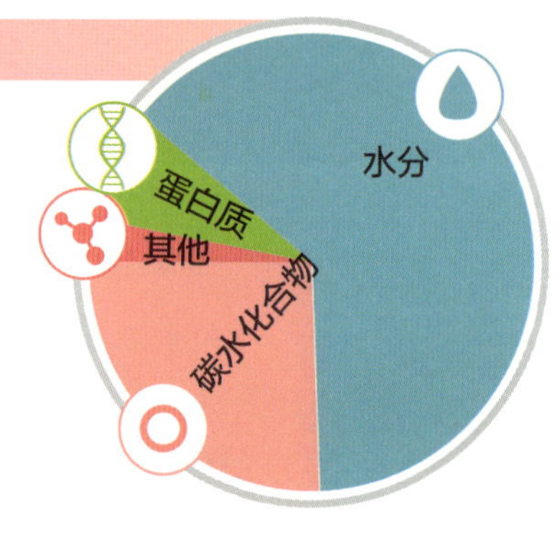

扇贝 3 个

扇贝含有丰富的维生素 E，能抑制皮肤衰老，防止色素沉着。

粉丝 1 小把

粉丝有良好的附味性，它能吸收各种鲜美汤料的味道。

大蒜 5 瓣

大蒜可抗菌消炎，保护肝脏，保护心血管，防治高脂血症和动脉硬化。

调味品 适量

调味品包括小葱、蒸鱼豆豉和盐等。

蒜蓉粉丝蒸扇贝

粉丝泡软剪段。大蒜切末，爆香。一半蒜末装入碗中，加蒸鱼豉油调成味汁。粉丝垫在扇贝肉下，把剩下的一半蒜末分放在每个扇贝肉上。入蒸锅大火蒸 5 分钟出锅，浇上调味汁，撒葱花即可。

蒸扇贝时间不宜太长，以免肉质变老。

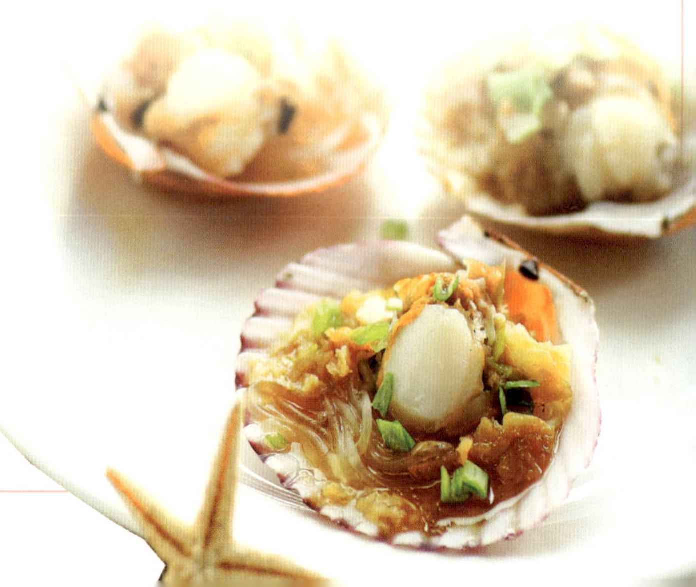

Q 大蒜和什么搭配吃比较好？

西瓜：不含脂肪和胆固醇，富含葡萄糖、苹果酸、果糖、氨基酸、番茄素及丰富的维生素 C 等物质。西瓜和大蒜一起吃，对慢性肾炎水肿和肝硬化腹水有一定的疗效。

西蓝花：蒜香西蓝花是一道家常菜。西蓝花营养丰富，含蛋白质、糖、脂肪、维生素 C 和胡萝卜素等。西蓝花和大蒜一起吃，能抑制胆固醇吸收，降血脂。

西瓜

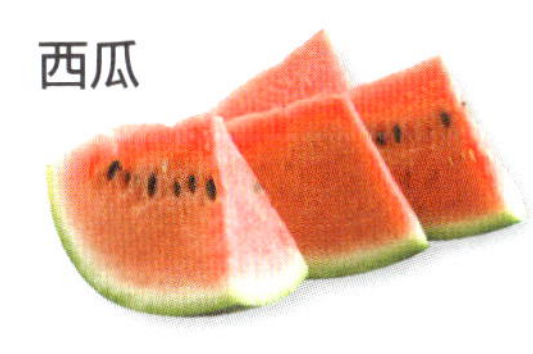

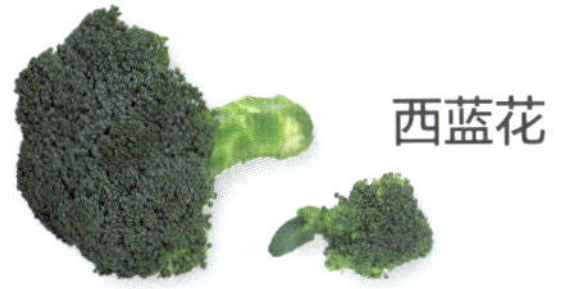

西蓝花

Q 大蒜的存储

大蒜保存前，千万别清洗。将锡纸剪成大小合适的尺寸，将大蒜包装，尽量在包裹时将锡纸紧贴大蒜。包裹好后放在室内阴凉通风的地方，不需要占用冰箱内的空间。这样的方法，可以保证大蒜即使在室外也不变干，不发霉，且保存时间至少在一个月以上。锡箔纸可反复使用，不会浪费。

Q 怎么吃大蒜比较好？大蒜应该怎么挑选？

大蒜做配料能起调味和杀菌作用。可以在吃肉、煮粥或凉拌时搭配大蒜食用，可以腌制咸蒜或糖蒜。糖蒜的制作方法：将新蒜去皮，洗净，放入盐水中浸泡 1 天，目的在消毒、去除辛辣味；将糖醋汁等所有调料放入锅中烧开（目的在消毒），晾凉；将糖醋汁倒入已消毒晾干的密封罐中，放入浸泡好的大蒜，密封好放在阴凉通风的地方保存，经常晃一晃使糖蒜均匀浸泡在糖醋汁中，2 周以后即可入味食用，可保存 2 个月。

大蒜要选购蒜头大，包衣紧，蒜瓣大且均匀，味道浓厚，辛香可口，汁液黏稠的。

什么体质的人适合吃大蒜？

大蒜辛温，多食生热，且对局部有刺激，阴虚火旺、目口舌有疾者忌食；患有胃溃疡、十二指肠溃疡、肝病以及阴虚火旺者忌用。大蒜特别适宜肺结核、癌症、高血压、动脉硬化患者。

适合这些人群吃

√ 肺结核
√ 癌症
√ 高血压
√ 动脉粥样硬化

这些人群限制吃

! 胃溃疡
! 十二指肠溃疡
! 目口舌有炎症
! 眼睛痛
! 肝病

水果 适当选择

乌梅

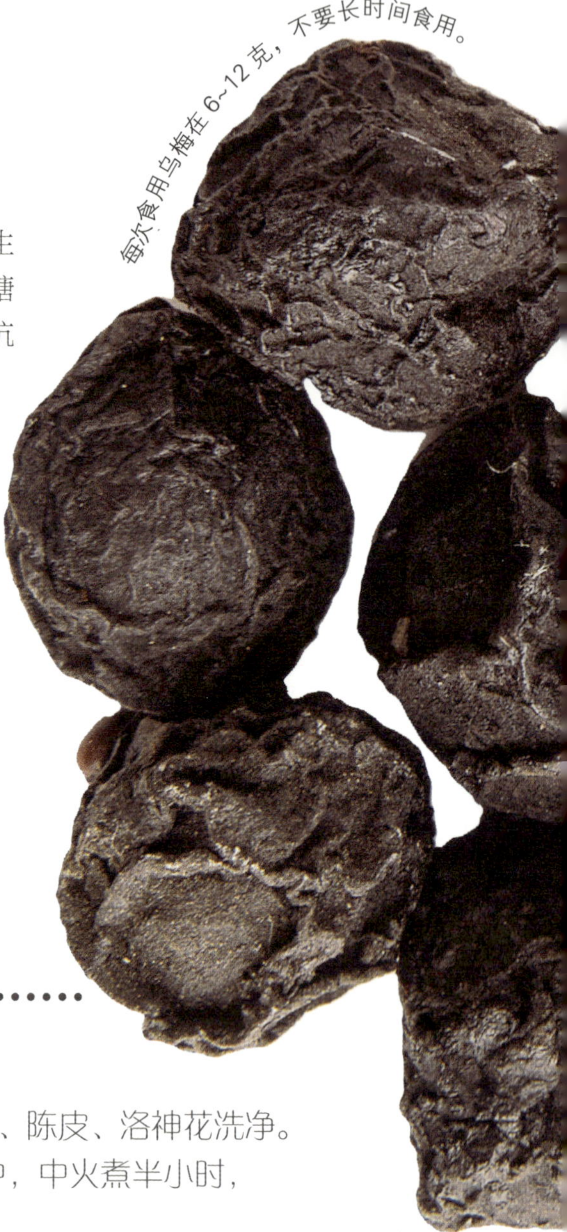

关键点

乌梅具有敛肺止咳、涩肠止泻、止血、生津的功效，含有柠檬酸、苹果酸、琥珀酸、糖类、谷甾醇、维生素 C 等成分，具有理想的抗菌作用。

乌梅所含的枸橼酸、柠檬酸、苹果酸以及琥珀酸具有降压、安眠的功效，可缓解由高血压引起的头晕、夜间失眠的症状。

最佳搭配

山楂 + 乌梅 ✓
平降肝火，帮助脾胃消化、滋养肝脏

桂花 + 乌梅 ✓
行气散瘀、生津止渴

洛神花乌梅汁

乌梅、山楂浸泡 30 分钟，洗净；甘草、陈皮、洛神花洗净。
乌梅、甘草、山楂、陈皮放入适量水中，中火煮半小时，
放洛神花和冰糖略煮盛出，放凉即可。

乌梅玫瑰露

乌梅洗净，浸泡 10 分钟；玫瑰花洗净。
玫瑰花与乌梅放入茶壶中，加开水，盖上盖闷 10 分钟，待水变温后加蜂蜜搅匀即可。

蓝莓

常吃蓝莓还可降低老年性黄斑变性危险。

关键点

蓝莓能降低胆固醇，增强心脏功能，蓝莓富含维生素 E、B 族维生素、超氧化物歧化酶、熊果苷、蛋白质、花青苷、膳食纤维以及丰富的钾、铁、锌、钙等矿物质元素。

蓝莓中丰富的维生素 C 具有预防癌症，防御心脏病的功效。蓝莓含果胶丰富，花青素可强化血管抗氧化能力，保护人体心脑血管的健康。蓝莓中的花色苷有很强的抗氧化性，对于抑制血小板聚集，预防大脑病变、动脉粥样硬化等症具有一定的效果，同时还可以强化毛细血管，改善血液循环，减弱血小板的黏滞性，防止血凝块产生，增强心脑功能，增强儿童骨质密度，防止便秘。

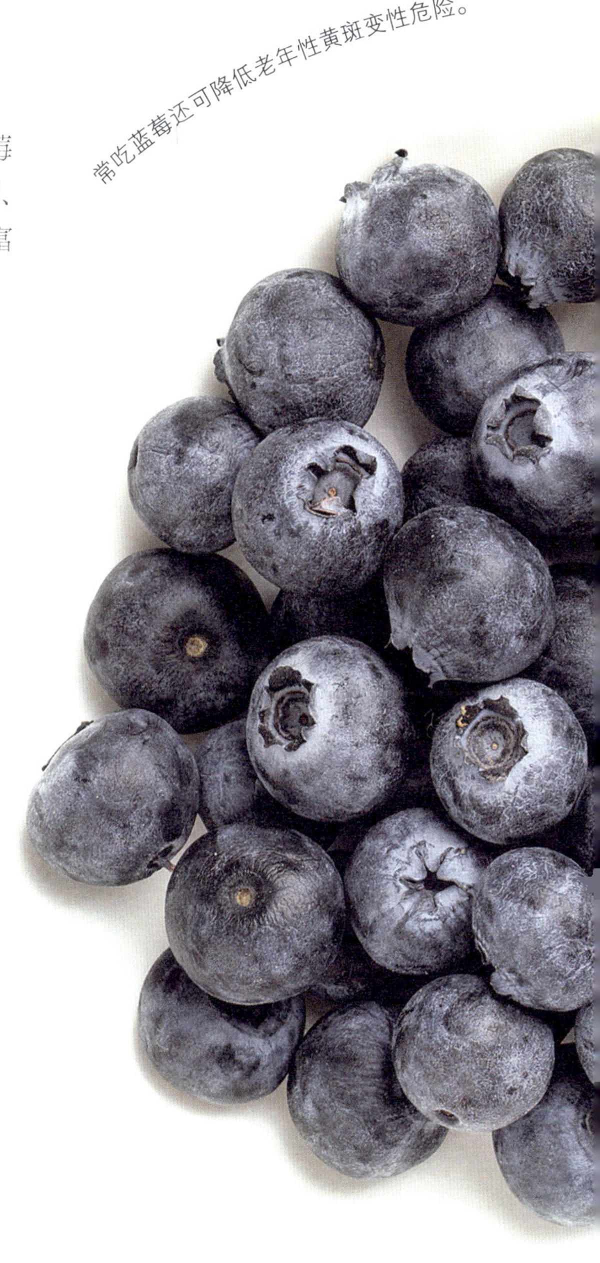

最佳搭配

酸奶 + 蓝莓 ✔

壮骨，增强免疫力

蓝莓酸奶

蓝莓酱加入酸奶中，稍加搅拌，
蓝莓洗净沥干，放入酸奶中点缀即可。

蓝莓葡萄汁

葡萄洗净，去子；蓝莓洗净沥干，
将蓝莓和葡萄放入搅拌机中，加适量水搅拌即可。

柠檬

关键点

柠檬性平，味酸、甘，入肝、胃经。柠檬具有化痰止咳、生津、健脾的功效。

柠檬富含维生素 C 和维生素 P，能增强血管弹性和韧性，可预防和治疗高血压和心肌梗死。近年来国外研究还发现，青柠檬中含有一种近似胰岛素的成分，可以使异常的血糖值降低。

最佳搭配

盐 + 柠檬 ✔
缓解痰多咽干的症状

蜂蜜 + 柠檬 ✔
健脾开胃、消痰止咳

也可用蜂蜜腌渍柠檬片，每天泡水饮用。

薏米柠檬水

薏米加水和冰糖，煮1个小时，开盖晾凉。柠檬切薄片，投入放凉的薏米水中即可。

柠香苦瓜

苦瓜洗净，去子，撒一点盐在苦瓜里，稍微揉搓一下。苦瓜切片，装盘；柠檬汁、蜂蜜混合，倒在苦瓜上，再加一小勺白醋，放入冰箱冷藏 2 小时即可。

红枣

关键点

红枣具有补中益气、补益脾胃、滋养阴血、养心安神、缓和药性的功效，含有天然的果糖、蛋白质、钙、铁、镁、胡萝卜素、维生素 C、维生素 B_1、维生素 B_2 等人体需要的营养元素。

红枣具有维持毛细血管通透性，改善微循环，预防动脉粥样硬化的作用。红枣中含有丰富的维生素 C，对维持血管壁弹性，促进胆固醇排泄，抗动脉粥样硬化很有益。红枣中含有环磷酸腺苷，它可以改善人体微循环，扩张冠状动脉，增加脑和心脏的供血量，减慢心率，降低心肌耗氧量而改善缺血心肌的代谢，进而可防治心脑血管病。红枣中还含有三萜类物质，具有保肝降脂、增强机体免疫力的作用。

最佳搭配

番茄＋红枣

补虚健胃、益肝养血

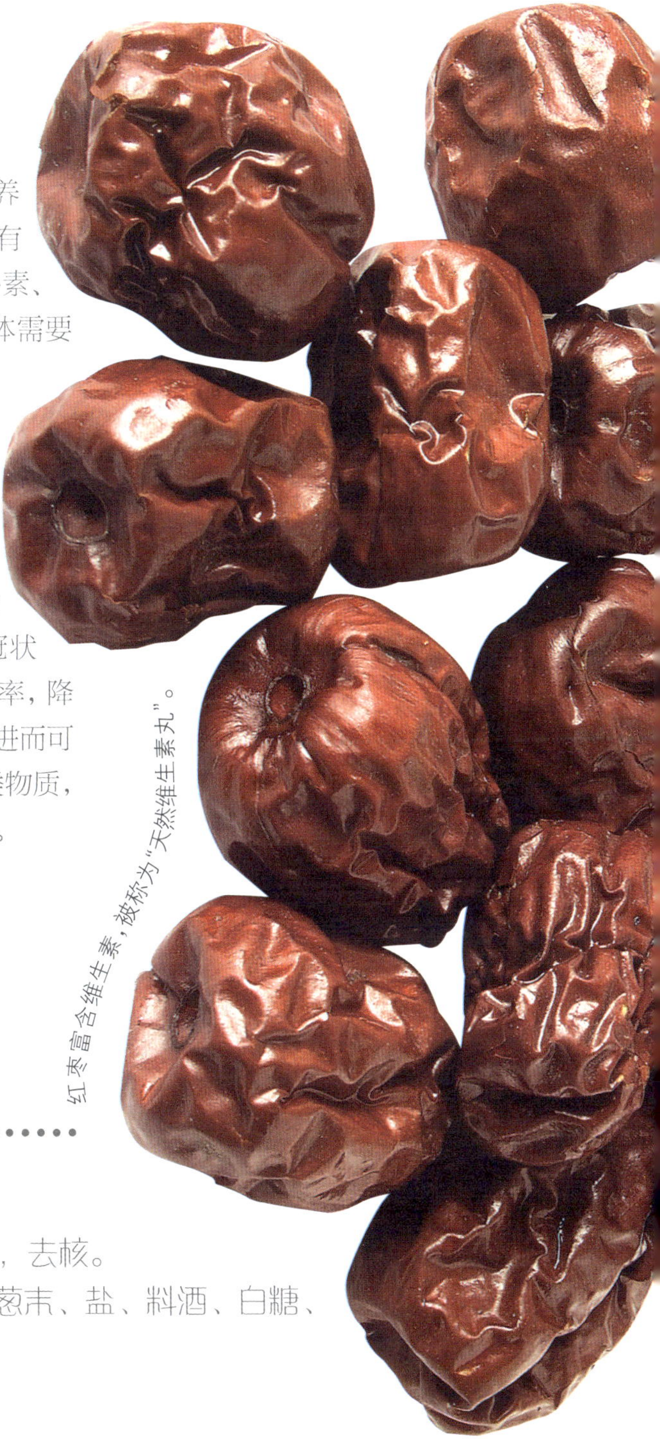

红枣富含维生素，被称为"天然维生素丸"。

红枣香菇粥

香菇和鸡肉洗净，切丁；红枣洗净，去核。

把红枣、香菇丁、鸡肉丁和姜末、葱末、盐、料酒、白糖、大米一起放入锅内炖熟成粥即可。

银耳红枣莲子羹

银耳泡发洗净，撕小片；红枣洗净去核；莲子泡发去心；将以上材料一同放入砂锅中，炖煮至莲子软烂即可。

苹果

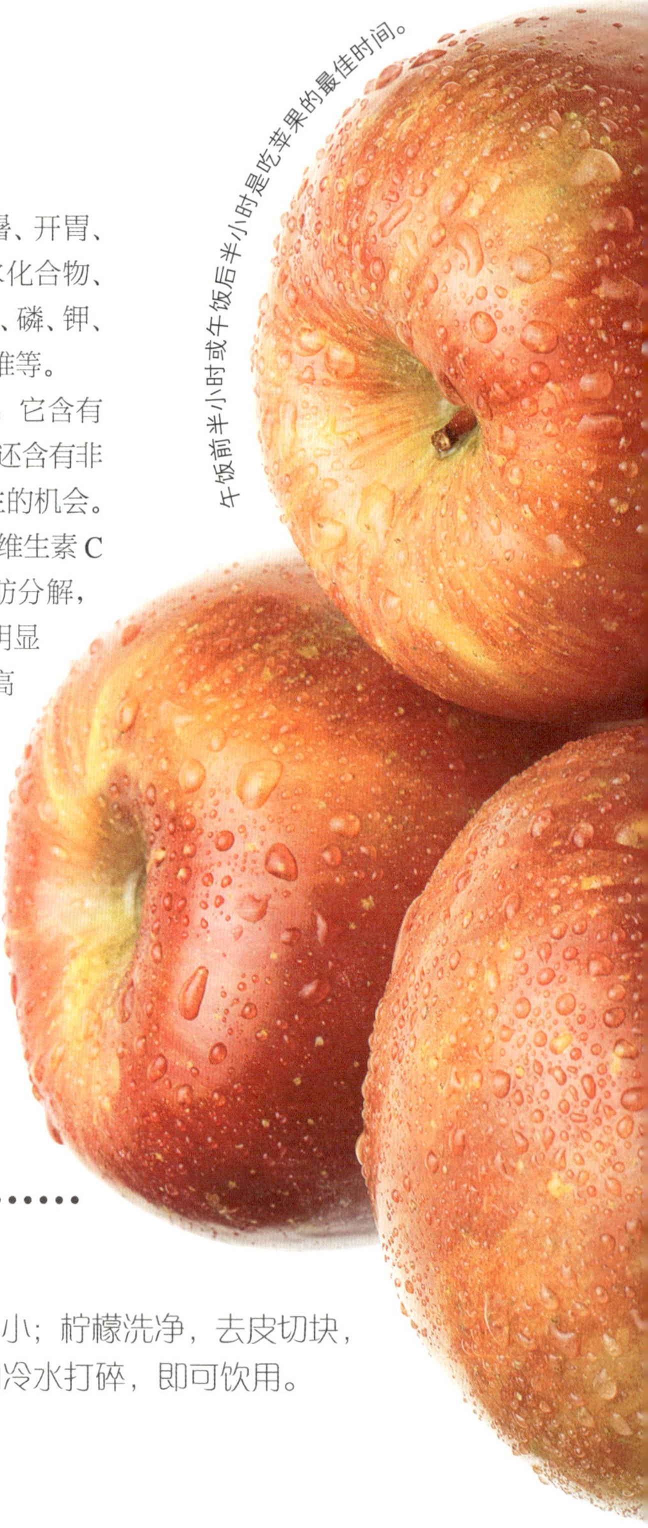

午饭前半小时或午饭后半小时是吃苹果的最佳时间。

关键点

苹果具有生津、润肺、除烦解暑、开胃、醒酒、止泻的功效，含有丰富的碳水化合物、微量元素、有机酸、果胶、蛋白质、钙、磷、钾、铁、B 族维生素、维生素 C 和膳食纤维等。

苹果中的果胶可以降低胆固醇；它含有类黄酮，可以减少冠心病的发生；它还含有非常丰富的抗氧化物，可减少癌症发生的机会。苹果富含果酸、类黄酮、维生素 E 和维生素 C 等营养成分，可使积蓄在体内的脂肪分解，对推迟和预防动脉粥样硬化发作有明显作用。苹果高钾低钠，可有效预防高血压。

最佳搭配

魔芋＋苹果 ✔
促进肠道蠕动

芦荟＋苹果 ✔
生津止渴、健脾益肾、消食顺气

苹果柠檬芹菜汁

苹果、芹菜分别洗净切成适当大小；柠檬洗净，去皮切块，与苹果、芹菜一起放入搅拌机加冷水打碎，即可饮用。

苹果石榴饮

苹果洗净，去皮、核，切小块。苹果块、石榴子、冷水一起入锅中，大火煮开后，改小火煮 5~10 分钟即可。

葡萄

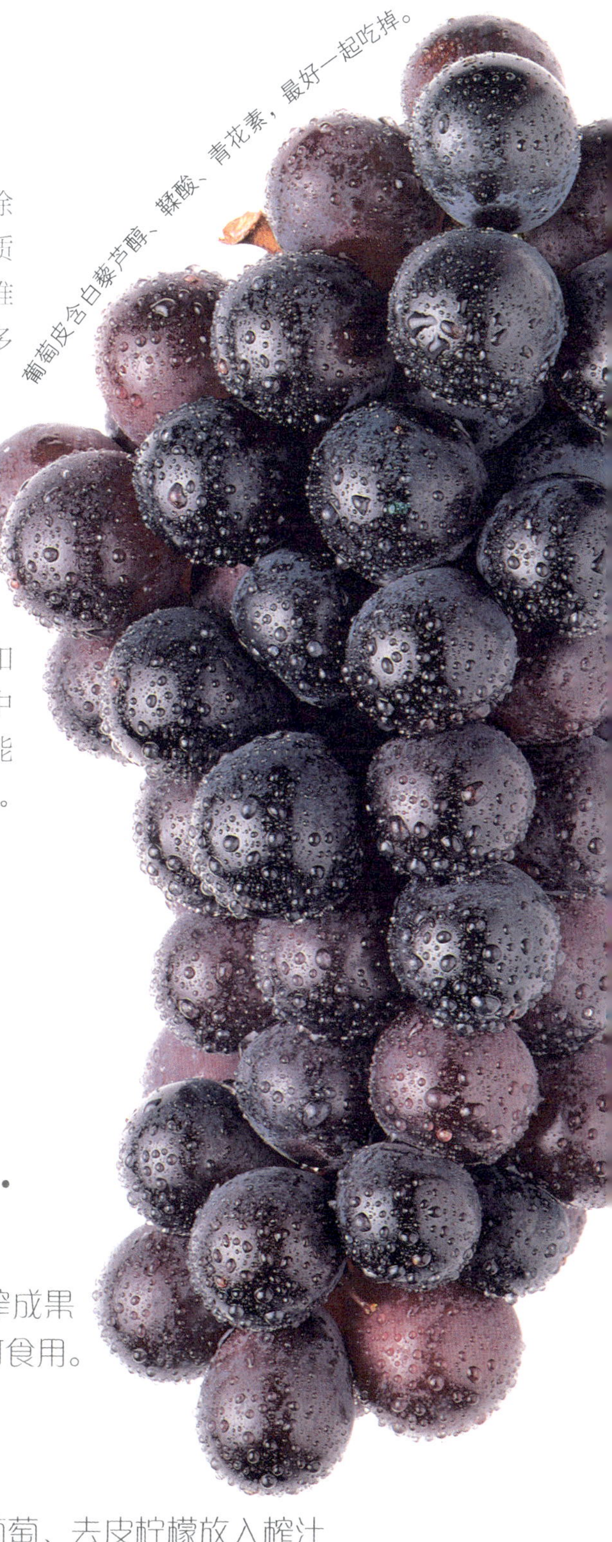

关键点

葡萄有补气血、益肝肾、生津液、止咳除烦、补益气血、通利小便的功效，含有矿物质钙、钾、磷、铁以及维生素 B_1、维生素 B_2、维生素 B_6、维生素 C 和维生素 P 等，还含有多种人体所需的氨基酸。

葡萄中的白藜芦醇能很好地阻止血栓形成，并能降低人体血清胆固醇水平，降低血小板的凝聚力，松弛血管平滑肌，对预防心脑血管病有一定作用。每天食用适量的鲜葡萄，不仅会减少心血管疾病的发病风险，还特别有益于那些局部缺血性心脏病和动脉粥样硬化心脏病患者的健康。鲜葡萄中的花青素、山柰酚及单宁，有很强的抗氧化能力，能“清洗”血液，防止胆固醇斑块的形成。

最佳搭配

枸杞子＋葡萄 ✓

补肾活血

红葡萄汁

将红葡萄洗净，去子后放入榨汁机中榨成果汁，用纱布过滤后，加适量蜂蜜调匀即可食用。

葡萄柠檬汁

将葡萄洗净，柠檬去皮切成四份。将葡萄、去皮柠檬放入榨汁机内压榨成汁，加入冰糖粉调味即可。

西瓜

关键点

西瓜具有清热解暑、生津止渴、利尿除烦的功效，西瓜除不含脂肪和胆固醇以外，含有葡萄糖、果糖、蔗糖、膳食纤维，以及钙、磷、谷氨酸、瓜氨酸等。

西瓜含有丰富的维生素C，能降低血脂，软化血管，防治心血管病。西瓜中的番茄红素可有效降低胆固醇和血压，防止高脂血症、高血压及冠心病。西瓜中的钾有利于钠的排泄，可预防因钠过量引起的高血压。西瓜果皮、果肉、种子都可食用、药用。西瓜皮中所含的瓜氨酸和钾，具有利尿作用，能促进胆色素排泄，并具有清热解暑、泻火除烦等作用。新鲜的西瓜汁和鲜嫩的瓜皮可以增加皮肤弹性。

最佳搭配

绿茶＋西瓜 ✔
可生津止渴，清新口气

熟大蒜＋西瓜 ✔
有清热利尿、行滞降压的功效

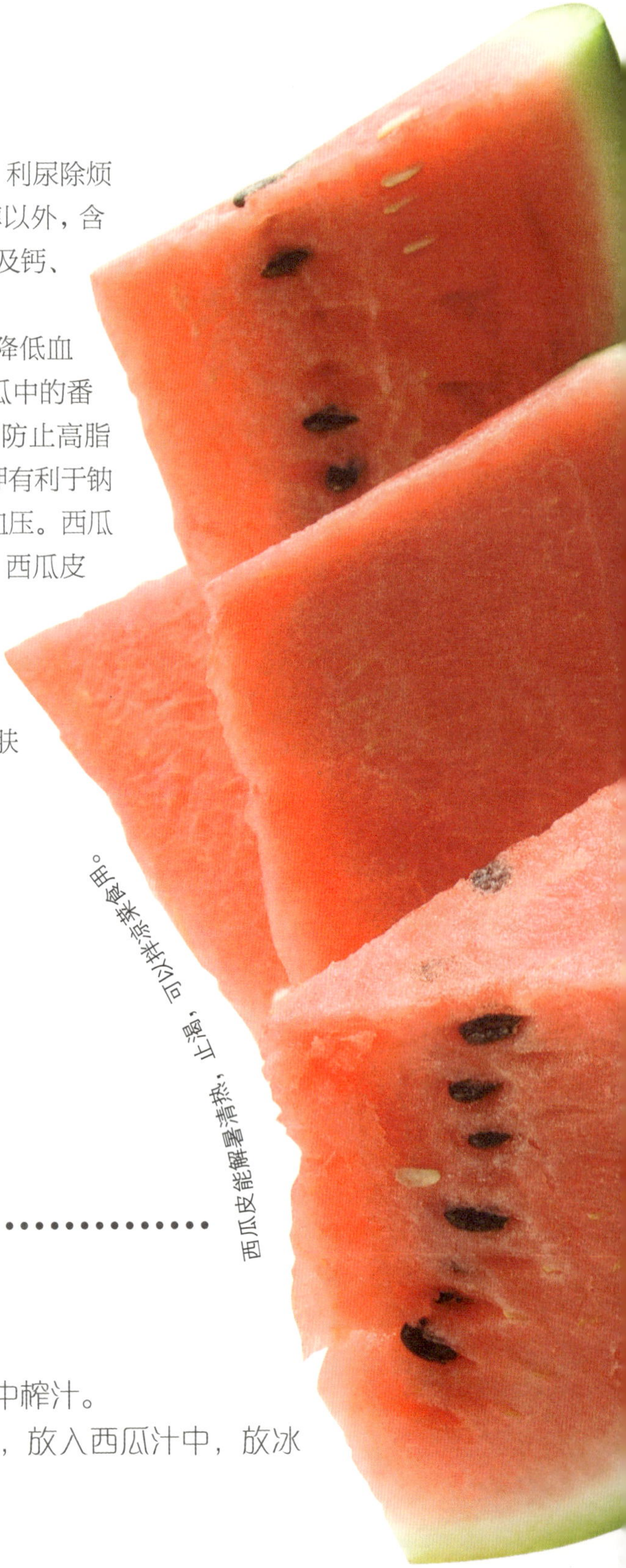

西瓜皮能解暑清热，止渴，可以拌凉菜食用。

西瓜雪梨饮

西瓜取瓤，去子，切成小块；
西瓜加适量凉开水放入榨汁机中榨汁。
雪梨洗净，去皮、核，切成片，放入西瓜汁中，放冰箱冷藏10分钟左右饮用。

香蕉

关键点

香蕉具有清热、生津止渴、润肺滑肠的功效，香蕉营养高、热量低，含有被称为“智慧之盐”的磷，又有丰富的蛋白质、钾、维生素C和膳食纤维。

香蕉属于高钾食品，而钾对人体中的钠具有抑制作用。多吃香蕉，可降低血压，预防高血压等心脑血管病。香蕉中的镁有利于维持正常的心肌活动。另外，香蕉对因心脑血管病导致的失眠或情绪紧张也有疗效，因为香蕉含有色氨酸，具有安抚神经的效果，镁也可帮助舒缓神经，因此在睡前吃点香蕉，可起一些镇静作用。香蕉中的镁和果寡糖，有缓泻作用，有利于通便。

最佳搭配

银耳＋香蕉 ✓

养阴润肺、生津整肠

桃＋香蕉 ✓

润喉、提振食欲

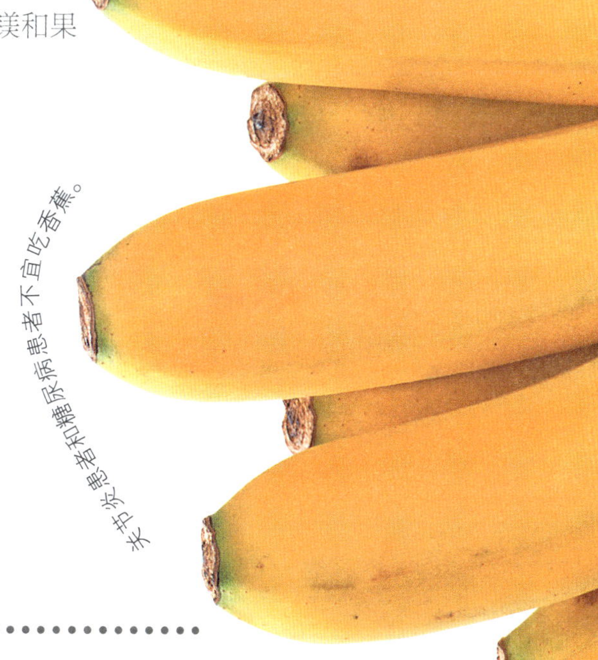

关节炎患者和糖尿病患者不宜吃香蕉。

拔丝香蕉

香蕉去皮切块；鸡蛋打散，与面粉拌匀。

白糖、纯麦芽加水在锅中煮，待白糖溶化，小火熬至呈黄色。

另取锅加油烧热，香蕉块裹上面糊投入油中，炸至金黄色时捞出，倒入糖汁中拌匀即可。

猕猴桃

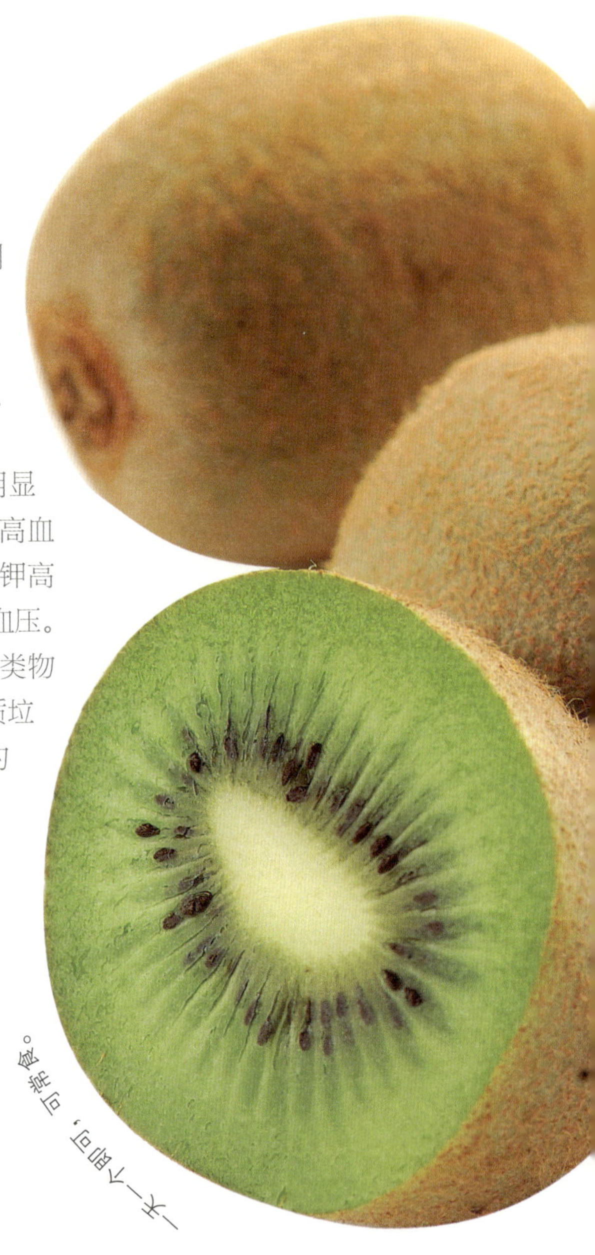

关键点

猕猴桃具有清热解毒、生津止渴、利尿通淋的功效，除含有丰富的维生素 C、维生素 E 以及钾、镁、膳食纤维之外，还含有叶酸、胡萝卜素、钙、黄体素、氨基酸、天然肌醇。

猕猴桃中高含量的维生素 C 能够明显降低体内的血清胆固醇和甘油三酯，对高血压有很好的食疗效果。猕猴桃还属于高钾高钙的水果，有利于排钠，舒张血管，降低血压。猕猴桃中的胡萝卜素、维生素 E 和多酚类物质还可以提供抗氧化力，清除血液中脂质垃圾、消除炎症。猕猴桃是膳食纤维丰富的低脂肪水果，能够降低胆固醇，帮助消化。其中的肌醇可促进脂肪的代谢，预防动脉粥样硬化。

最佳搭配

松子＋猕猴桃 ✔

二者搭配，可促进人体对铁的吸收

一天一个即可，可常食。

猕猴桃薄荷汁

猕猴桃削皮，切块；苹果切块；薄荷叶洗净。放入榨汁机中一起打成汁，搅匀即可。

猕猴桃蜜饮

新鲜猕猴桃取其果肉，捣烂，研成细糊状，加冷水搅拌调成汁，调入蜂蜜即可。

橘子

关键点

橘子具有开胃理气、解渴润肺的功效，含有非常丰富的蛋白质、有机酸、维生素以及钙、磷、镁、钠等人体必需的元素。

橘子中的橙皮苷和川陈皮素可消除炎症、稀释血液、降低机体胆固醇含量。橘子中所含的钾对降血压有效果。橘子中的维生素 C 除具有抗氧化作用外，也有降压效果，同时对促进胆固醇排泄、防止脂质氧化和避免动脉粥样硬化也具有一定作用。

橘络能顺气化痰，吃橘子时不要去掉。

最佳搭配

核桃 + 橘子 ✔

可使脸色红润、预防贫血、增强体力

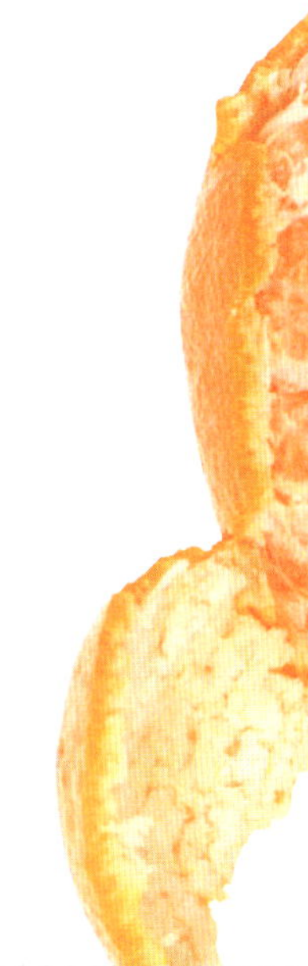

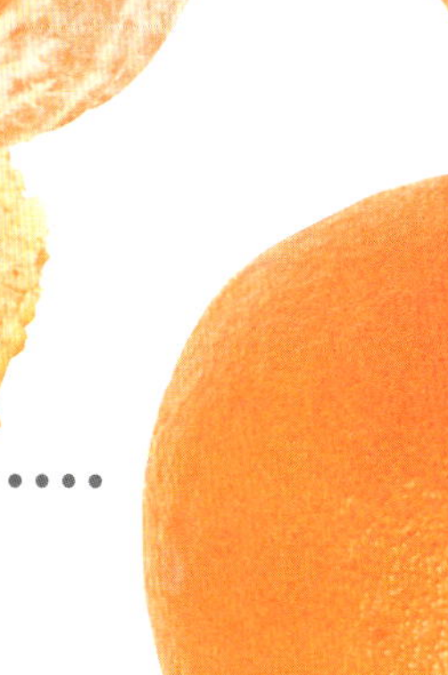

橘子酱

橘子去皮，放入搅拌器里打成浆倒入锅中，加水、冰糖，大火烧开，小火煮 20 分钟关火，再把用凉水泡软的吉利丁片放入锅中融化。放凉后，放入瓶中即可。

橘子汁

橘子去皮，放入榨汁机中榨汁，加入用温开水调好的蜂蜜水中即可饮用。

柚子

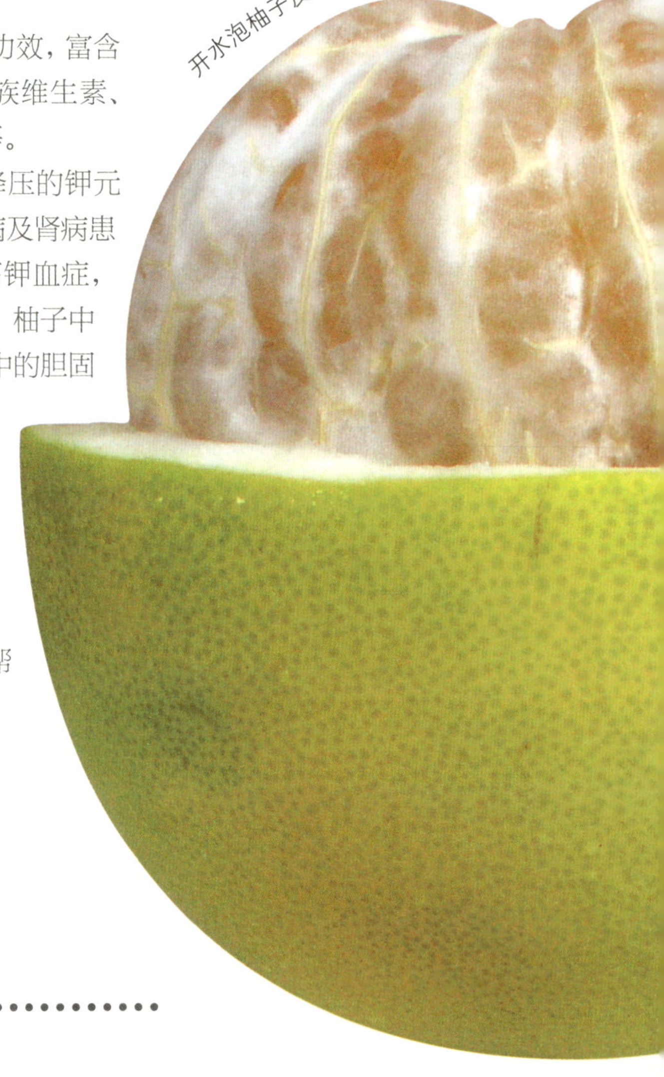

关键点

柚子具有健脾、止咳、解酒的功效，富含柚皮苷、新橙皮苷、胡萝卜素、B 族维生素、维生素 C、矿物质、糖类及挥发油等。

柚子中含有利于高血压患者降压的钾元素，几乎不含钠，是患有心脑血管病及肾病患者（如果患有肾功能不全并伴有高钾血症，则严禁食用）最佳的食疗水果之一。柚子中含有大量维生素 C，可以降低血液中的胆固醇；柚子的果胶不仅可降低低密度脂蛋白水平，还可以降低动脉壁的损坏程度。

最佳搭配

栗子＋柚子 ✔
有助于预防感冒，防治牙龈出血，帮助伤口愈合

番茄＋柚子
低热、低糖 ✔

蜂蜜柚子茶

柚子皮洗净，切丝，放入盐水里泡 1 小时，再放入清水锅中煮 10 分钟，柚子肉掰成小块。

把处理好的柚子皮和果肉放入干净无油的锅中，

加适量水和冰糖，小火熬 1 个小时至黏稠。

等放凉后，

加入蜂蜜，搅拌均匀即可。

柿子

关键点

柿子具有清热润肺、生津止渴、健脾化痰的功效。含有丰富的胡萝卜素、核黄素、维生素等营养元素。

柿子中含有黄酮苷，可降低血压，增加冠状动脉流量，且能活血消炎，有改善心血管功能和防止冠心病心绞痛的作用。另外柿子中的鞣质也有降血压的作用。柿子中含有丰富的维生素C，可降低血液中的胆固醇，对减少动脉粥样硬化和静脉血栓的发生有一定的作用。

最佳搭配

蜂蜜+柿子 ✔
对治疗甲状腺功能亢进很有帮助

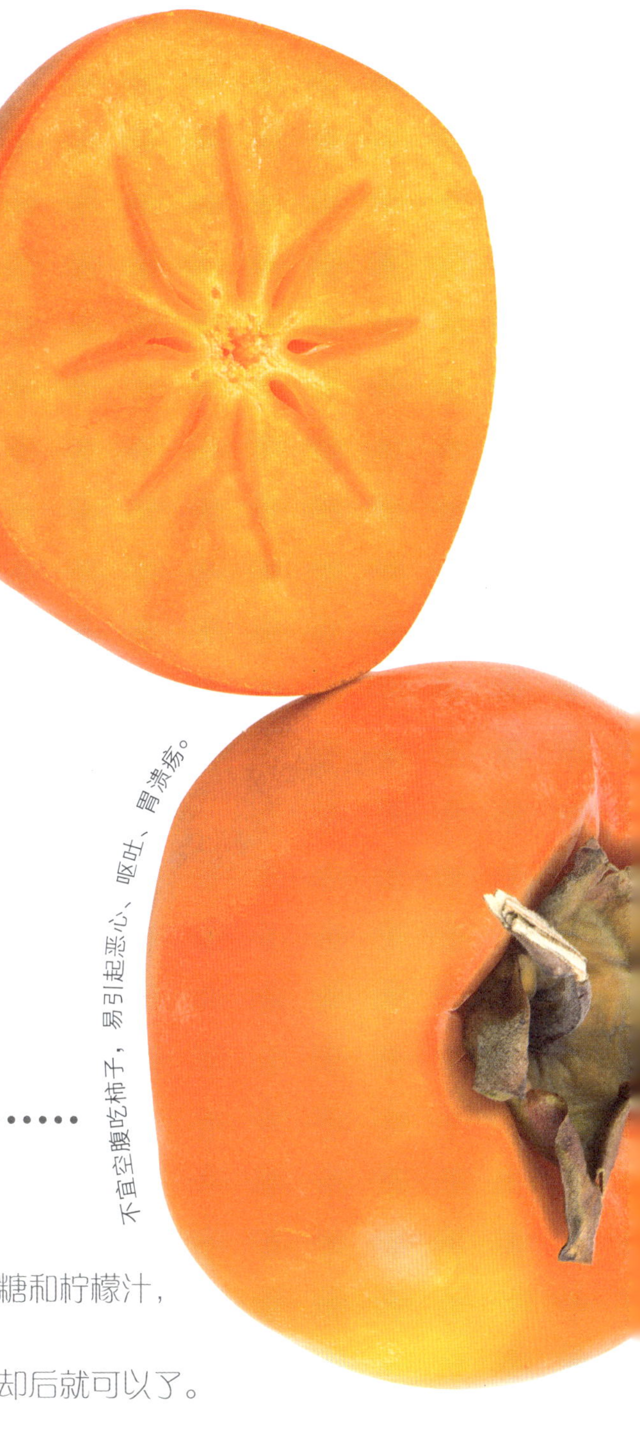

柿子酱

将软的柿子去皮、去蒂，
放入小锅中捣成糊，加入适量水、冰糖和柠檬汁，
煮至黏稠，
关火，装入干净的密封玻璃容器中冷却后就可以了。

柿子草莓柠檬汁

熟柿子挖出果肉，草莓去蒂，柠檬去皮；将三者一同放入料理机中打成汁即可。

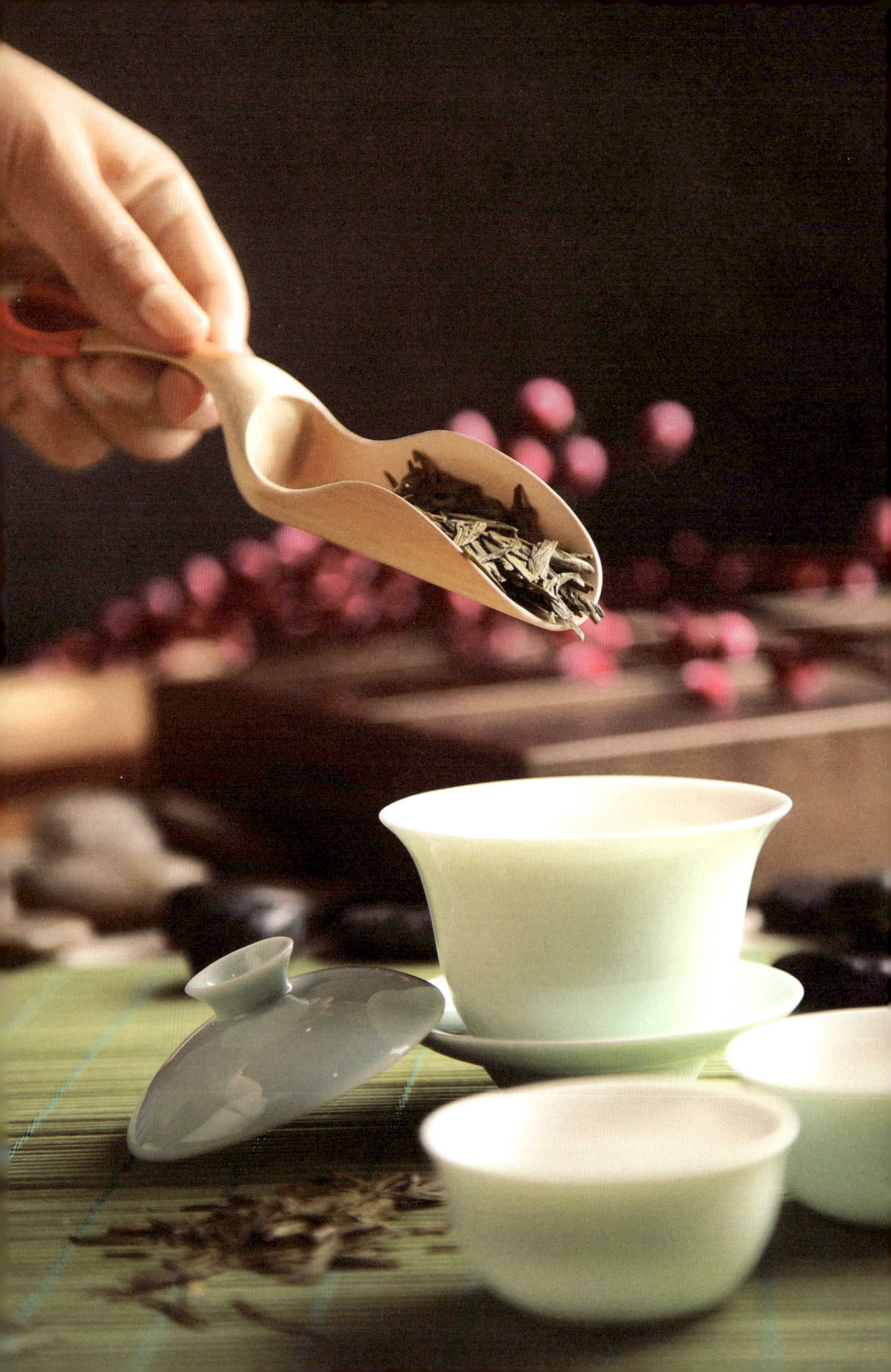

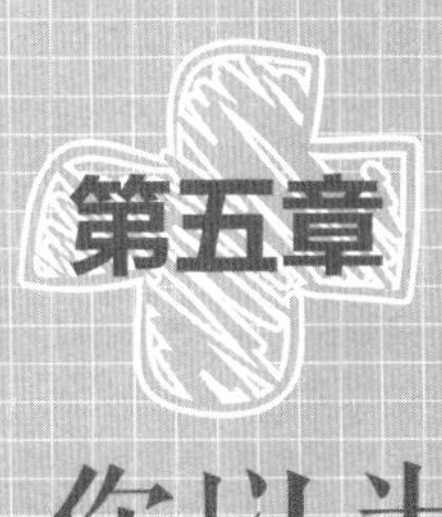

你以为你喝对了吗

一杯清茶可帮你刮油清脂，还能帮你减缓疾病烦恼。心脑血管病患者多喝茶能缓解疾病，健康人多喝茶可预防心脑血管病。至于喝什么茶，怎么喝，本章内容让你对茶饮有一个新的认识！

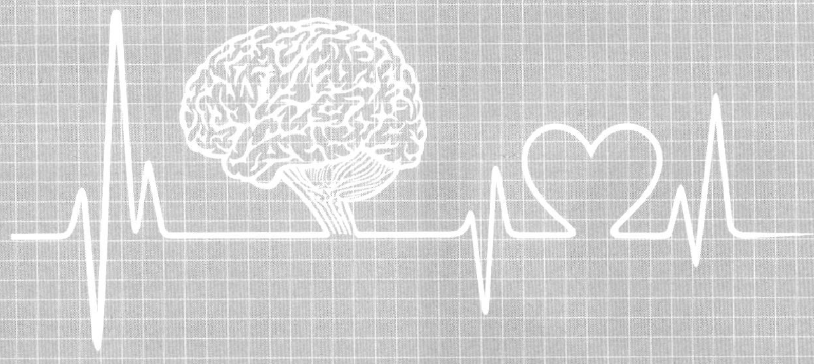

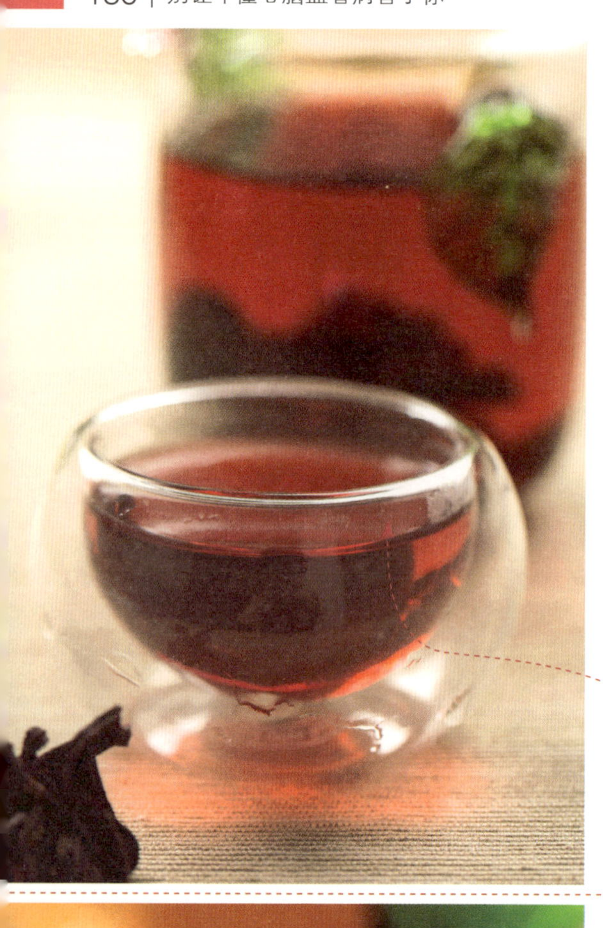

利湿除水茶

材料：泽泻、车前子、玫瑰、洛神花各10克。

做法：泽泻和车前子加水煮汁，去渣取汁，用汤汁冲泡玫瑰和洛神花即可。也可用500毫升沸水冲泡药材。

功效：消除水肿。泽泻、车前子性微寒，洛神花性微凉，这款茶饮性虚寒，手脚冰冷的人不适合过量服用。若出现小便过于频繁的症状，则停止使用。

泽泻能降胆固醇，抗动脉硬化，还能增加冠状动脉流量。

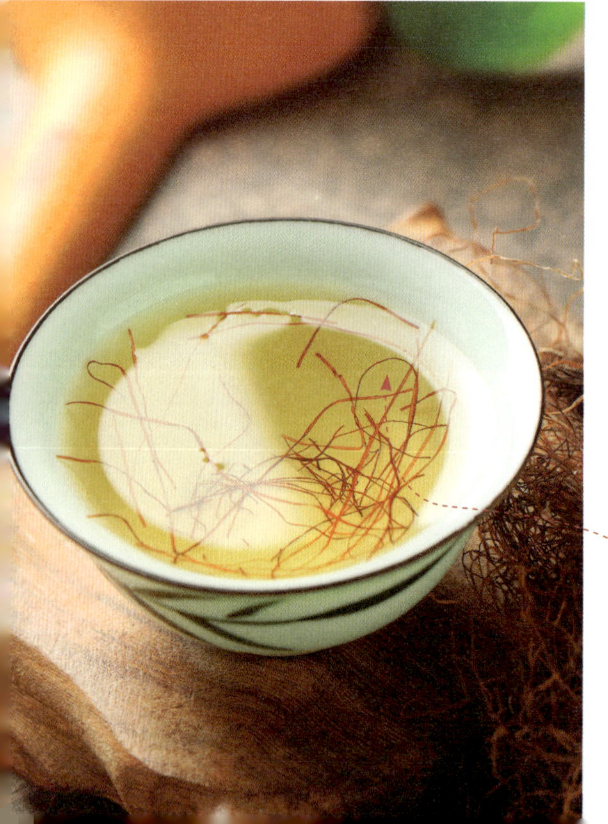

玉米须茶

材料：新鲜玉米须5克。

做法：新鲜玉米须洗净，用沸水冲泡，或用水煎煮，去渣取汁，代茶饮。

功效：降血压，降血糖，预防“三高”。

也可以将玉米须阴干，与绿茶一同冲泡饮用，能减肥。

洛神花山楂茶

材料：山楂 35 克，洛神花 10 克，甘草 2 克，冰糖适量。

做法：将除山楂外的所有材料放入锅中，加水，大火煮开后转小火，再加入山楂煮 15 分钟，加冰糖调味即可。

功效：能活血、益气，还可促进新陈代谢。

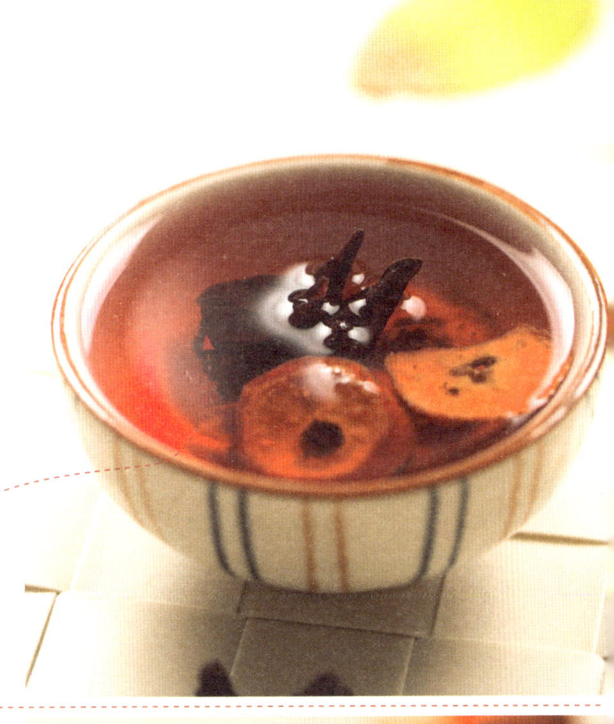

也可将山楂换成荷叶，能除油腻、消胀气。

陈皮绿茶

材料：陈皮 3 克，车前草、绿茶各 5 克。

做法：将所有材料置于茶壶中，用沸水冲泡后代茶饮。

功效：利尿、燃脂、提神。

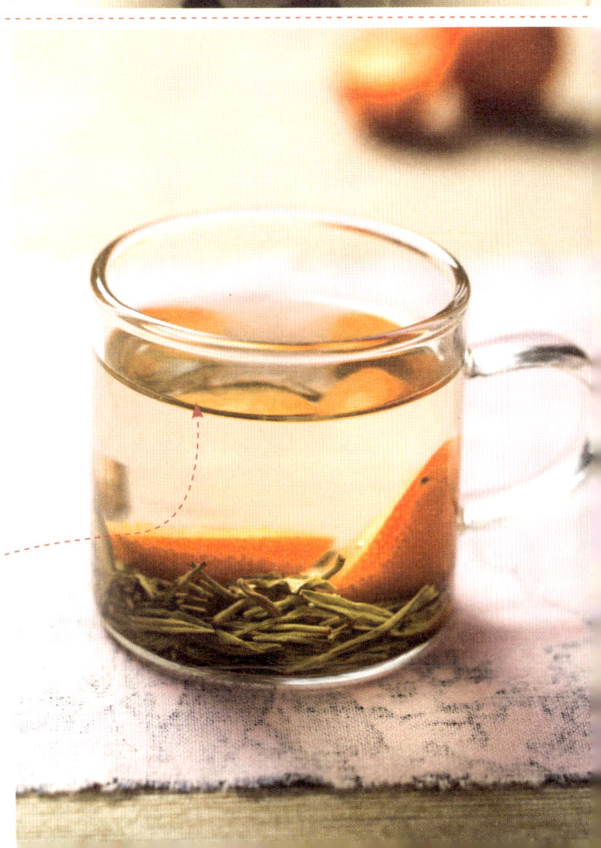

这款茶饮对脾虚湿阻型肥胖有瘦身功效。

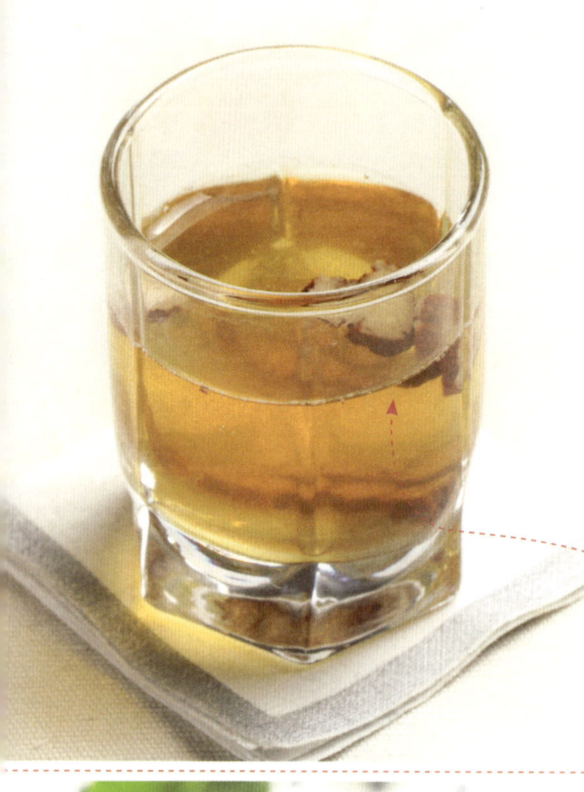

茵陈丹参甘草茶

材料：茵陈蒿 5 克，丹参 3 片，甘草 1 片。

做法：将茵陈蒿装入布包中，与其他药材一同放入杯中，冲入 500 毫升沸水，一日内喝完。

功效：利尿、消水肿。茵陈蒿、丹参属性微凉，且此茶饮具有利尿的作用，故身体虚寒、易腹泻者不宜过量服用。

不宜长期饮用，否则易伤脾胃，并易引起腹泻。

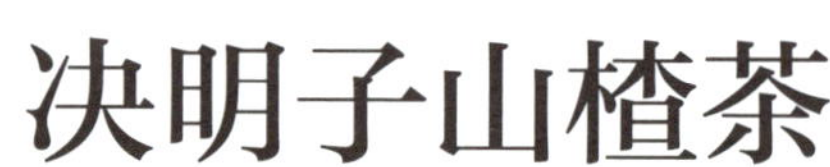

决明子山楂茶

材料：决明子 4 克，山楂、荷叶各 6 克。

做法：将决明子、山楂和荷叶一同放入杯中，用沸水冲泡，闷 5 分钟即可。

功效：降血压、降血脂、减肥。能促进肠胃蠕动，溶脂，排毒。但不宜长期饮用，否则易引起月经不调。

容易腹泻、胃痛的人不宜饮用。

橘皮茯苓茶

材料：橘皮、茯苓、薏米、香橼各适量。

做法：将橘皮、茯苓、薏米和香橼放入锅中，加水煮至材料熟，代茶饮。

功效：化痰除湿、健脾养胃、利咽宣肺、瘦身去脂。适用于痰湿引起的脸油汗多，身体困倦，湿气重，体胖，脾胃不适，咽喉有异物感，痰多易咳等。

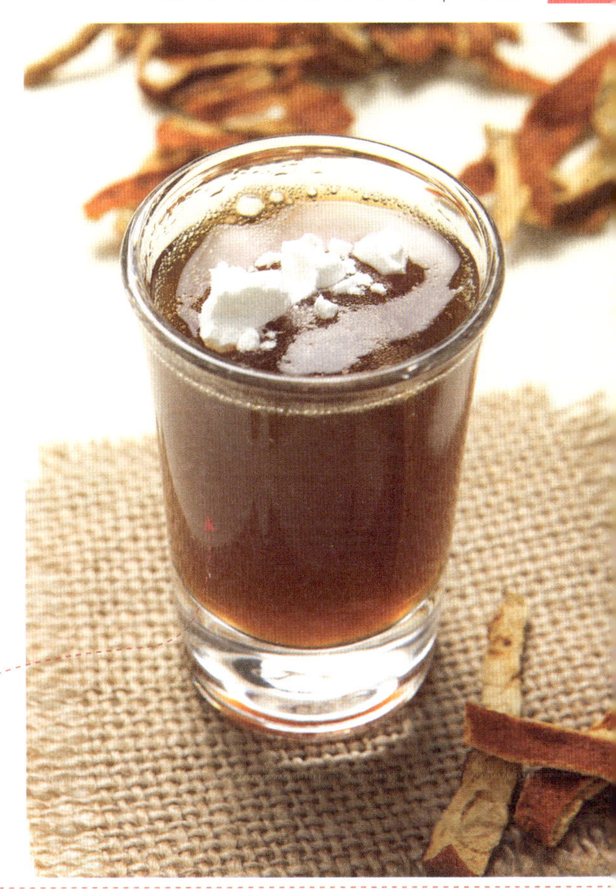

也可将所有材料打成粉冲泡，但胃不好的人不宜冲泡饮用。

山楂枸杞子茶

材料：山楂30克，枸杞子15克。

做法：将山楂洗净，切片，与洗净的枸杞子一同用沸水冲泡30分钟即成，上、下午分饮。

功效：补肝益肾、补血益智。

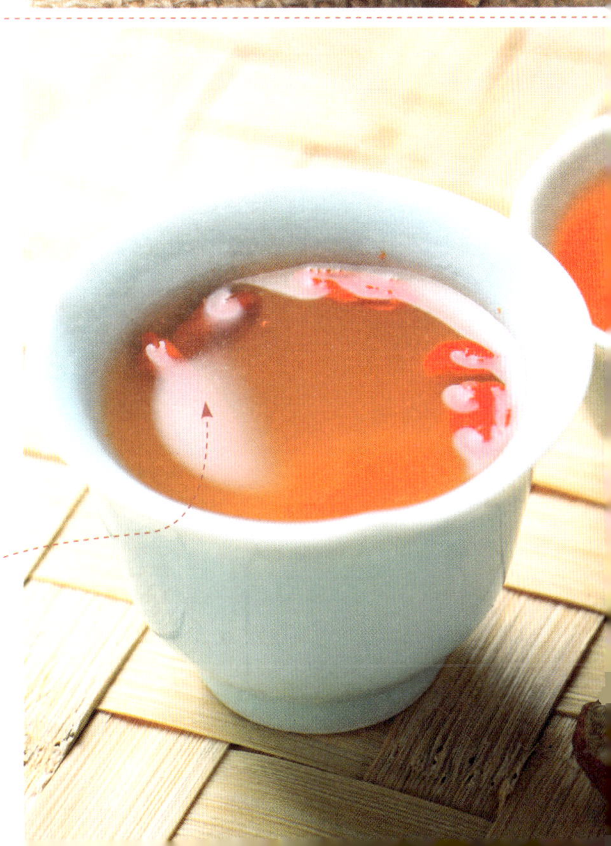

每天一两杯，过量或长期饮用会导致胃酸过多，尤其是对肠胃较弱者。

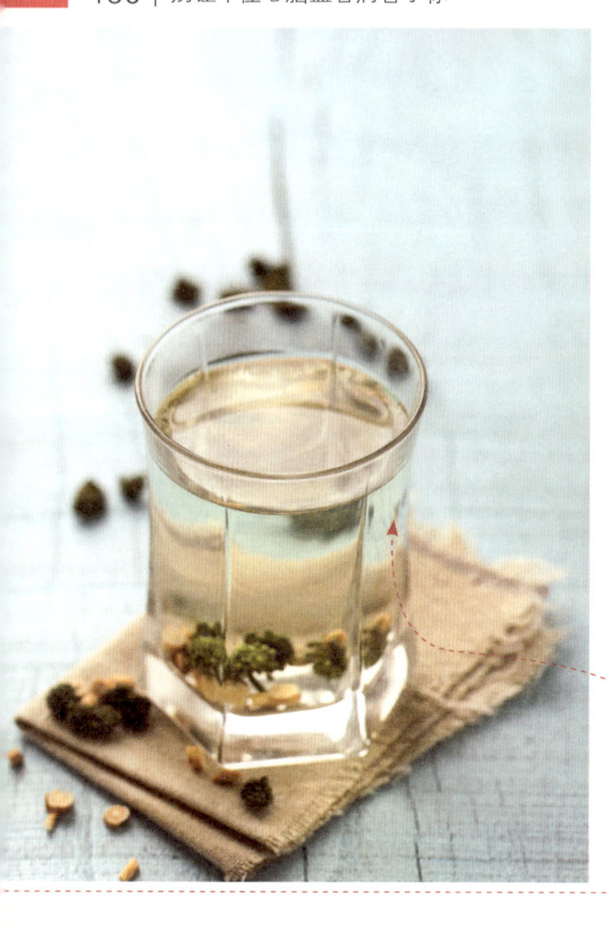

三七花黄芪茶

材料：三七花 2~4 朵，黄芪 3~5 片。

做法：开水冲泡，代茶饮；一天可以喝两次，三七花每日用量不超过 10 朵。

功效：黄芪补气健脾，益气升阳，与三七花同用，活血又补气，特别适合有血瘀、气虚严重、容易乏力气短的人服用。

也可直接将三七花揉碎，用开水冲泡，能降血压、平肝清热。

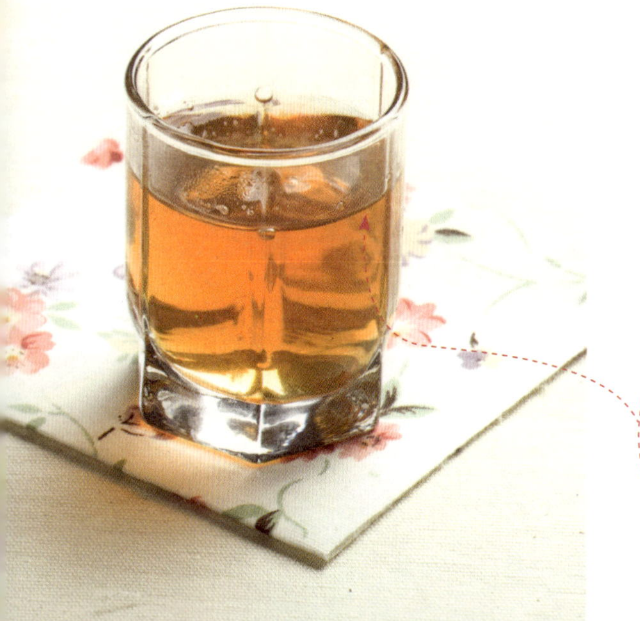

地黄杜仲茶

材料：地黄、杜仲各 5 克，绿茶 3~5 克。

做法：地黄、杜仲磨成粉，与绿茶放一起，用沸水冲泡，并闷 5 分钟，饮用。

功效：地黄有降血糖、抗弥散性血管内凝血的作用，与杜仲搭配，能抵消杜仲所带来的“火气”，更好地发挥两者的作用。

阴虚火旺者不宜用杜仲泡茶饮用。

杜仲山楂茶

材料：杜仲 10 克，七叶参、山楂各 6 克。

做法：置于带盖瓷杯或玻璃杯中，85℃左右热水冲泡，以 500 毫升水为宜，加盖闷泡 5 分钟。每日 3 泡，上、下午及晚上各一泡。

功效：补肝肾、强筋骨、降血压、降血脂。

出现恶心呕吐、腹胀腹泻、便秘、头晕眼花、耳鸣等症状需停用。

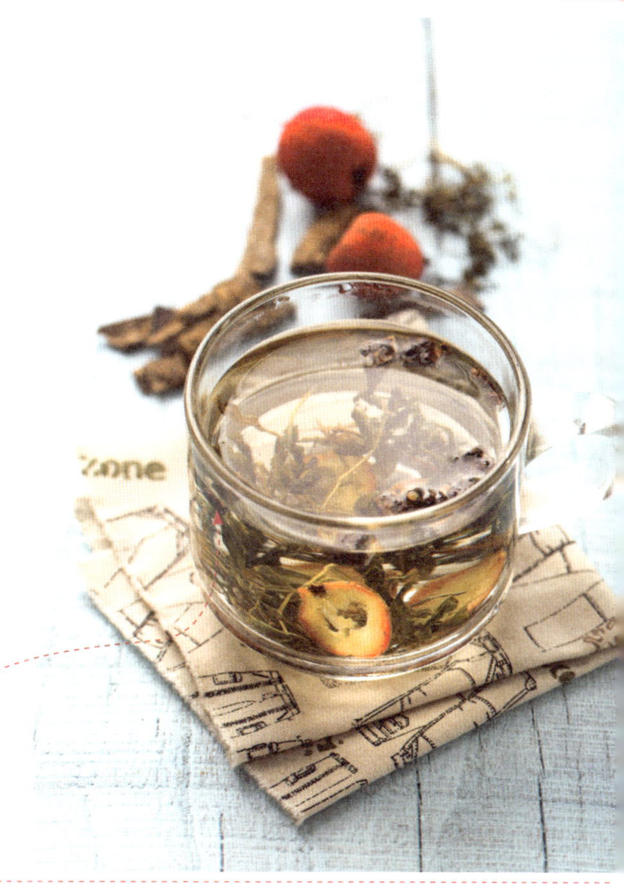

决明子绿茶饮

材料：决明子、绿茶各 5 克。

做法：将决明子用小火炒至香气逸出时取出，晾凉，再与绿茶一同冲入沸水即可饮服。

功效：具清热平肝、降脂降压、润肠通便、明目益睛的功效。

脾胃虚寒、气血不足的人不宜用决明子泡茶。此茶不宜晚上饮用。

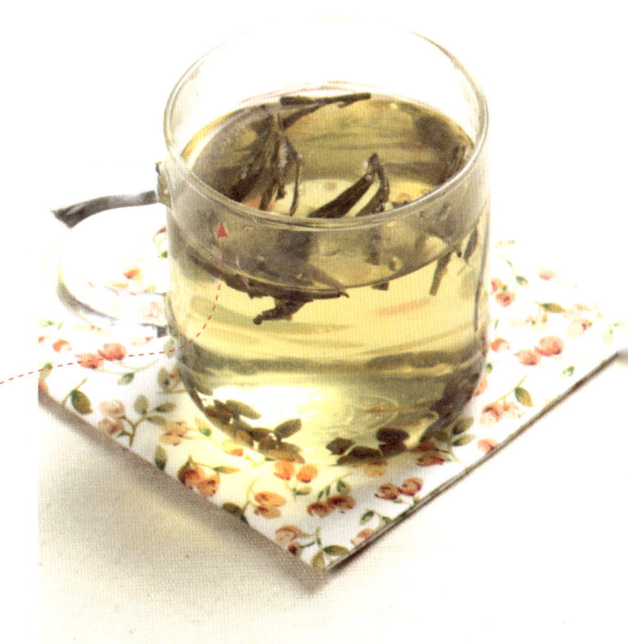

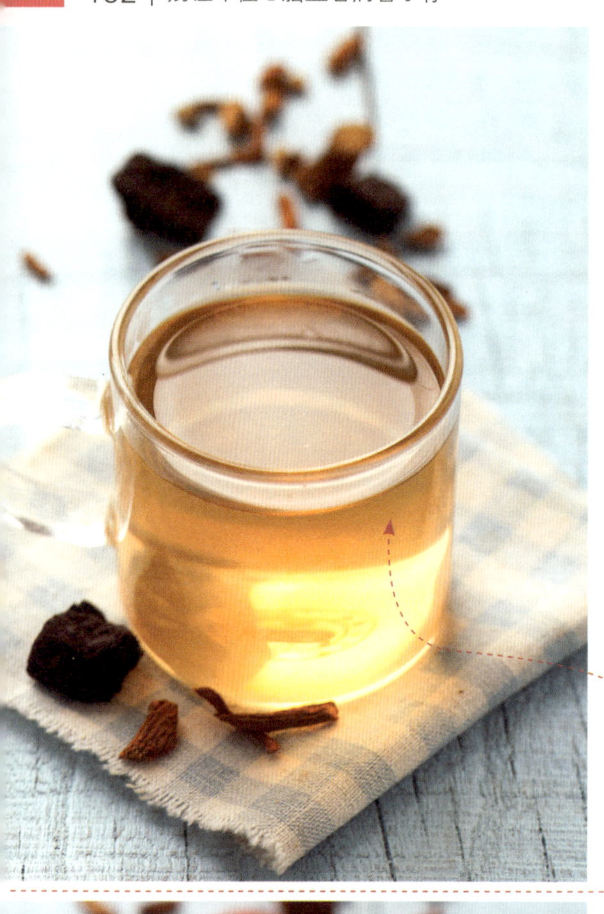

首乌丹参蜂蜜饮

材料：丹参、何首乌各 15 克，蜂蜜适量。

做法：将丹参、何首乌水煎取汁，去渣后稍凉调入适量蜂蜜即可。每日 1 次。

功效：补益肝肾、疏通经络。适用于高血压、高脂血症、动脉粥样硬化患者食用。

大便清泻以及痰湿者不宜用何首乌煮汁饮用。

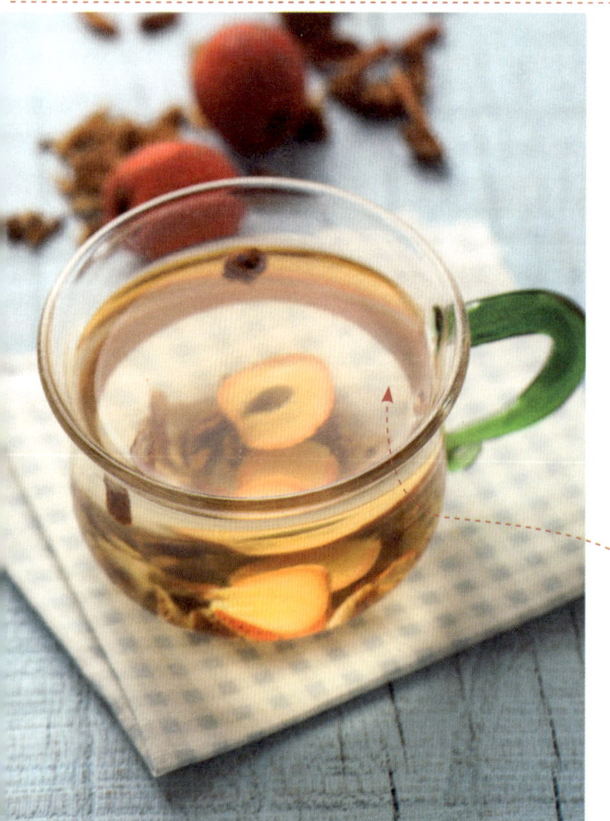

丹参玉竹山楂饮

材料：丹参、玉竹、山楂各 15 克。

做法：以上 3 味共同水煎。

功效：既可活血化瘀，又可降血脂。对冠心病心绞痛、动脉粥样硬化以及高脂血症有较好疗效。

丹参不宜与藜芦同用。

山楂荷叶茶

材料：山楂、荷叶各 50 克。

做法：把所有材料洗净，放进锅里，加水大火煮 5 分钟，转小火慢焖 15 分钟即可饮用。

功效：山楂所含成分有增进消化、降低血脂、扩张血管等作用；同时荷叶的浸剂和煎剂可扩张血管，也有降血压的作用，山楂、荷叶一同煎服有降血脂、降血压的功效。

这款茶有减肥作用，但不宜长期饮用。

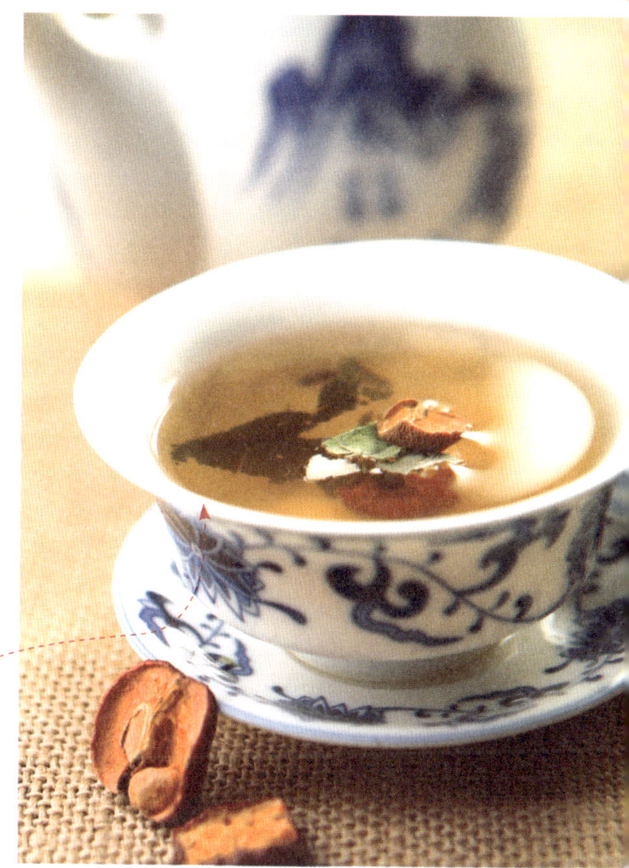

菊花荷叶茶

材料：菊花 30 克，干荷叶碎 50 克，藿香、冰糖各适量。

做法：菊花、干荷叶碎、藿香洗净，沥干水放进杯中，用沸水冲泡，加入冰糖，盖上盖子闷 15 分钟即可饮用。

功效：菊花能降血压，荷叶能降血压、降胆固醇、防止动脉粥样硬化。

藿香对暑湿重症、脾胃湿阻等有效。口含还可去除口臭。

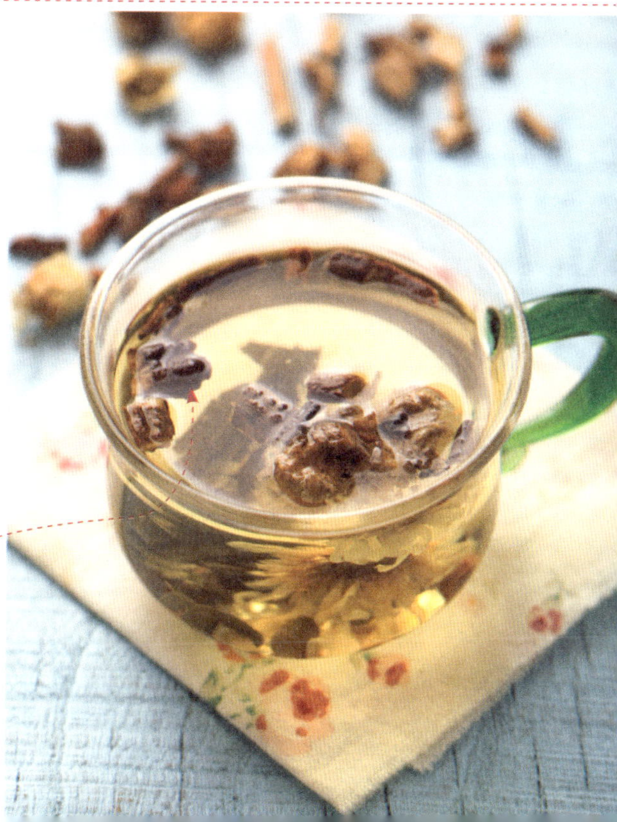

附录 24式太极拳运动速查

头顶虚领
口闭齿叩
手指自然微屈
两脚自然并拢

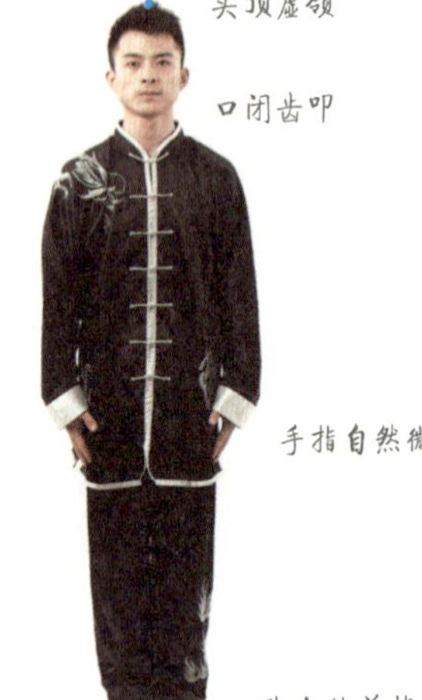

预备势

此式是练拳前的起始姿势，形成于太极拳的实际练习和表演中，为“无极势”。《太极拳论》记载：“无极形者，即寻常不动之立正姿势也。”表明太极拳静为无极，动为太极。

并步站立：两脚自然并拢，身体自然直立，两腿自然伸直，两臂自然下垂，两掌掌心向内，自然轻贴于大腿两侧腿中线；头顶虚领，口闭齿叩，下颌微收，舌抵上腭，脖颈后突，实腹、宽胸、阔背，精神集中，目视前方，表情放松。

1

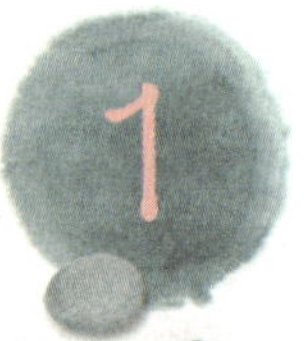

起势

身体开动的第一个动作称为起势，本式是由静到动的开始，象征着无极到太极，暗合天地从无极开启之意。

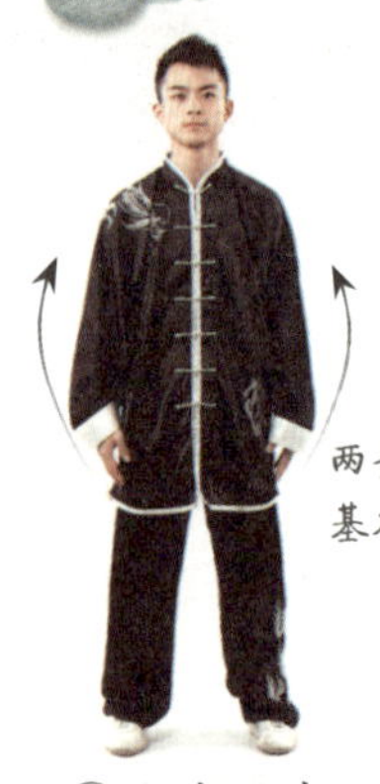

两手保持
基本掌形

①左脚开步

双眼平视

②两臂掤举

正
双肩松沉

③屈膝按掌

侧
上身正

2

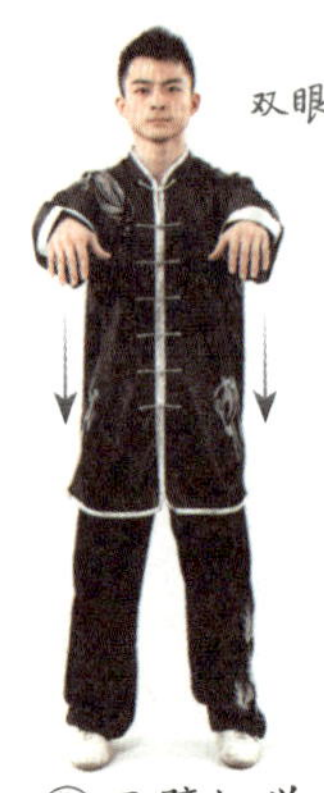

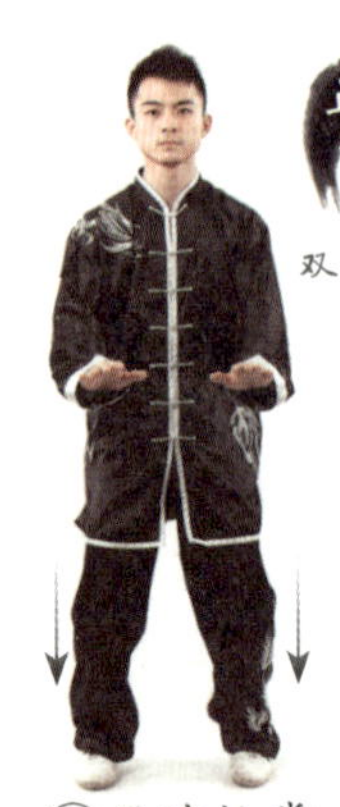

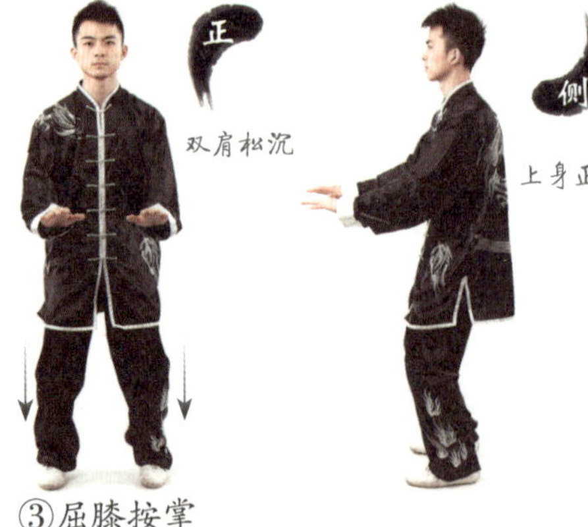

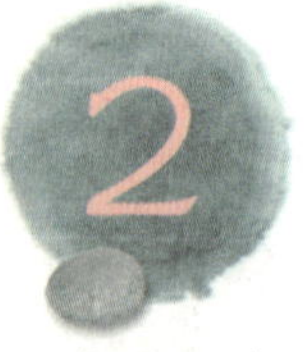

左右野马分鬃

将身体的躯干比喻为马头，将四肢比喻为马鬃，运动中身体舒展，两臂左右、上下摆动，两脚左右、前后摆动，因似骏马奔驰长鬃摆动而得名。

左手心与右
手心相对
左手手心逐
渐翻掌向上
右腿自
然伸直

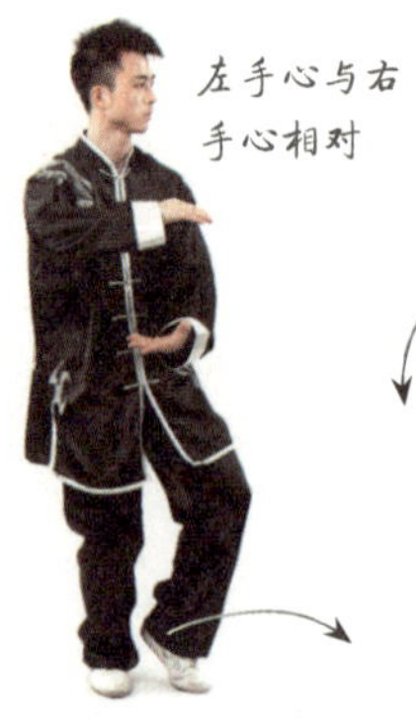

左野马分鬃 ①丁步抱球 ②弓步分靠

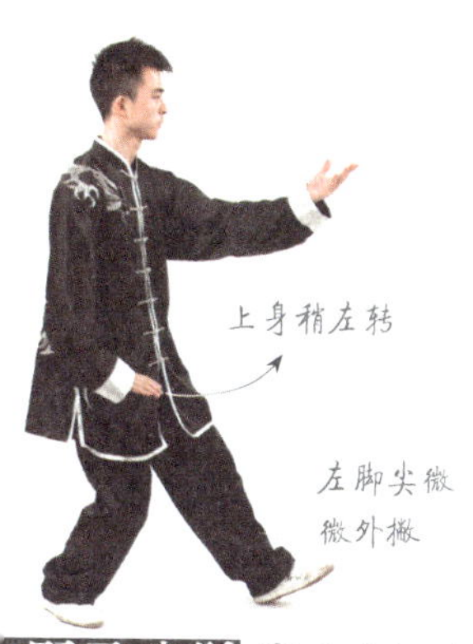

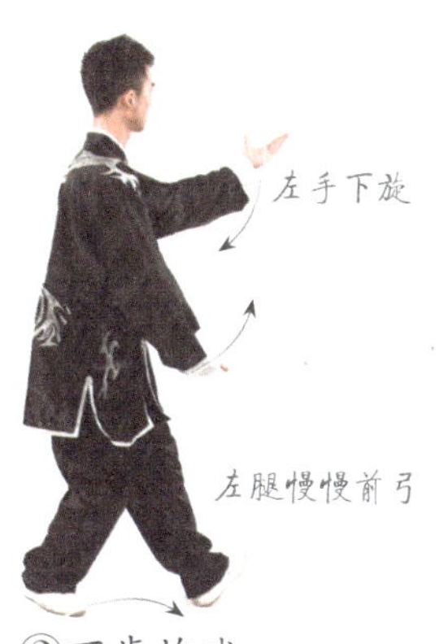

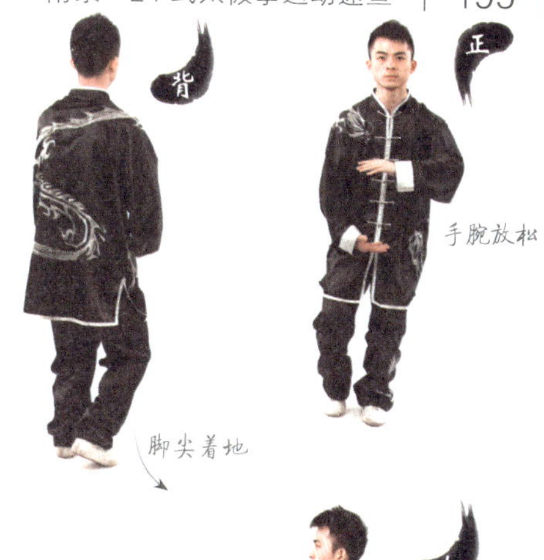

上身稍左转
左脚尖微
微外撇

左手下旋
左腿慢慢前弓

背
正
手腕放松
脚尖着地

野马分鬃 ①后坐翘脚 ②丁步抱球

上身稍向右转

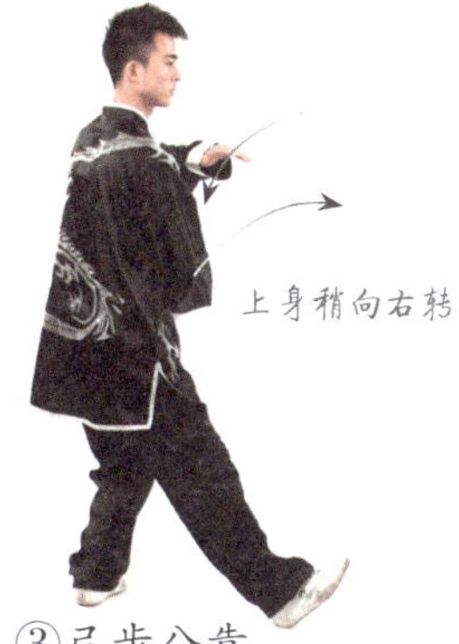

外
开胯圆裆
通过右手指尖平视前方
内

③弓步分靠

上身左转
肘部微屈

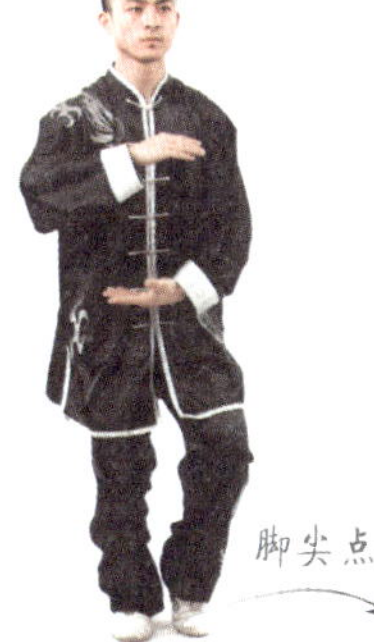

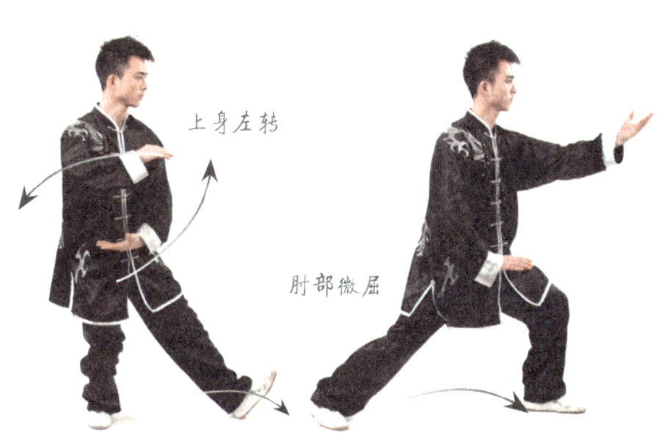

左手翻掌
右脚尖微微向外撇
脚尖点地

野马分鬃 ①后坐翘脚 ②丁步抱球 ③弓步分靠

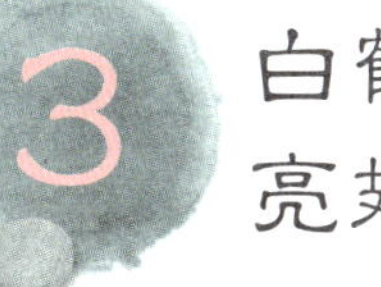

3 白鹤亮翅

本式拳法中，两臂左右对称展，就好像鸟的翅膀一样，两臂升降旋转的动作很像白鹤转动翅膀的动作，因此命名为“白鹤亮翅”。

拇指与膻
中穴相对
鱼际与肚
脐相对

用腰带动
两臂运动

侧
右手掌心
斜相对太
阳穴
正
虚步，脚
尖点地

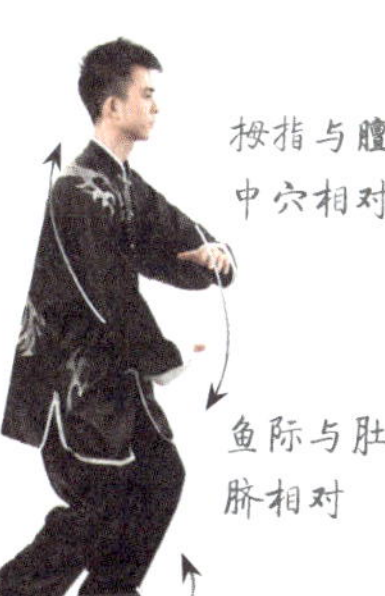

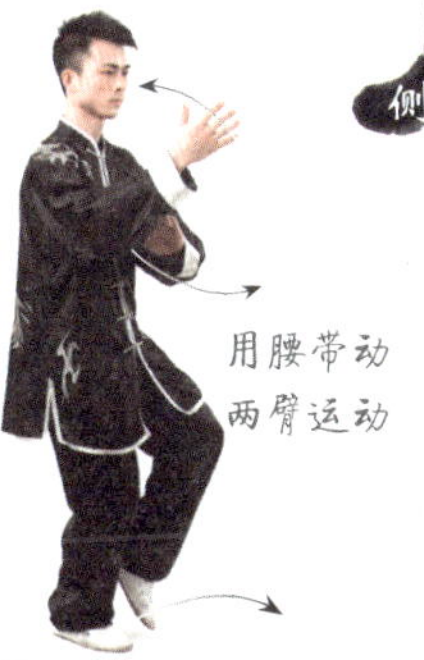

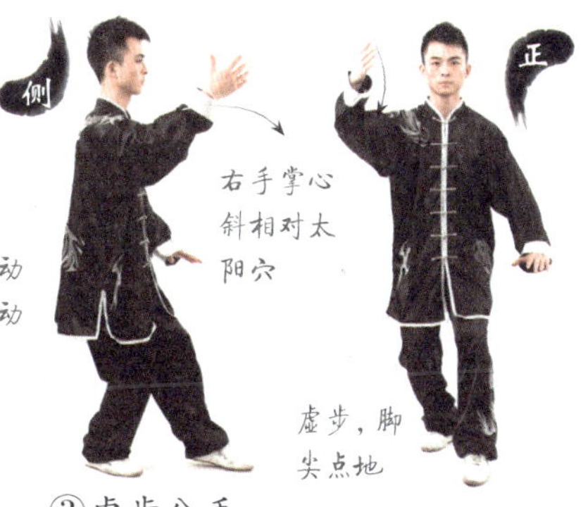

①跟步合抱 ②转身后坐 ③虚步分手

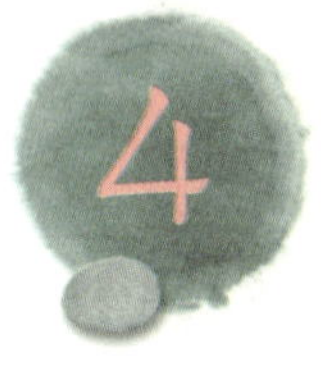

4 左右搂膝拗步

太极拳中将手横过膝盖称为搂膝，是防守对方中路、下路攻击的方法，一侧收脚在前称为拗式，其步称之为拗步。

上身
正直
眼看右手
先撇向左转，再向右转

左搂膝拗步 ①丁步托掌

坐腕舒掌

左膝与地
面垂直

②弓步搂推

右掌内旋向下
上身左转
脚尖外撇

右搂膝拗步 ①后坐翘脚

背
脚尖点地

正
手约与
耳同高

②丁步托掌

重心移至右腿

左腿自
然伸直

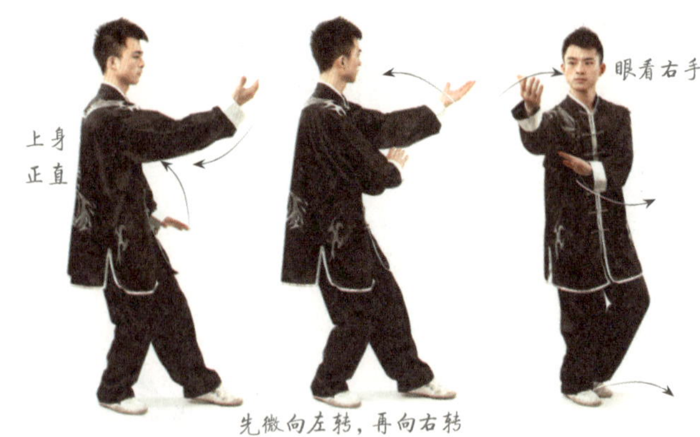

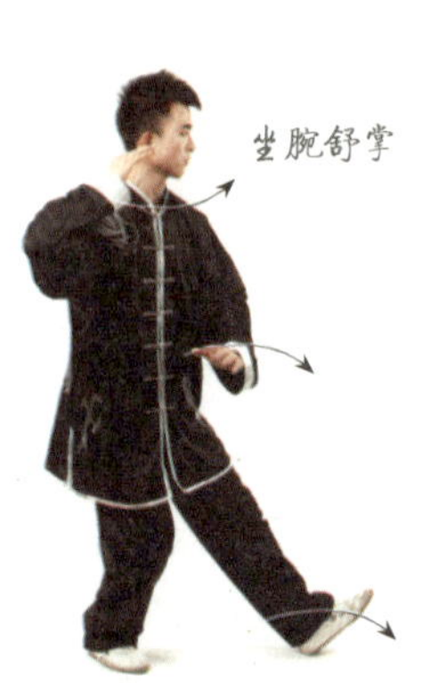

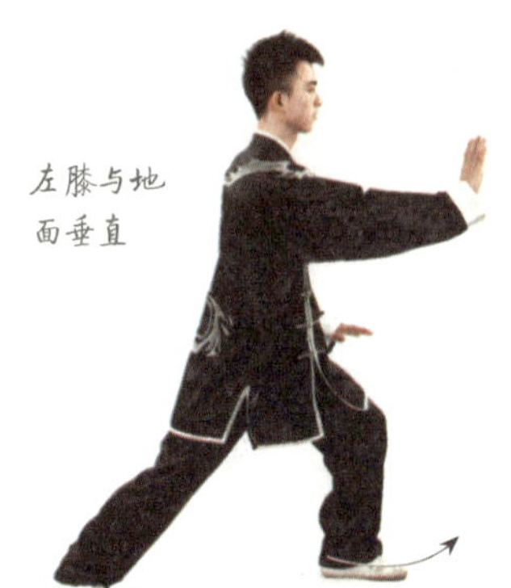

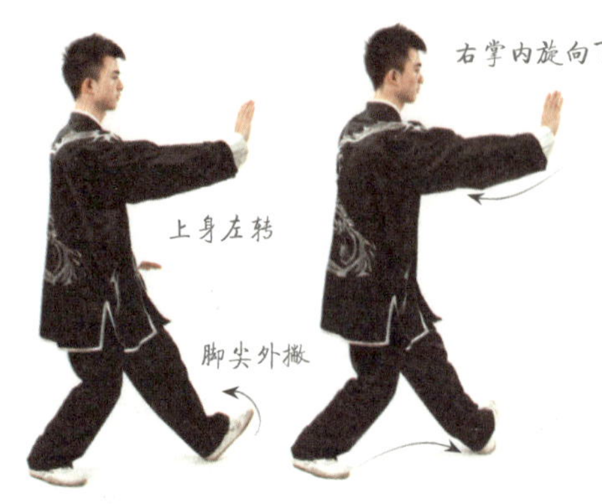

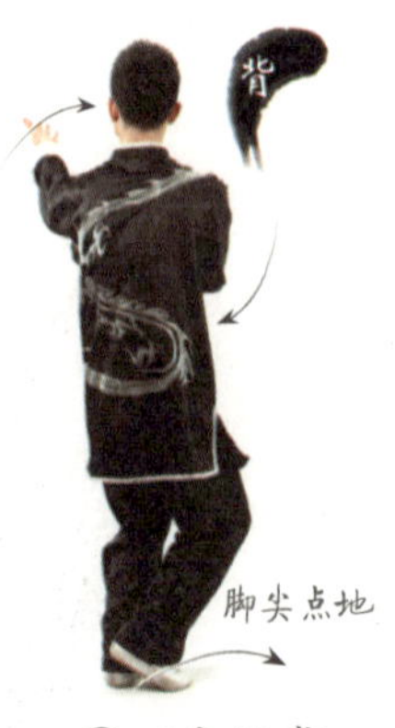

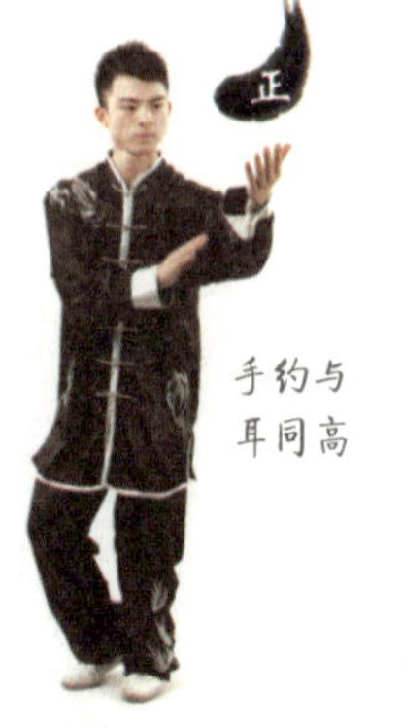

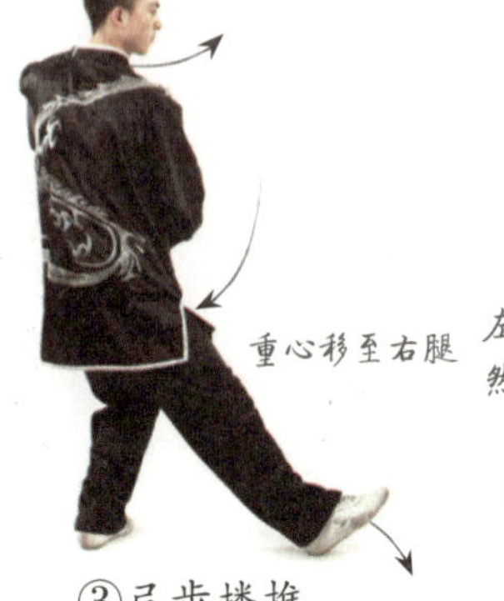

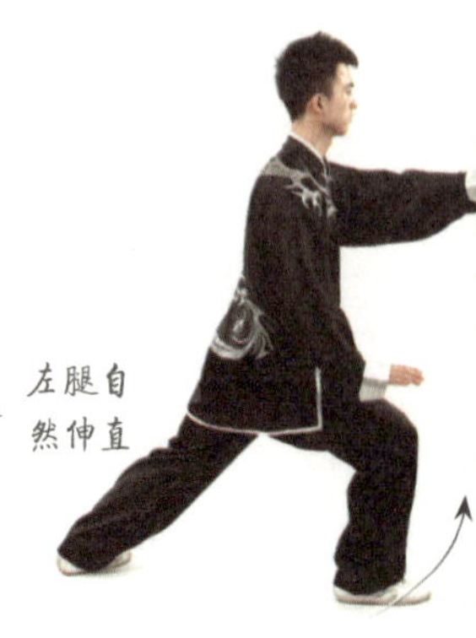

③弓步搂推

左掌外翻

肘部微屈

右手由耳侧
向前推出

右手高度约与
鼻尖齐平

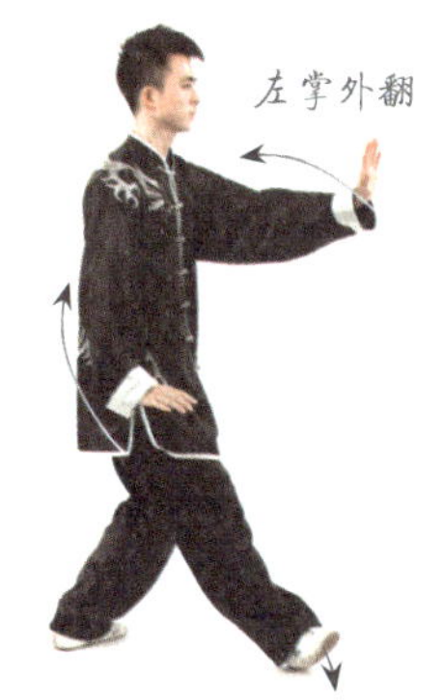

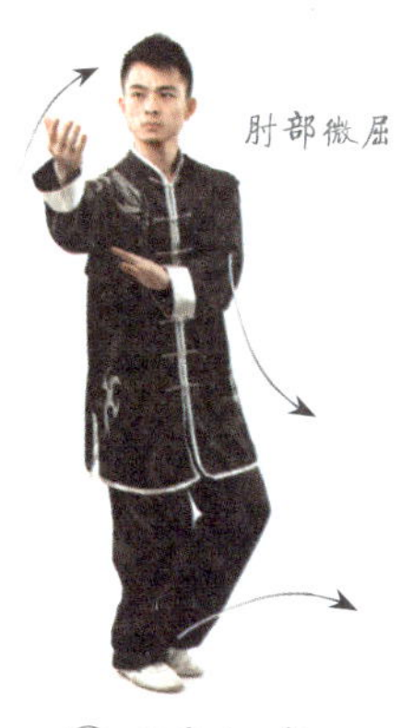

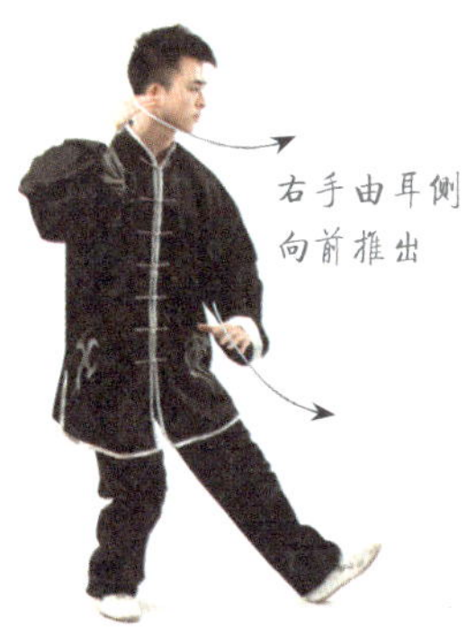

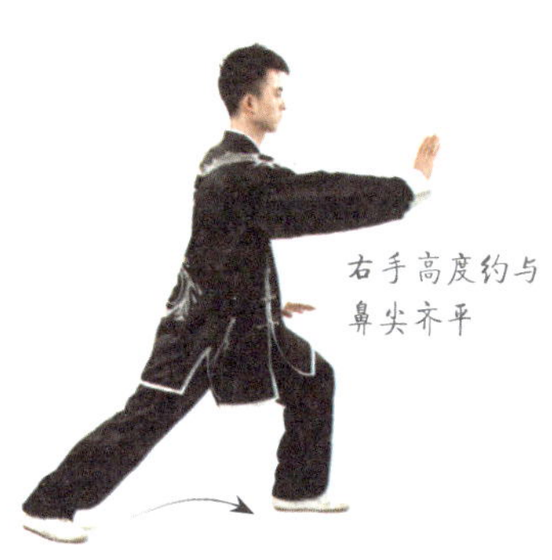

搂膝拗步 ①后坐翘脚　②丁步托掌　③弓步搂推

5

手挥琵琶

太极拳中将两手里扣，比作“抱琵琶”，两手一前一后同向斜前方抱扣，前手伸出，后手护肘，似挥拨琵琶琴弦而称为“手挥琵琶”。

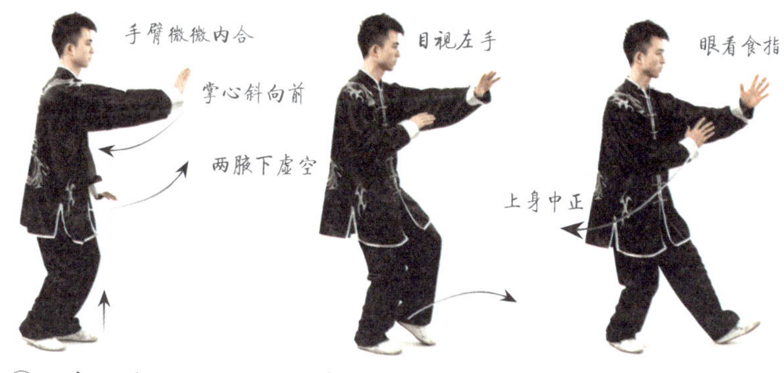

手臂微微内合
掌心斜向前
两腋下虚空
目视左手
眼看食指
上身中正

①跟步松手　②后坐挑掌　③虚步送手

6

左右倒卷肱

传统名称“倒撵猴”，因太极拳中将退步过程中腰胯部向后的移动称为撵动，将敌人比拟成猴，引猴前扑，从而退步撤手转移猴的进攻，同时以手击猴头部。“倒卷肱”得名因此式手臂侧向后方回环倒卷。

右手随扭腰后撤
胸部放松
慢慢踏实
手心向上

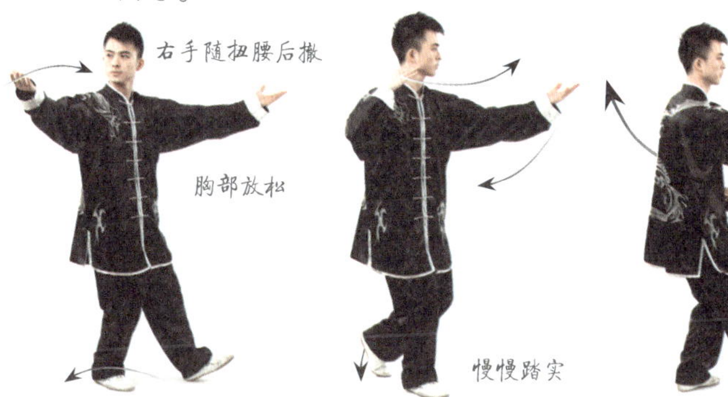

右倒卷肱 ①转体撤手　②虚步推掌

左手收至耳侧
转身幅度不要过大
右手手心向上
重心移至右腿

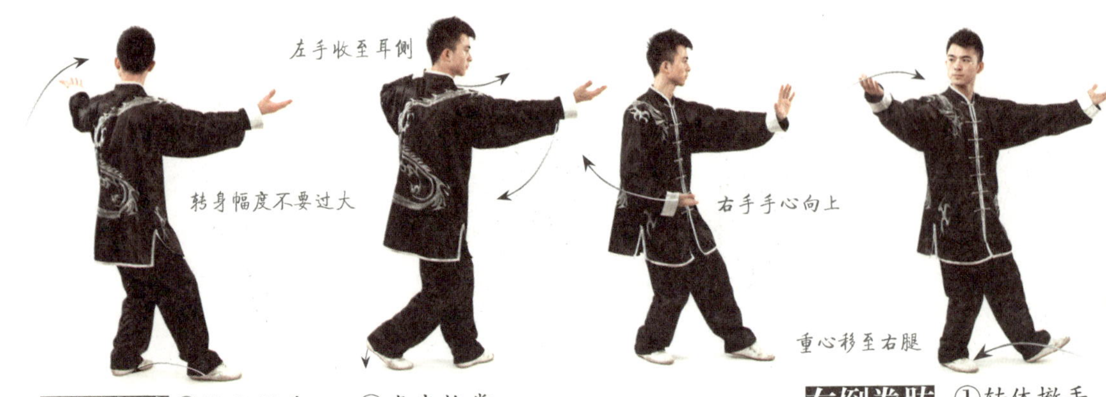

左倒卷肱 ①转体撤手 ②虚步推掌 **右倒卷肱** ①转体撤手

手臂高不
过肩，低
不过胸
左手收
至耳侧
退步时左
不能起立
右腿向偏
后侧退步
眼看左
脚掌先着地，然后慢慢踏实

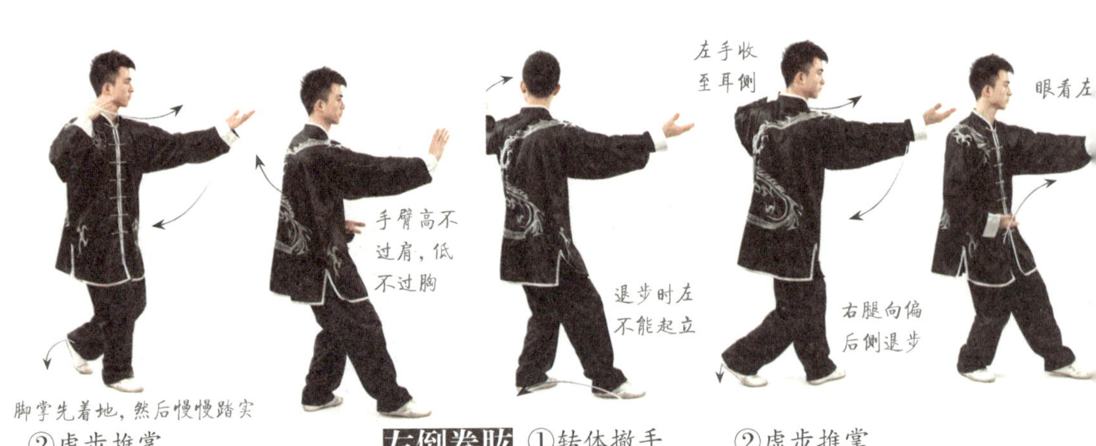

②虚步推掌 **左倒卷肱** ①转体撤手 ②虚步推掌

7 左揽雀尾

太极拳中将对方的手臂比作雀尾，用双手持雀尾，随其旋转上下，像轻柔抚摸雀尾的羽毛，将对方的手臂缠绕而击，令其难以逃脱，所以被称为揽雀尾，此式内含“掤、捋、挤、按”四劲法，称“四正手”。

大小臂夹角
约120°
左手与脐
同高
左脚跨幅不要
太大
左手高度
与肩平

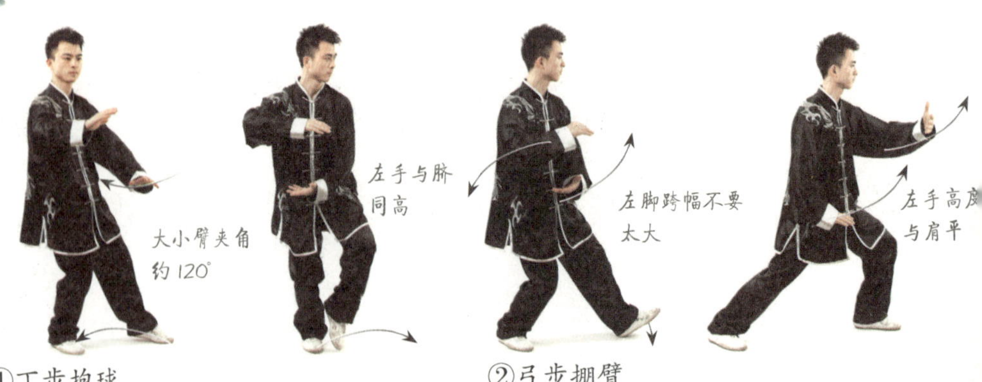

①丁步抱球 ②弓步掤臂

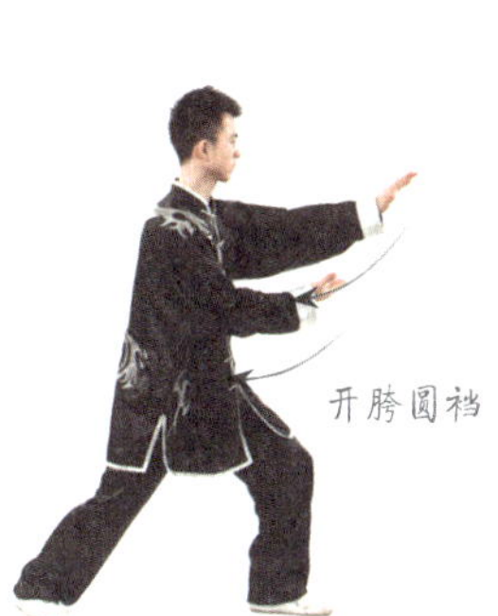

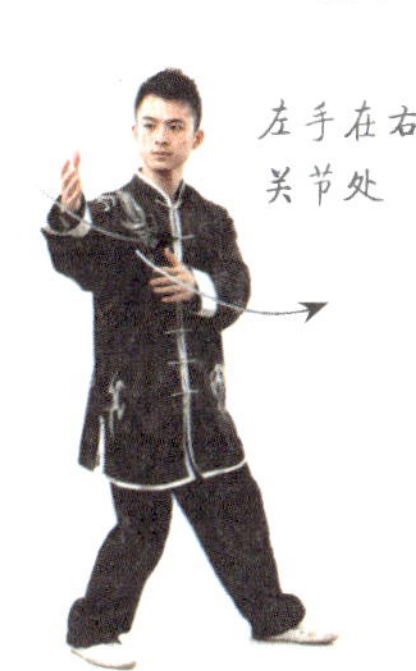

开胯圆裆

注意动作连贯性

③后坐下捋

左手在右手肘
关节处
右手贴近左手
脉门
两臂保持半圆
上身中正

④弓步前挤

左手翻掌向下
两臂屈收
至胸前

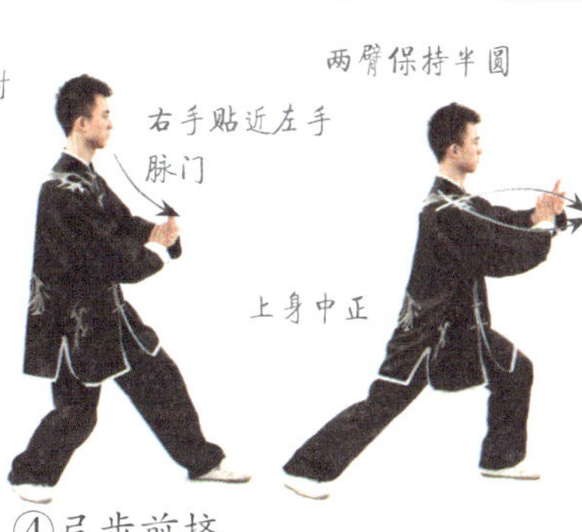

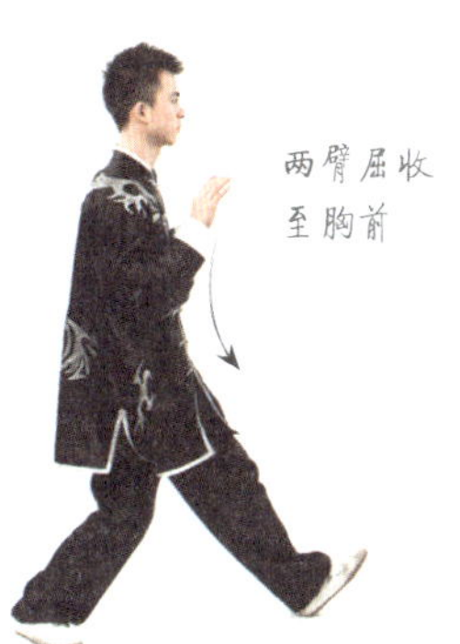

⑤后坐收掌

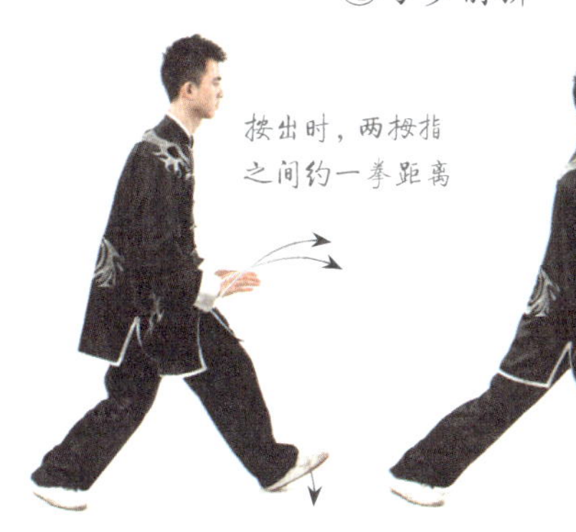

⑥弓步按掌

8 右揽雀尾

太极拳中将对方的手臂比作雀尾，用双手持雀尾，随其旋转上下，像轻柔抚摸雀尾的羽毛，将对方的手臂缠绕而占，令其难以逃脱，所以被称为揽雀尾，此式内含“掤、捋、挤、按”四劲法，称“四正手”。

双臂侧平举
左脚尖向里扣

①转体展臂

腕低于肩，
肘低于腕

②丁步抱球

上身蓄势右移
右手高度
约与肩平

③弓步掤臂

上身挺直
双手经腹
前上捋
眼看左手
左手附在右
手腕里侧
挤出速度
要均匀

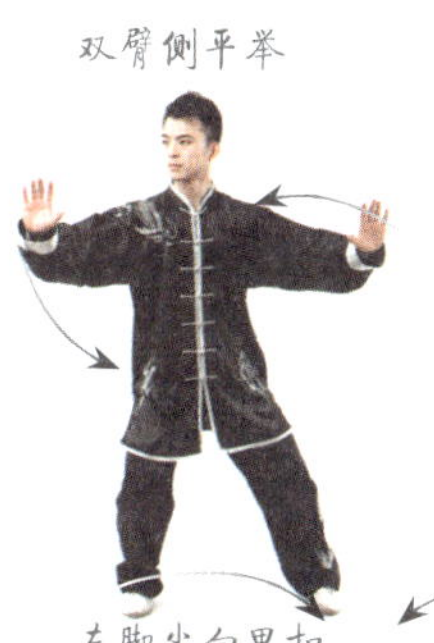

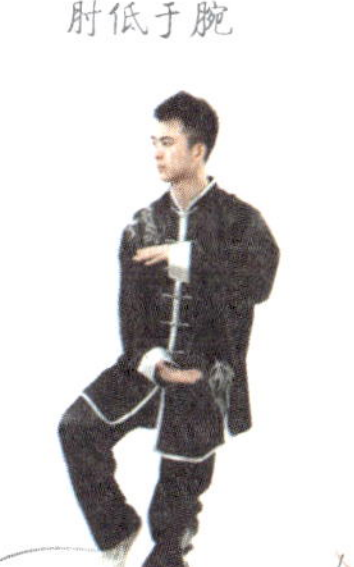

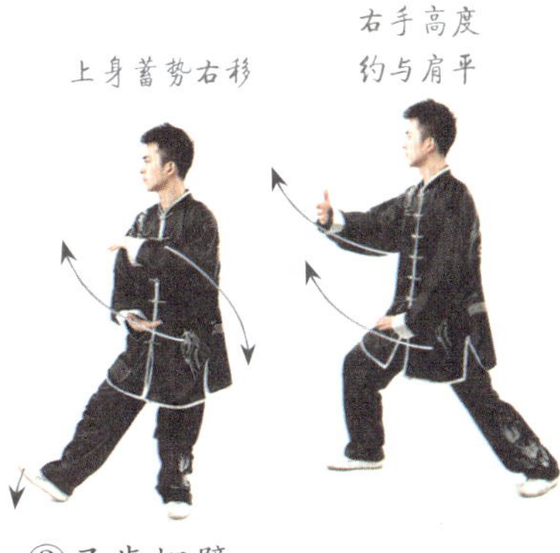

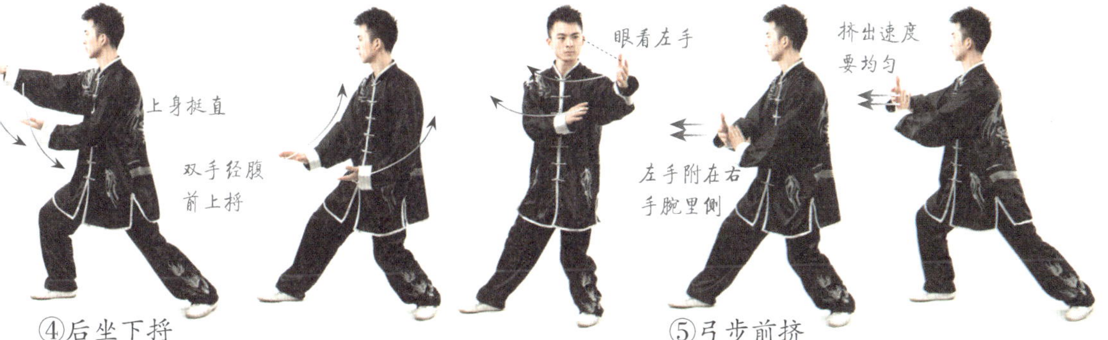

④后坐下捋

⑤弓步前挤

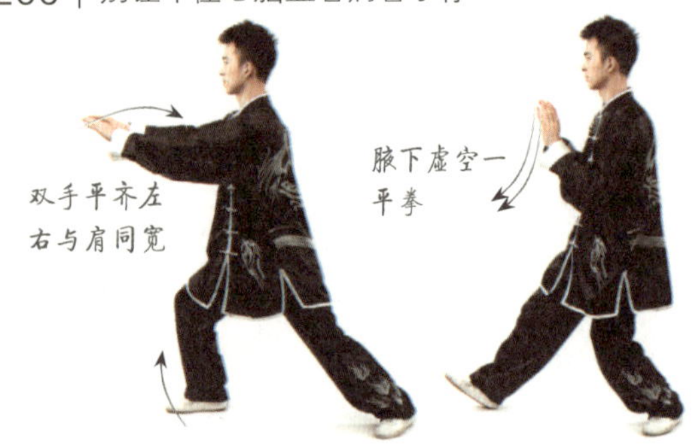

双手平齐左
右与肩同宽
腋下虚空一
平拳

⑥后坐收掌

双手先收
至腹前

两臂徐徐前
按，保持圆
活自然
后脚跟不要随意扭动

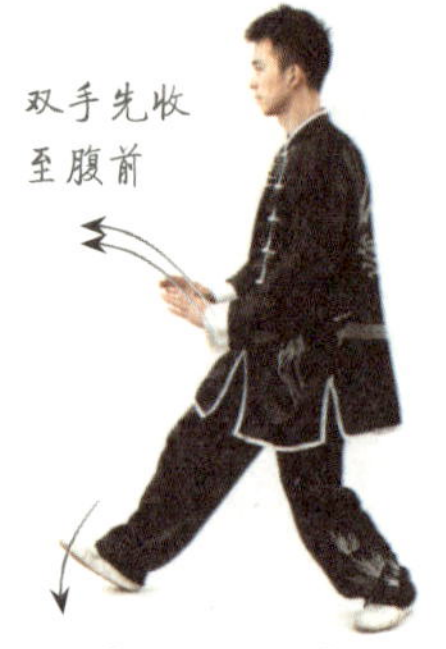

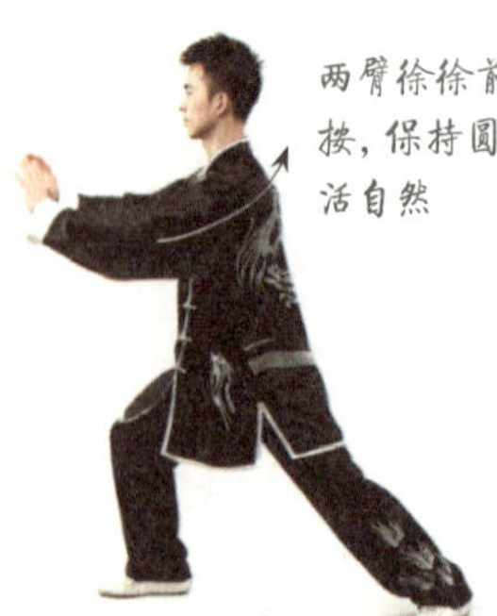

⑦弓步按掌

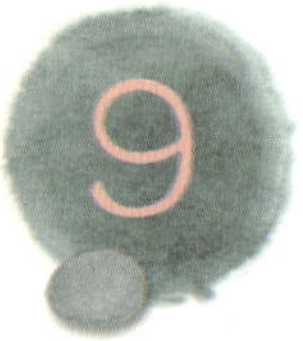

单鞭

将两手臂比喻为鞭，一手捏勾后置，另一手拂面前旋推出，似催马扬鞭，内含鞭抽之劲，因此而得名。

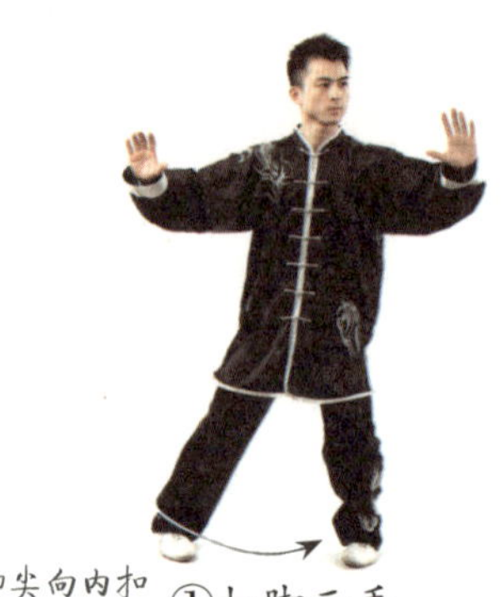

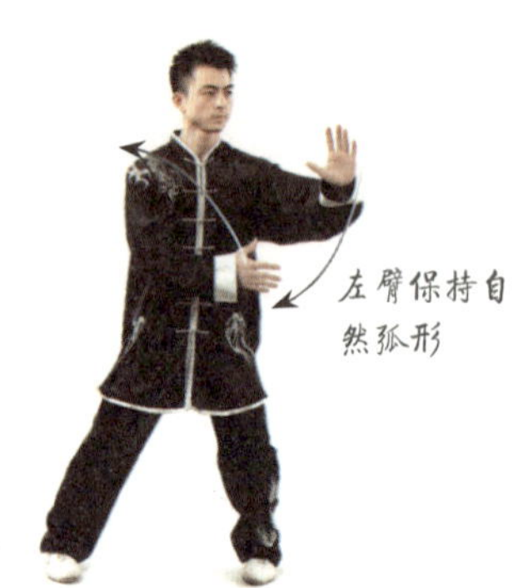

右脚尖向内扣

左臂保持自
然弧形

①扣脚云手

重心移到右腿

变为勾手

②丁步勾手

左掌慢慢翻
转推出
左右臂夹
约150°

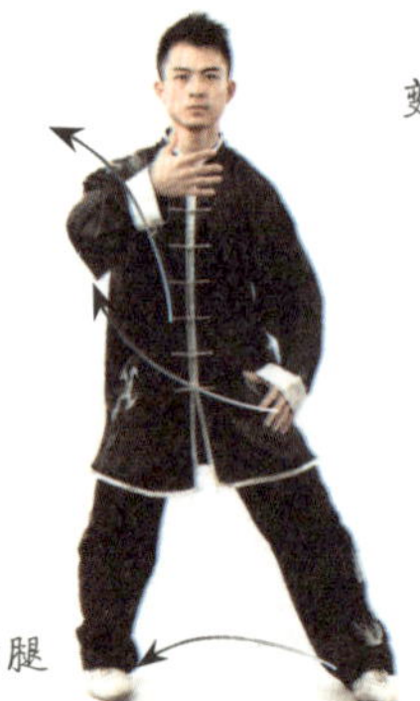

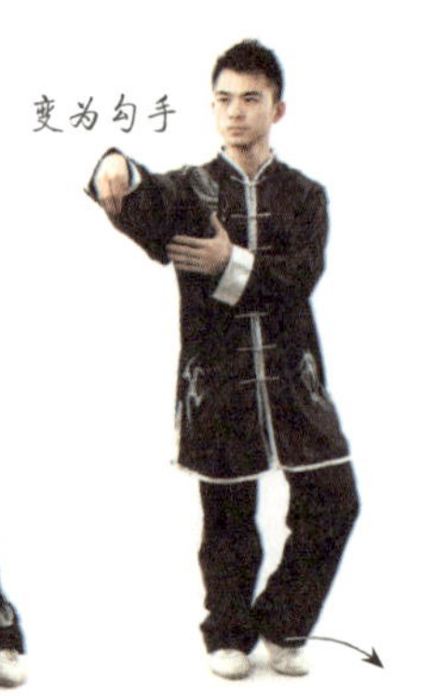

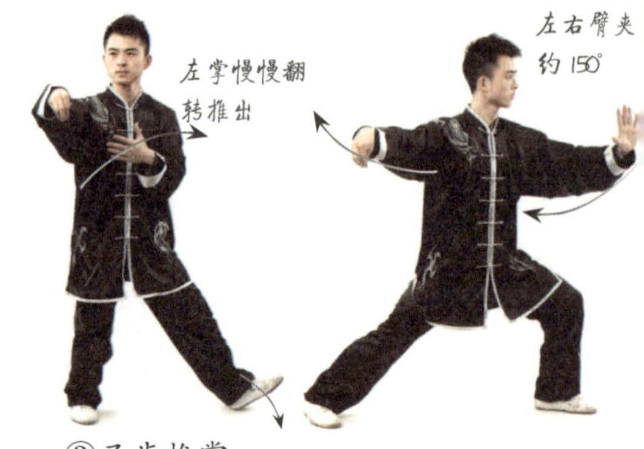

③弓步推掌

云手

此式身形回旋匀动，手臂环形运转，静如行云，连绵不断，有如行云般轻盈流畅，又如同拨云见日，故此得名。

右手变掌
两臂撑圆

①扣脚云手

两臂与胸腹保持
三平拳距离

②收脚云手

眼看左手

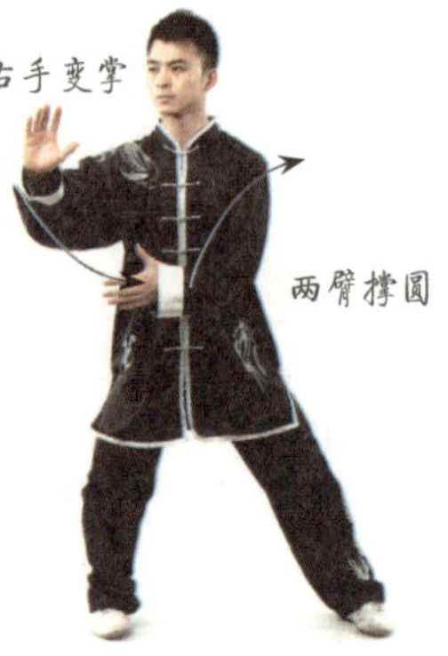

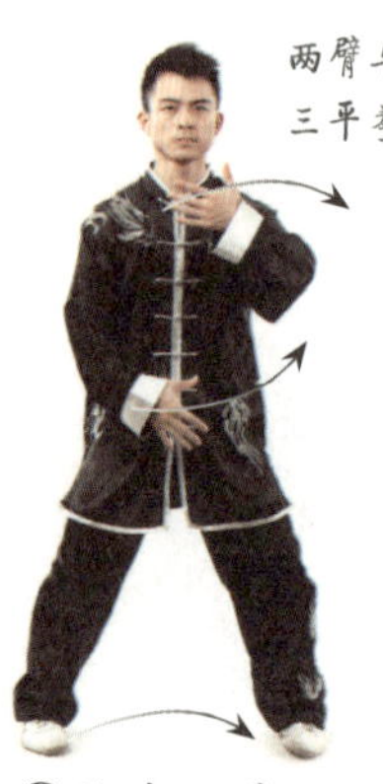

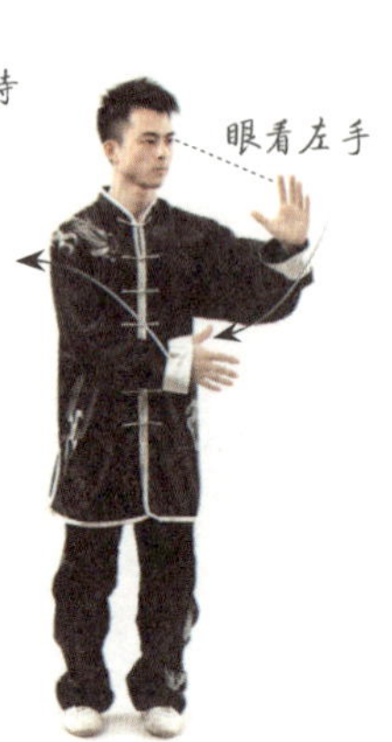

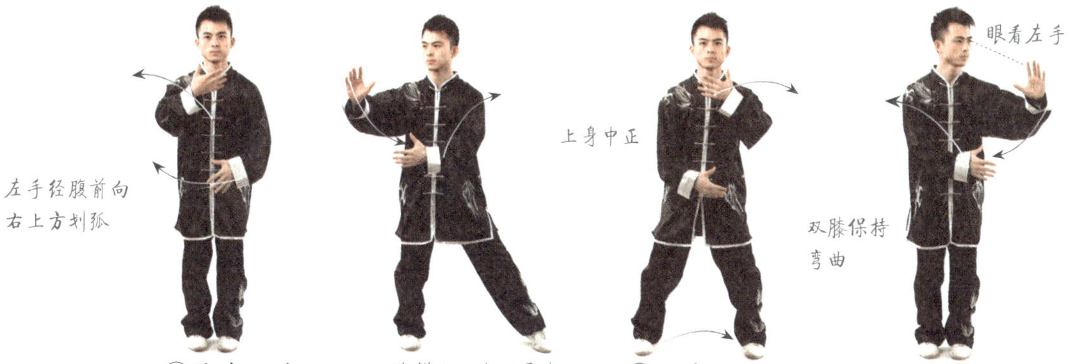

左手经腹前向
右上方划弧
上身中正
双膝保持
弯曲
眼看左手

③伸脚云手 两脚横向距离四平拳 ④收脚云手

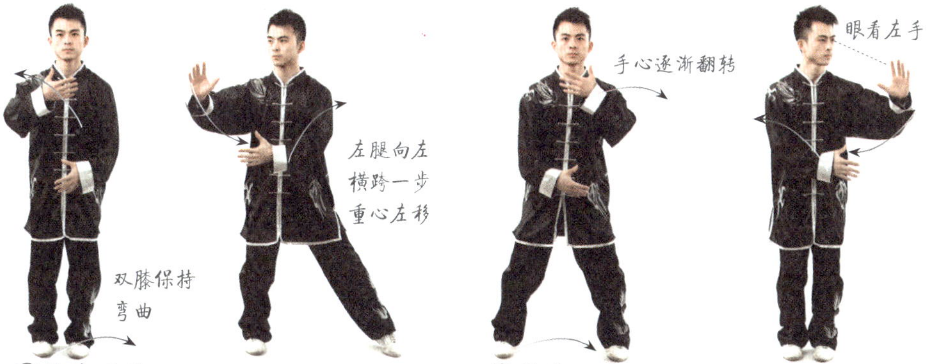

双膝保持
弯曲
左腿向左
横跨一步
重心左移
手心逐渐翻转
眼看左手

⑤伸脚云手 ⑥收脚云手

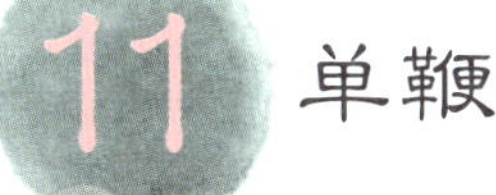

11 单鞭

此式中以单臂挥出击敌，喻手臂为鞭，因此得名。

右手变成勾手
大小臂夹角约
为170°
上身正直
左手向外推时，
不要翻掌太快

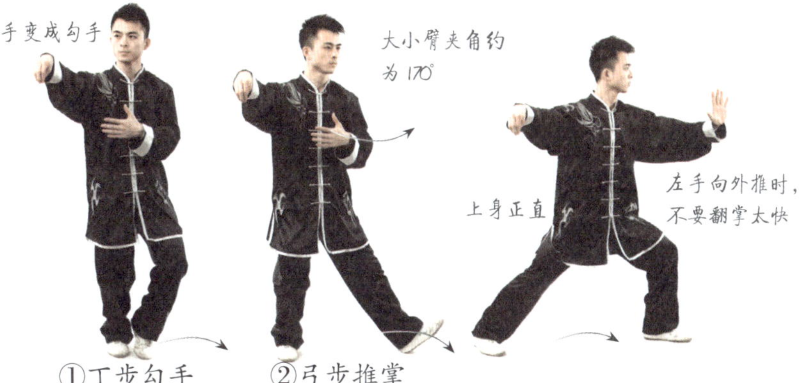

①丁步勾手 ②弓步推掌

12 高探马

在制服高头大马时，扭转马头是非常好的方法，此式因像站立在马上探路，又像探身跨马而得名。

右手变掌
眼看左手
下肢虚步

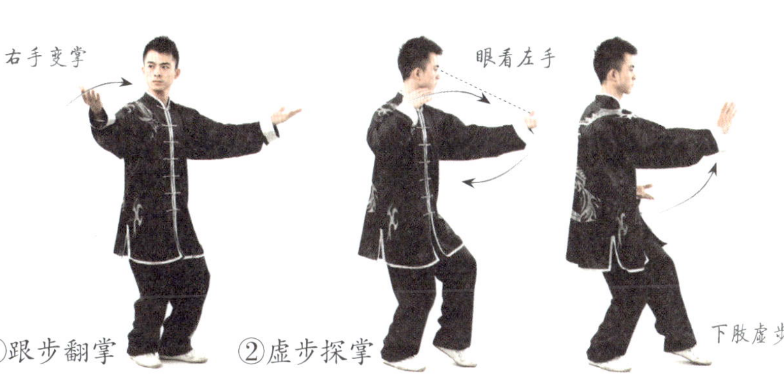

①跟步翻掌 ②虚步探掌

13 右蹬脚

该式以脚跟为力点，向外蹬击对方，故得此名。

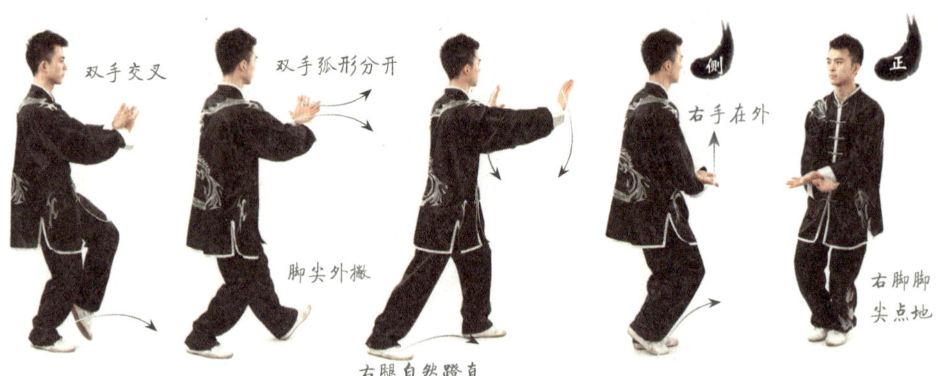

双手交叉
双手弧形分开
脚尖外撇
右腿自然蹬直
侧
右手在外
正
右脚脚
尖点地

①丁步合手

侧
两臂抱于胸前
右腿提起
正
侧
右肘与右膝上
下相对
右脚慢慢
蹬出

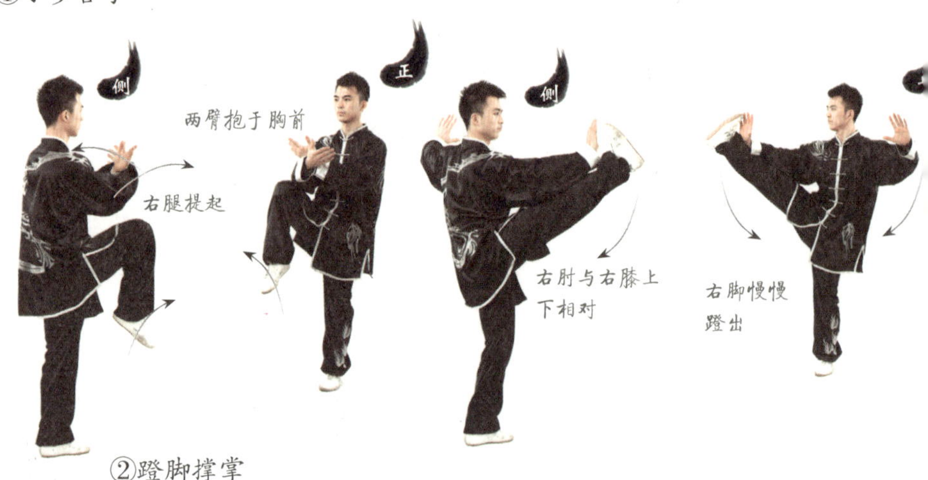

②蹬脚撑掌

14 双峰贯耳

此式以两拳自两侧夹击对方头部，高与耳齐，其动如山峰之风声贯入耳，又因被击后耳内如有“蜂鸣”而得名。

翻掌时走弧线
双掌变拳
屈膝时重心要稳
两拳中间
距离 10~20
厘米

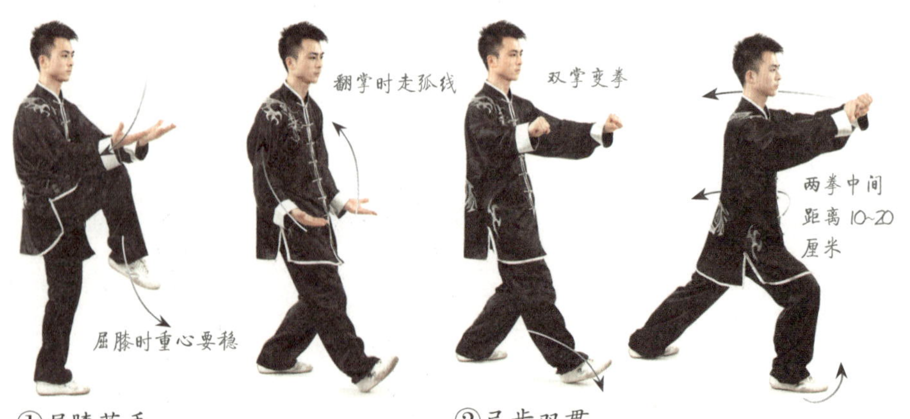

①屈膝落手

②弓步双贯

15 转身左蹬脚

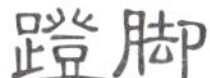

该式以脚跟为力点，重点在于向外蹬击对方，故得此名。

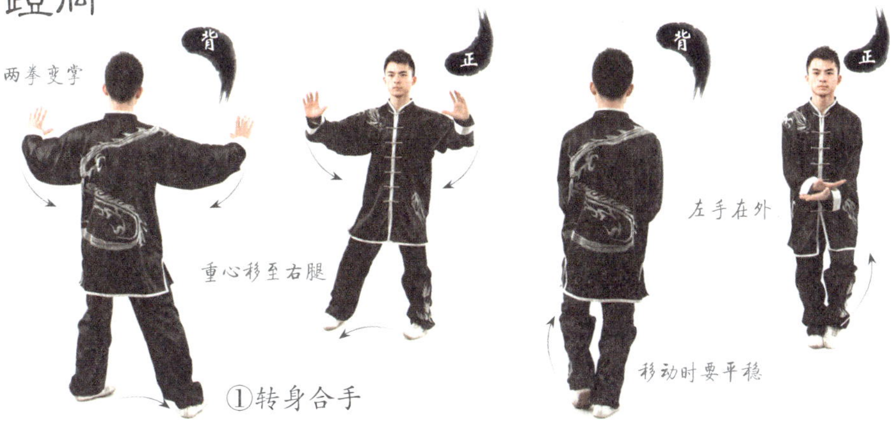

背　正　背　正

两拳变掌

重心移至右腿

左手在外

移动时要平稳

①转身合手

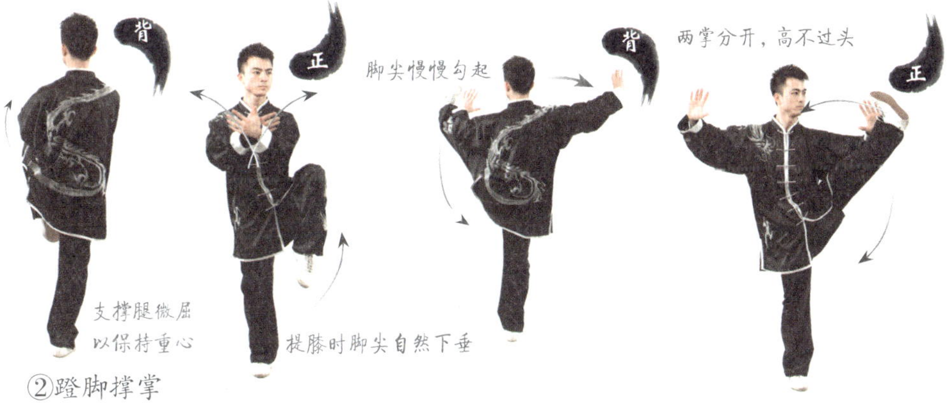

背　正　背　正

脚尖慢慢勾起

两掌分开，高不过头

支撑腿微屈
以保持重心

提膝时脚尖自然下垂

②蹬脚撑掌

16 左下势独立

因身体大幅度降低重心，由高势到低势，似蛇行贴地，形象生动，故有“蛇形下势”别称，又因似金鸡独立，所以 24 式太极拳将此式合称“下势独立”。

目视右手
正
右手变为
勾手
背

①收脚勾手

转头看左前方
背

正
左腿蓄势
穿出

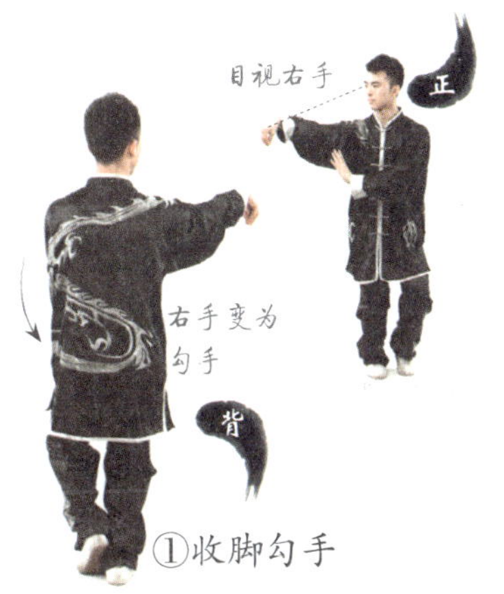

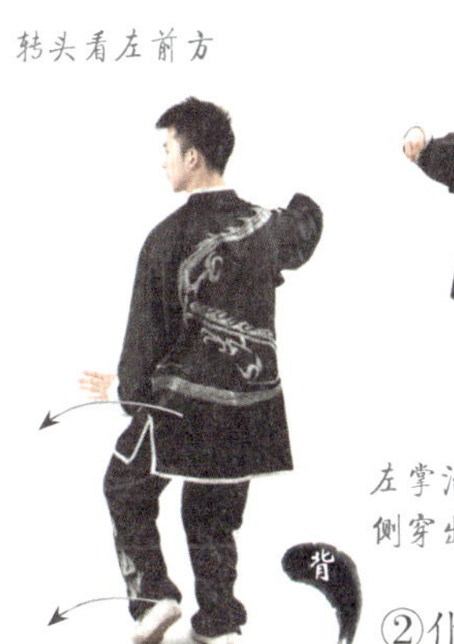

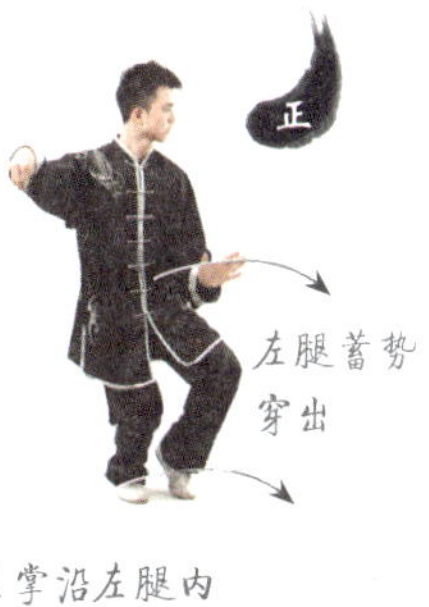

左掌沿左腿内
侧穿出

②仆步穿掌

正
背
右脚外摆45°
沉肩坠肘
左脚尖自然下垂
初学者腿部力量较弱，提膝时可跟一步再独立

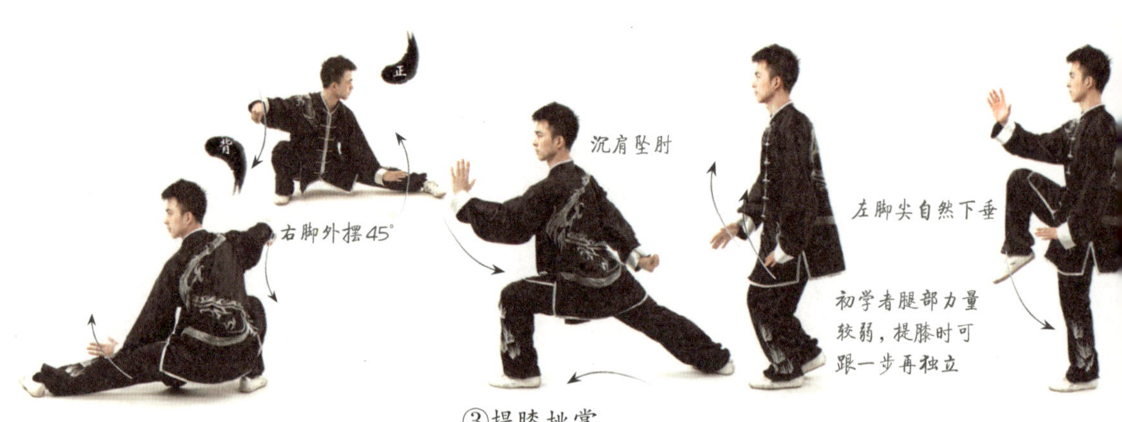

③提膝挑掌

17 右下势独立

因身体大幅度降低重心，由高势到低势，似蛇行贴地，形象生动，故有“蛇形下势”别称，又因似金鸡独立，所以24式太极拳将此式合称“下势独立”。

左手变勾手
转头看右前方
左脚尖点地
双脚全脚掌着地

①仆步穿掌

初学者从仆步到提膝可跟一步再独立
左勾手变掌
外
内
右脚尖微向外撇
肘部与膝盖相对
独立腿稍稍弯曲
左脚脚尖自然下垂

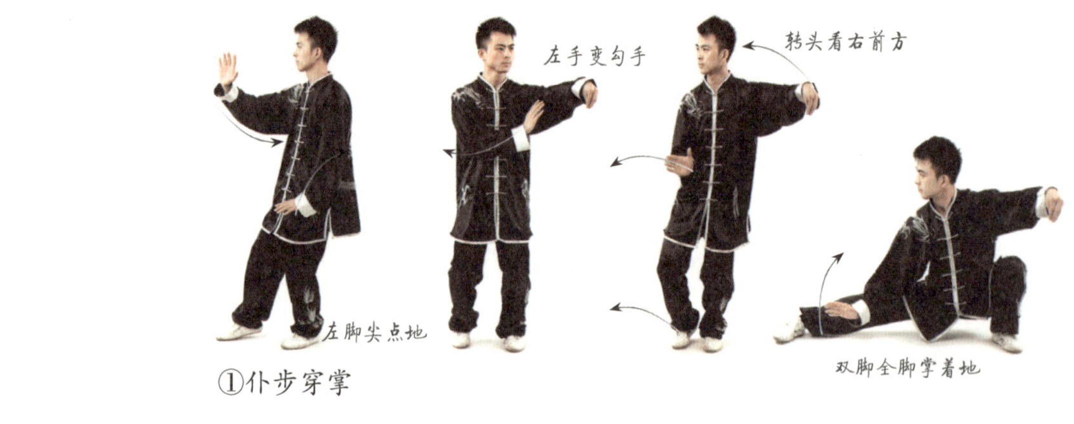

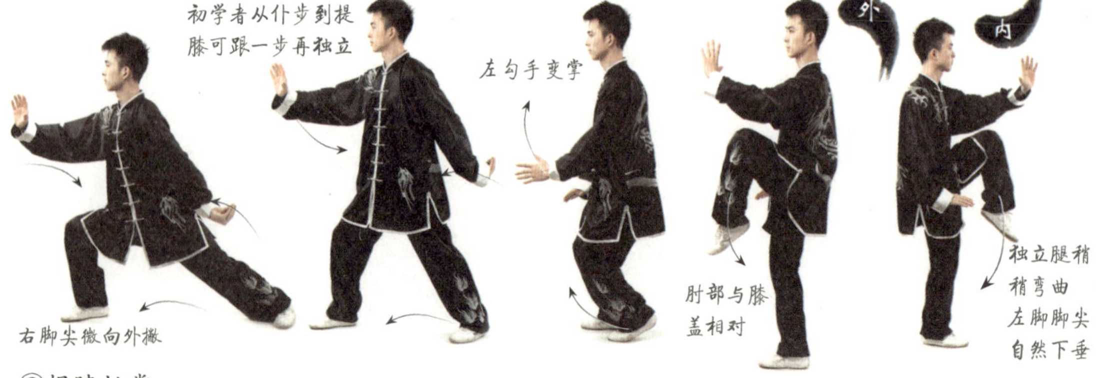

②提膝挑掌

18 左右穿梭

在传统太极拳中，此动作运行于四正四隅，八面旋转，往来不断，手法上下翻转，身法左右变换，犹如织锦穿梭，而杨氏太极拳中将此式称为“玉女穿梭”。24 式太极拳称此式为“左右穿梭”。

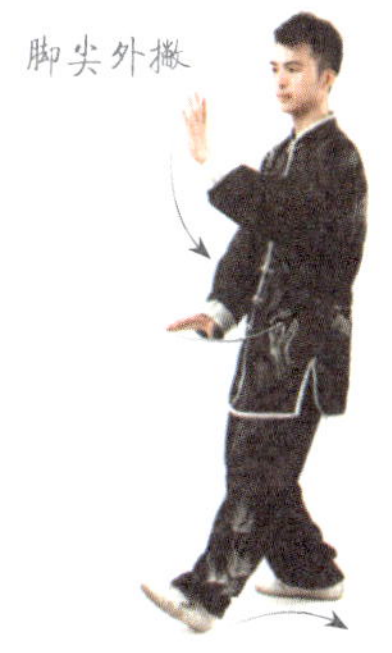

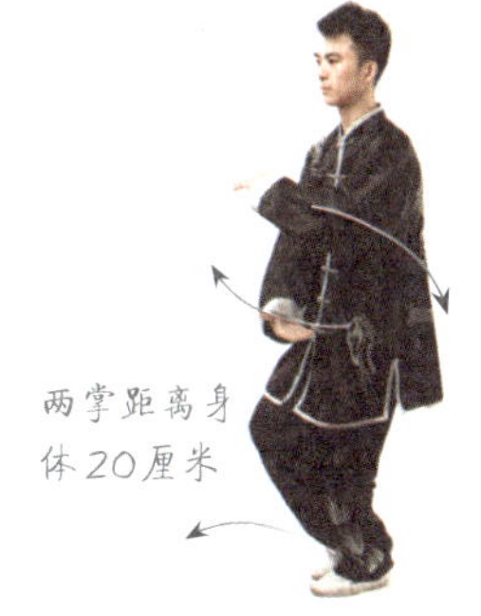

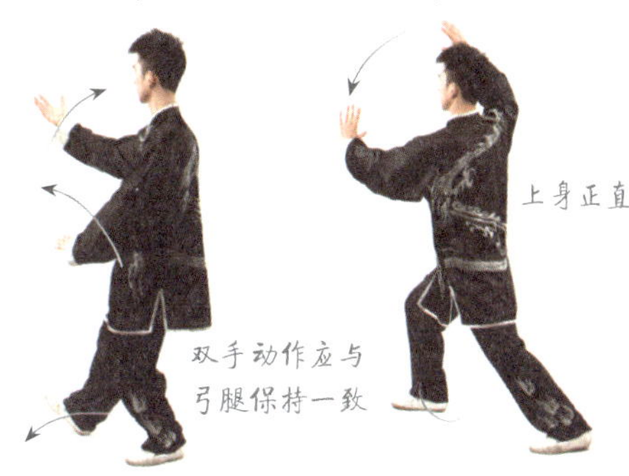

左穿梭 ①丁步合抱　②拗步架推

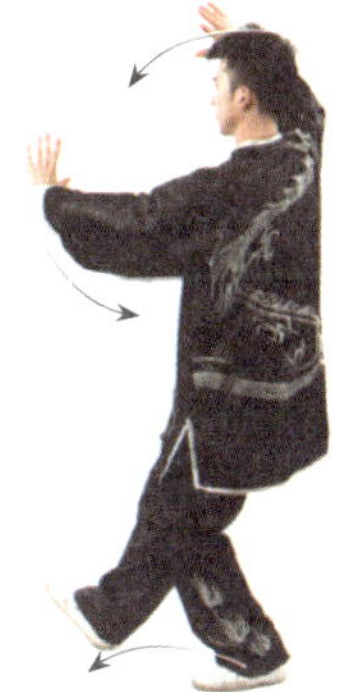

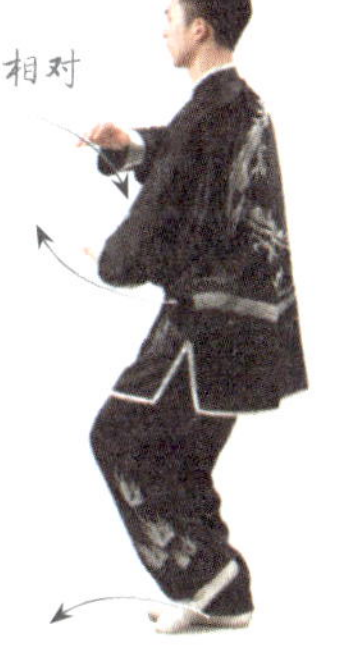

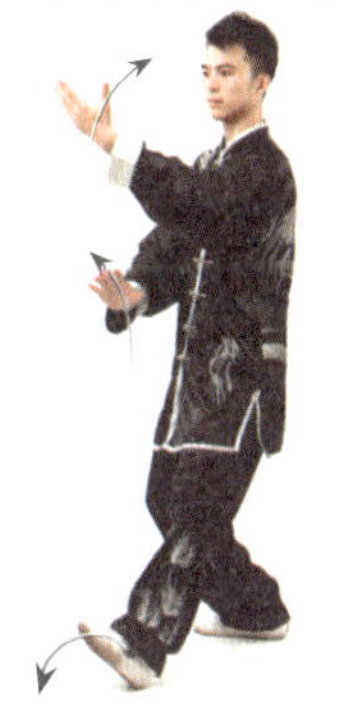

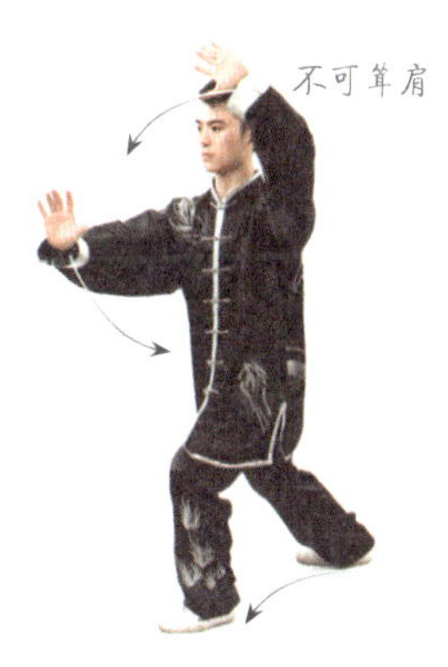

右穿梭 ①后坐翘脚　②丁步抱球　③拗步架推

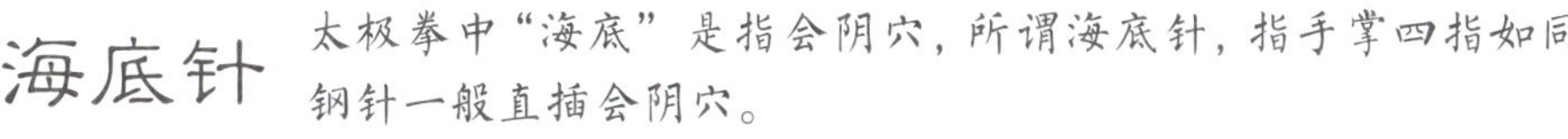

19 海底针

太极拳中“海底”是指会阴穴，所谓海底针，指手掌四指如同钢针一般直插会阴穴。

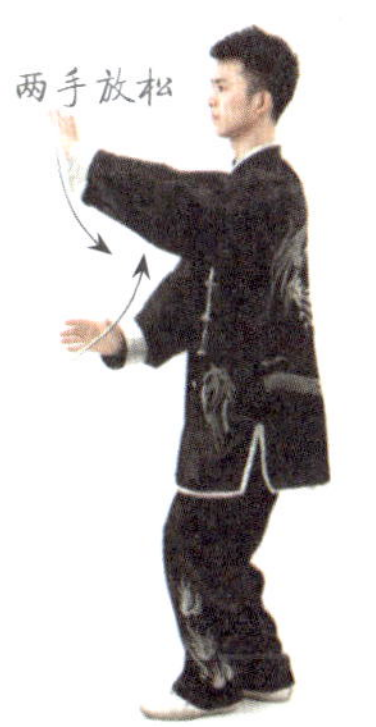

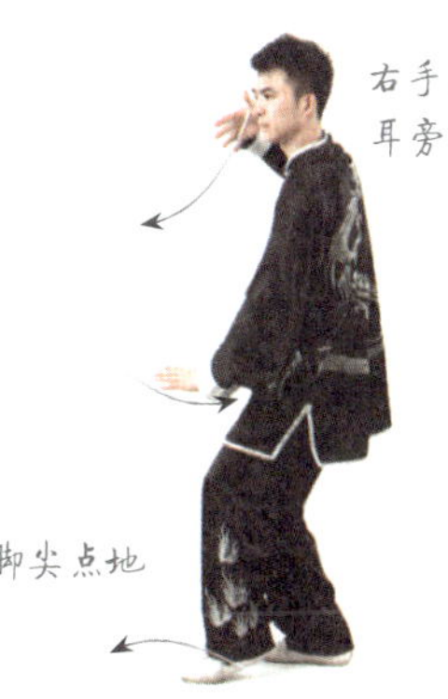

①后坐提手

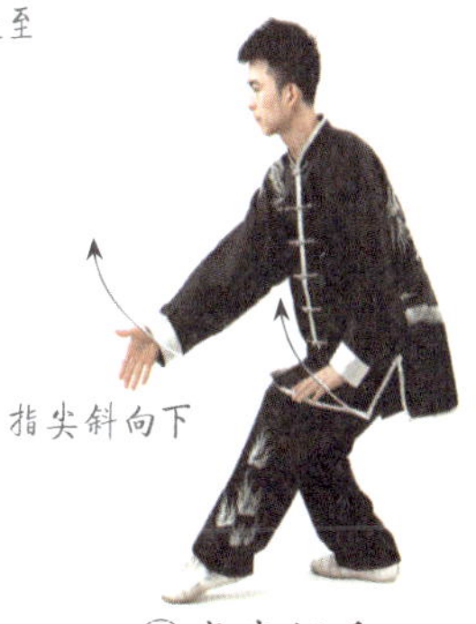

②虚步插手

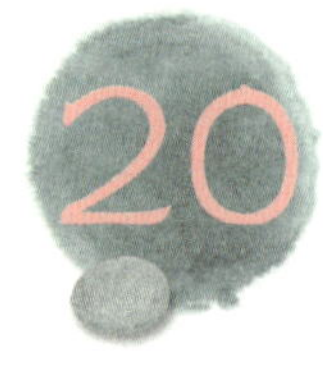

闪通臂

太极拳中把自己的脊柱比作扇轴，把两手臂比作扇面，以腰为轴，双手上张，劲力贯于两臂，如同折扇张开，因此称为“扇通臂”，又称“闪通臂”。

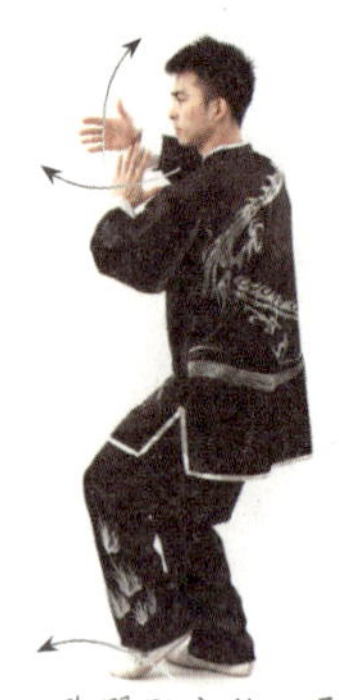

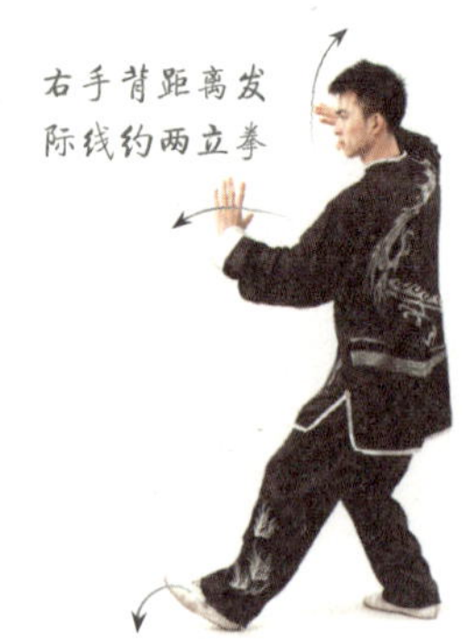

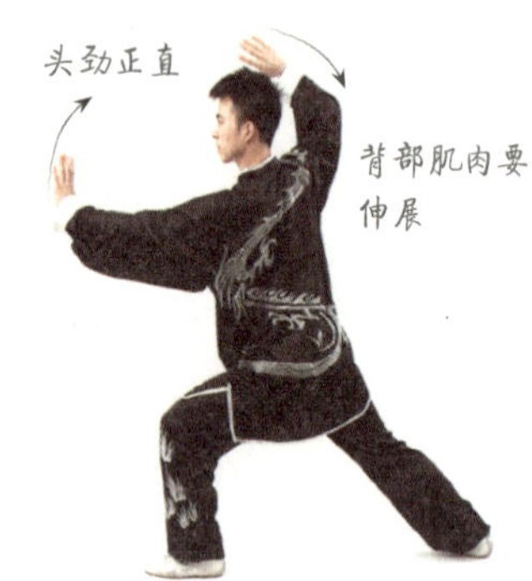

弓步架推

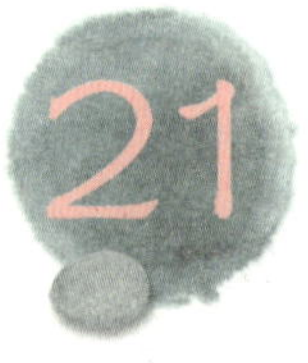

转身搬拦捶

相传此式由枪法演变而来，“搬”是搬开敌方进攻之手，“拦”是将敌人拦出于外，“捶”是进而捶击之，因动作方法而得名。

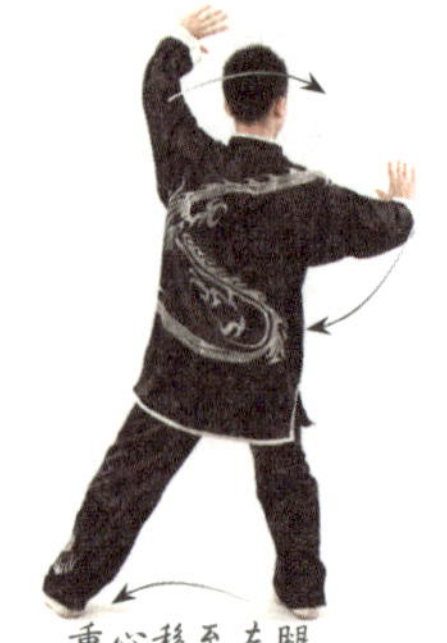

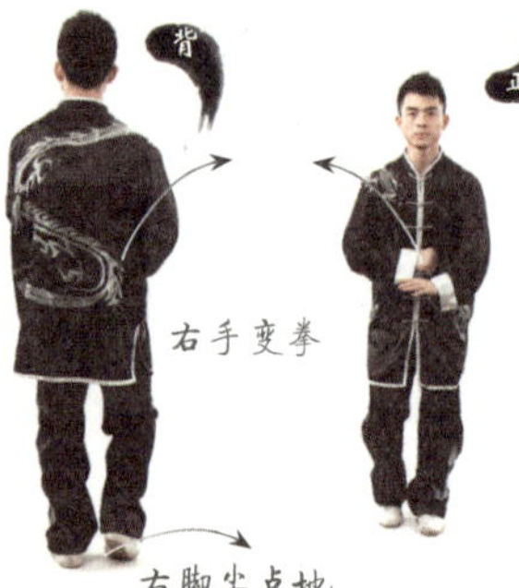

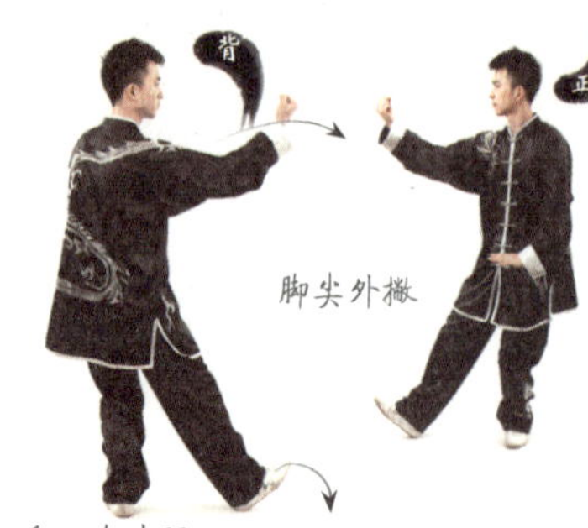

①转体握拳

②踩脚搬拳

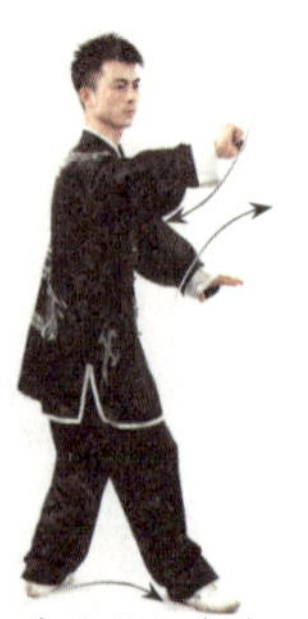

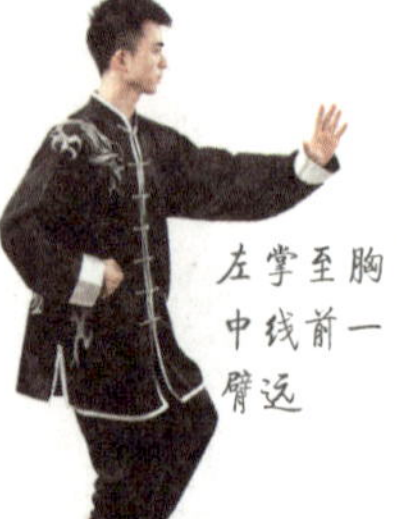

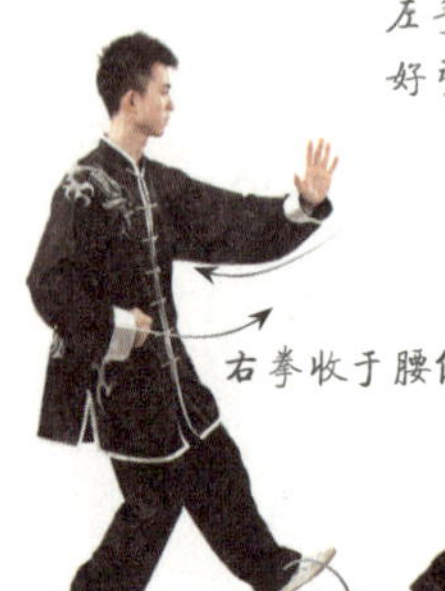

③上步拦掌

左手到位时，刚
好弓步完成

外

内

右拳松握

④弓步打捶

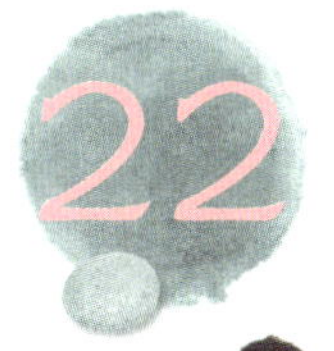

如封似闭

该式时两手交叉封住对方的进攻，如同贴住了封条；两臂外化后反击对方像关门闭户一样，因此而得名。

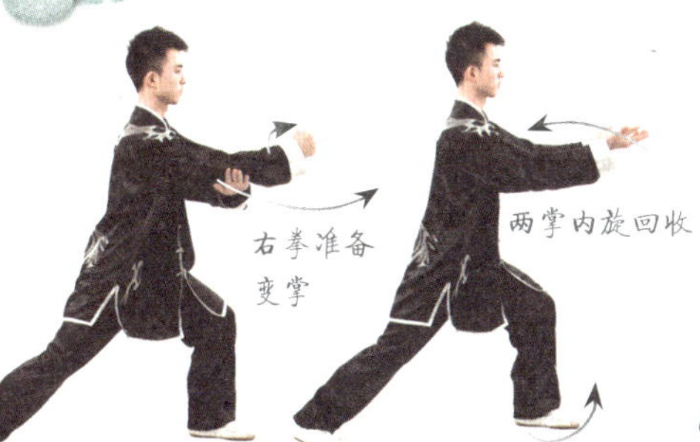

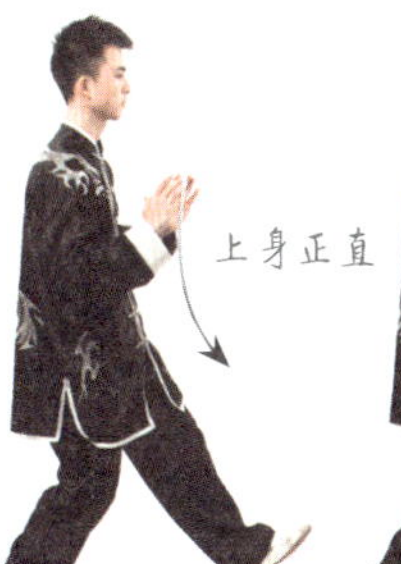

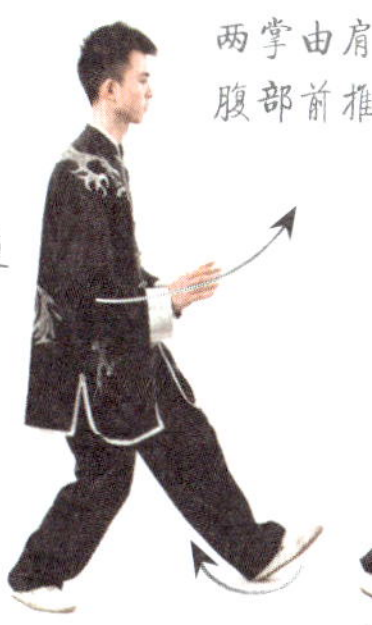

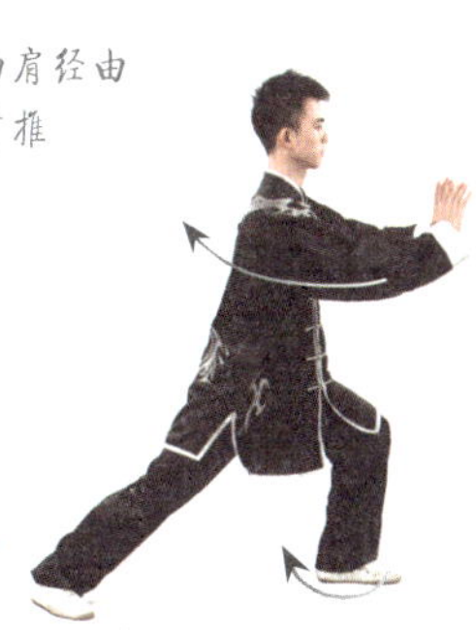

①后坐收掌　②弓步按掌

十字手

因该式练习时以双臂合抱十字交叉抱于体前，故得此名。此式多用于套路结束之时。

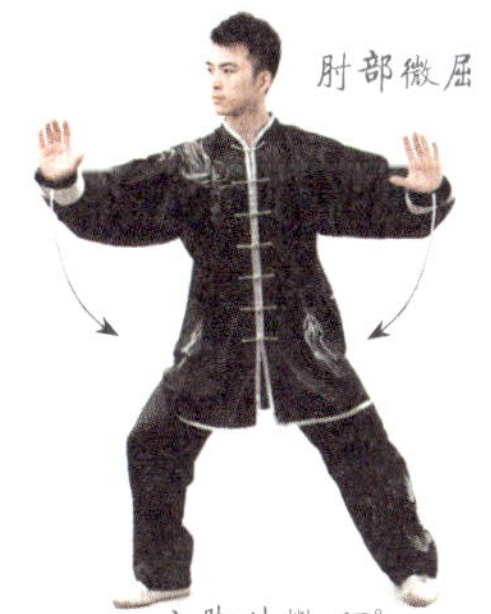

①转体展臂

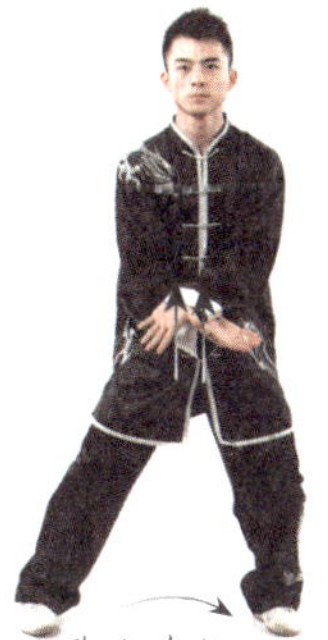

②收脚合手

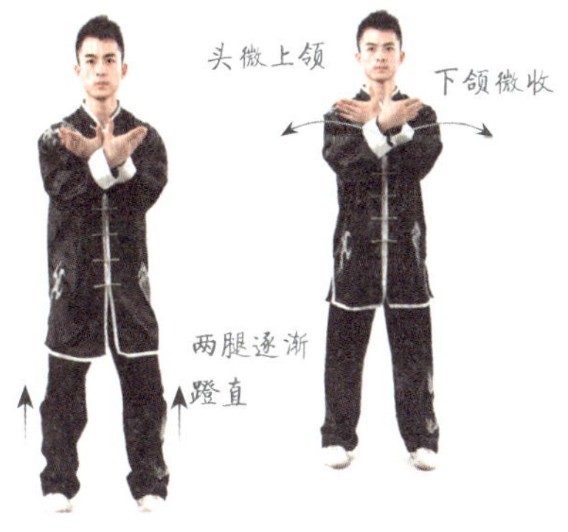

收势

此式是由太极回归到无极，亦称“合太极”，表示太极拳练习结束，含有动静合而归一的哲学思想。

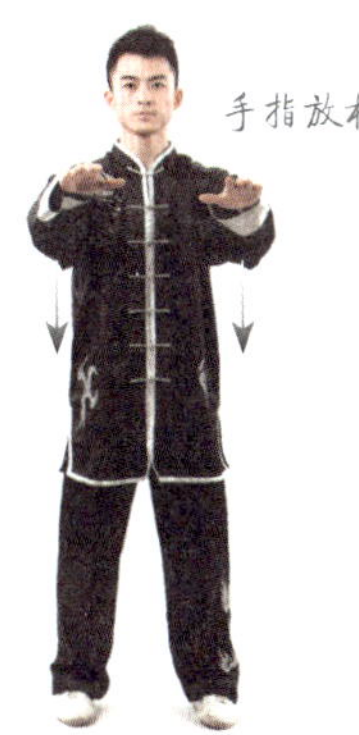

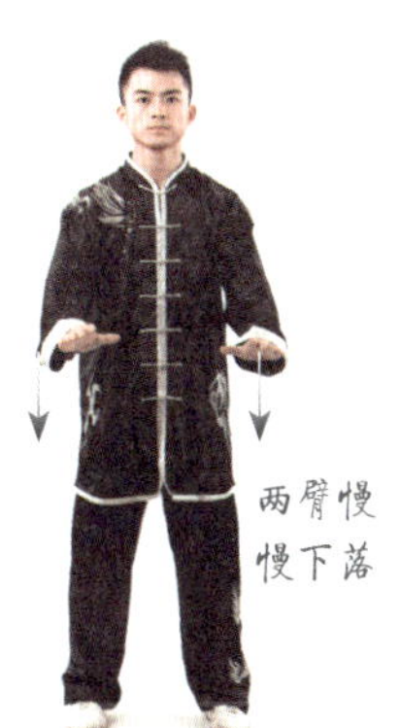

①分掌下按

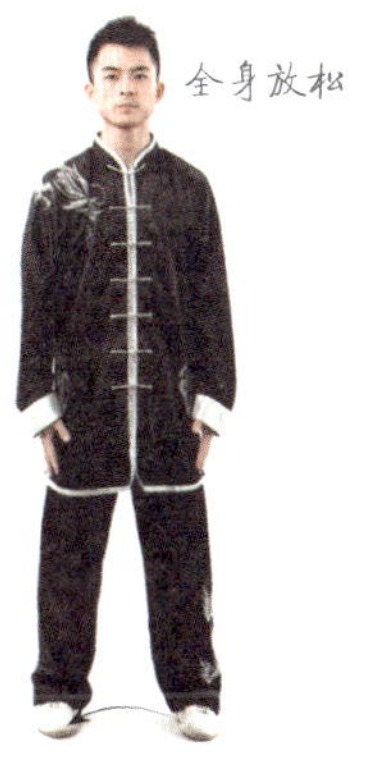

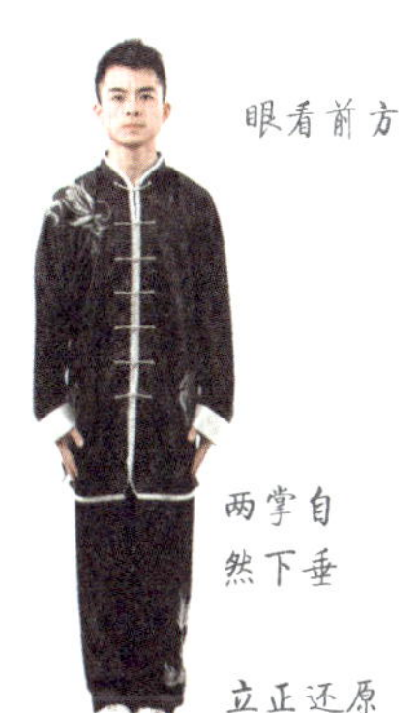

②并步还原

图书在版编目（CIP）数据

别让不懂心脑血管病害了你 / 李小黎著. -- 南京 :江苏凤凰科学技术出版社，2018.1
（汉竹•健康爱家系列）
ISBN 978-7-5537-4894-8

Ⅰ. ①别… Ⅱ. ①李… Ⅲ. ①心脏血管疾病－防治②脑血管疾病－防治 Ⅳ. ① R54 ② R743

中国版本图书馆 CIP 数据核字 (2017) 第216211号

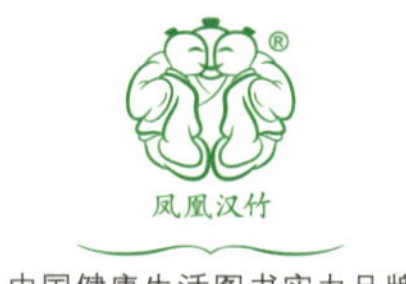

中国健康生活图书实力品牌

别让不懂心脑血管病害了你

著　　者	李小黎
编　　著	汉　竹
责任编辑	刘玉锋　张晓凤
特邀编辑	尤竞爽　杨晓晔　麻丽娟
责任校对	郝慧华
责任监制	曹叶平　方　晨
出版发行	江苏凤凰科学技术出版社
出版社地址	南京市湖南路1号A楼，邮编：210009
出版社网址	http://www.pspress.cn
印　　刷	北京博海升彩色印刷有限公司
开　　本	720 mm×1 000 mm　1/16
印　　张	13
字　　数	120 000
版　　次	2018年1月第1版
印　　次	2018年1月第1次印刷
标准书号	ISBN 978-7-5537-4894-8
定　　价	42.00元

图书如有印装质量问题，可向我社出版科调换。